羽生善治の脳トレ一手詰

問題作成＝羽生善治
解説＝安次嶺隆幸

発売＝小学館
発行＝小学館クリエイティブ

はじめに

いよいよ『脳トレ一手詰』が開幕します！

この本の趣旨は「考える」ことです。

令和の時代に求められていることは何でしょうか。それは「自分の頭で考えることの大切さ、その意義」です。

本書は、脳を鍛える一手詰の思考パズルです。将棋は、王手をかけて相手の玉将《ぎょくしょう》（王将《おうしょう》）を詰ませる（どこにも移動できない状態にする）ことで勝敗がつきます。その最後の「詰み」の一手を「考える」のです。

この「考える」ことが、脳にとってはすごく大切なことで、詰将棋の問題を解くことで、脳のトレーニングとなるのです。

将棋を知らない方、将棋の初心者の方でも活用していただけるように、ルールと「解法の秘伝」を詳しく解説しています。

さらにすべての問題が、永世七冠を獲得し、２０００以上の公式対局をこなしてきた羽生善治《はぶよしはる》九段による出題です。問題のなかに、羽生九段による基礎基本のエッセンスが詰まっています。目の前に羽生九段が座っているつもりで「たかが一手詰」、「されど一手詰」に取り組んでみてください。

全問解答し終わったとき、「考えたこと」への大きなご褒美として、達成感、充実感が味わえ、思考力が備わることでしょう。

安次嶺隆幸
（東京福祉大学教育学部専任講師・公益社団法人日本将棋連盟学校教育アドバイザー）

詰将棋はとても気軽にできる頭の体操です。

もちろん、解くまでに１００以上もかかる難しい問題も存在しますが、本書では一手で解けるものばかりが集まっています。

また、将棋のルールを知らない方、初心者の方にもわかりやすいように、日本将棋連盟の学校教育アドバイザーである安次嶺《あじみね》隆幸《たかゆき》先生が、懇切丁寧に解説をしてくださっています。最初は何をすればよいのか、どうして詰みなのかわからないかもしれませんが、何回も繰り返して読んでいく中で腑《ふ》に落ちる瞬間があるはずです。

その瞬間は、何歳になっても経験ができる、充実した時だと考えています。

羽生善治（永世七冠）

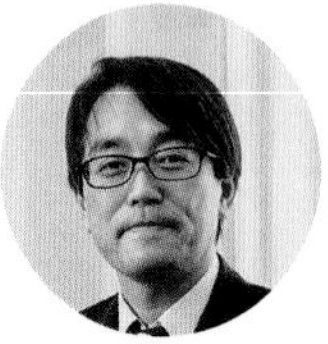

羽生善治の脳トレ一手詰

目次

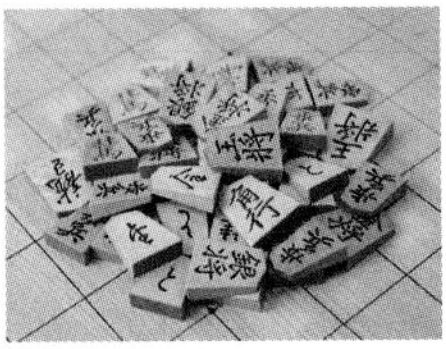

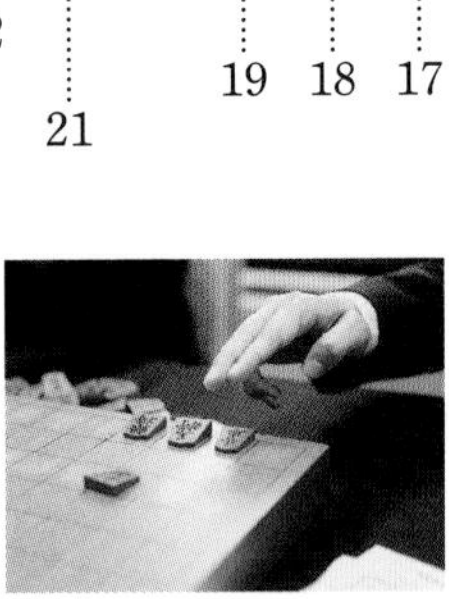

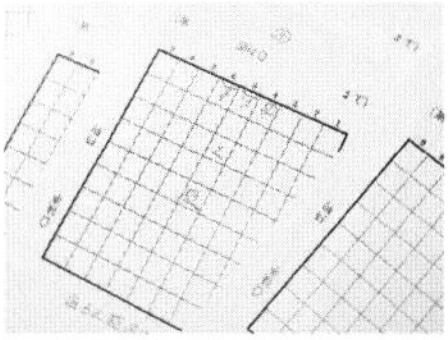

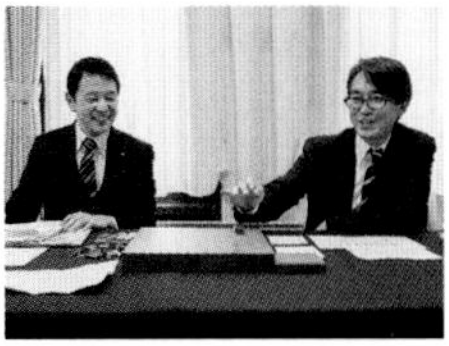

[この本について]

- この本は全5章で構成されています。第1章、第2章は、将棋の駒やルール、詰将棋について説明しています。第3章、第4章は、羽生善治九段出題の一手詰の詰将棋問題54問が掲載されています。第5章は、羽生九段に10のテーマについて聞いています。
- 第3章、第4章は左ページに問題があり、ページをめくると右ページに答えと解説があります。
- 問題ページには、日付を書く欄と正解時にチェックを記入する欄があります。再度問題に挑戦するときや復習するときに役立ててください。
- 第1章の将棋の駒の紹介ページと第3章、第4章の答えページには、羽生九段からのひとことが掲載されています。

[図の見方]

並んだマスは、将棋盤を表します。
上と右横の数字は符号《ふごう》といい、駒の位置を表すのに使います（11ページ）。

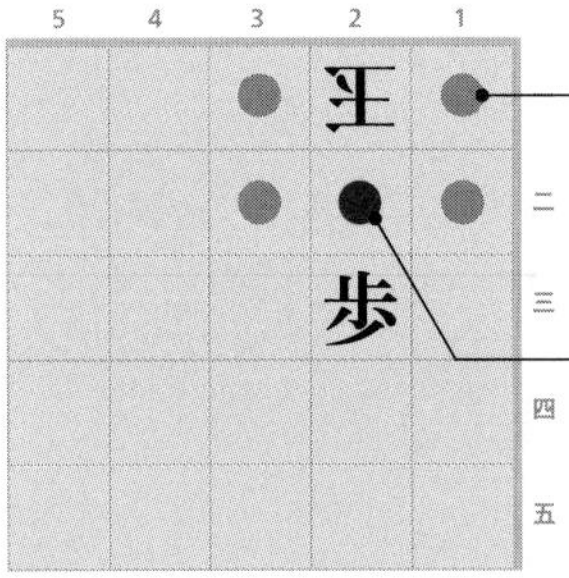

灰色の丸は、相手の駒が動けるマスを表します。
赤い丸は、自分の駒が動けるマスを表します。

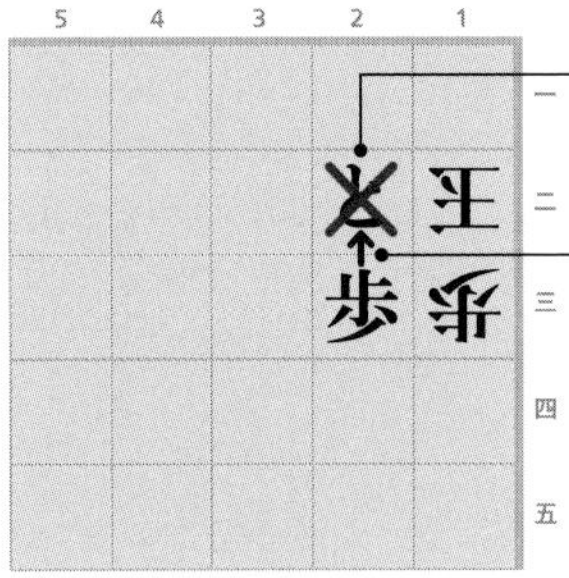

×は、その駒が取られることを表します。
矢印は、駒の動きを表します。

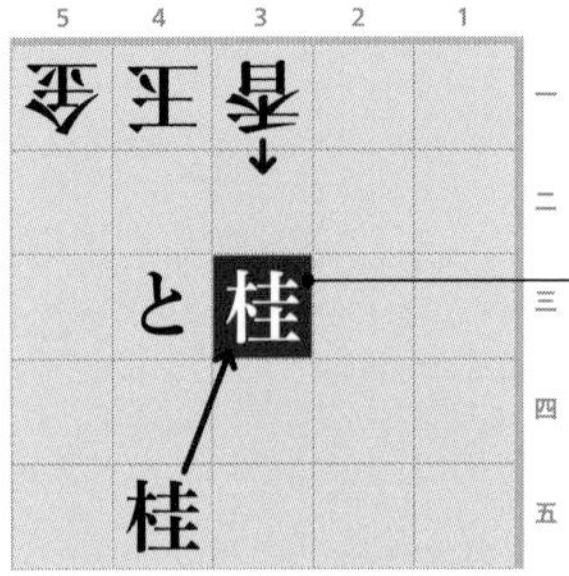

赤いマスは、移動してきた駒や打った持ち駒を表します。

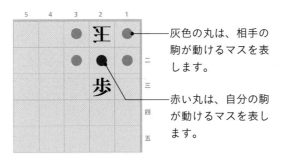

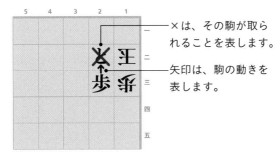

第1章

詰将棋を始める前に

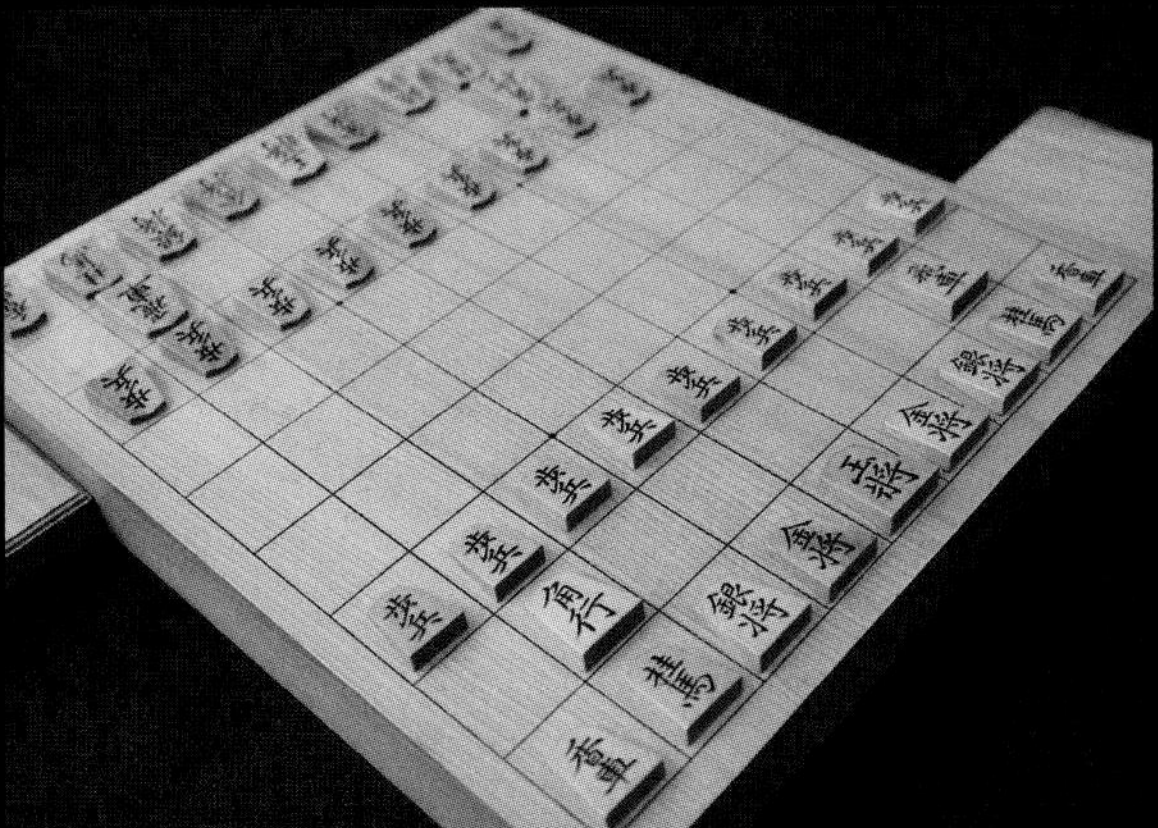

将棋とは

将棋は、基本的に2人で行うゲームです。交互に盤の上の駒を動かし、相手の玉将（王将）を攻めたり、自分の玉将を守ったりしながら進めていきます。将棋の最終盤のみをとり上げた問題が詰将棋です（24ページ）。詰将棋は、問題があれば1人で手軽に楽しむことができます。

将棋の祖先はインドで生まれた

将棋の祖先は、約4000年前の古代インドで遊ばれていた「チャトランガ」というゲームといわれています。盤と駒を使い、2人か4人で遊んだようです。チャトランガはインドから世界各国に伝わりました。長い時間を経て、それぞれの国の文化の特徴が現れ、使う道具やルールが変わっていきました。

ヨーロッパでは「チェス」、中国では「象棋《シャンチー》」、日本では「将棋」となりました。

日本では当初は駒の種類も数もたくさんあり、勝敗が決まるには、かなりの時間がかかったと思われます。現在の81マス、40枚の駒となったのは、400～500年前といわれています。

取った駒が使えるのは日本だけ

将棋には、他の国の似たゲームにはない、日本だけのルールがあります。

それは、取った駒が使えることです。駒の再使用ができるのは世界で日本将棋だけです。

再使用で駒の数が減らないことは、日本将棋を複雑に、より面白くしている大きな要因です。

チェスや将棋などには、それぞれの国の風土や考え、歴史、文化が反映されています。「駒の再使用」ができる日本将棋には、なるべく無駄を出さない、すべてのものを大切にする精神が受け継がれているのです。

将棋盤と駒の配置

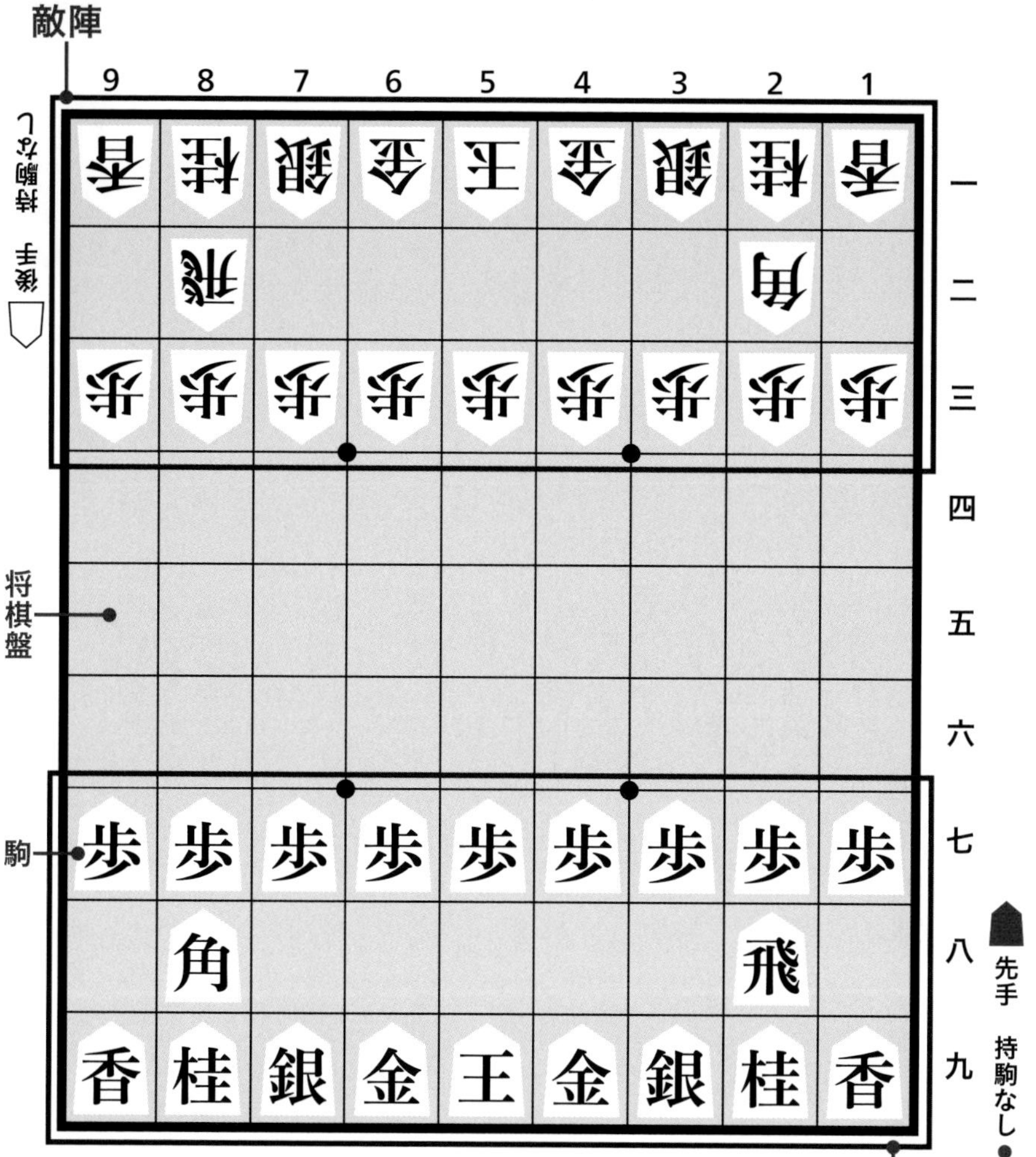

※将棋の駒には王将と玉将があります（21ページ）が、
本文中では玉将で統一しています。

初形

上のような駒の並びを、対局の初めの形で「初《しょ》形《けい》」といいます。先手《せんて》と後手《ごて》、お互い20枚の駒が並んでいます。図の将棋盤の手前３段目までを「自陣《じじん》」、反対側３段目までを「敵陣《てきじん》（相手の陣地）」といいます。敵陣に入ると駒を裏返して成《な》ることができます（13ページ）。

先手（先に指す人）を☗、後手（後に指す人）を☖で示します。その下の「持駒なし」は、持ち駒がないことを表します。

将棋盤と駒

この本の詰将棋を解くには将棋盤や駒は必要ありません。しかし、もしも将棋盤、駒があったら、実際に盤上に並べて、指で駒を持って指してみてください。手で駒を持ち、盤に並べることは、脳に信号を送ることになります。

●81マスで駒が戦う

【将棋盤】

将棋盤には、縦9マス、横9マスで9×9＝81のマスがあります。この将棋盤の上で戦うこと、将棋の試合のことを対局といいます。

プロの対局に使う将棋盤は、榧《かや》の木で作られています。榧のほか、桂《かつら》や銀杏《いちょう》などが使われています。

【駒】

駒は五角形をしていて、全部で8種類、40枚あります。

他の国の将棋に似たゲームでは、駒が色分けされ、自分と相手の駒がひと目でわかるものもあります。

日本将棋の駒は、色分けされていないため、取った駒を再使用できるようになっています。

駒も木で作られていて、プロの対局に使う駒の材質は黄楊《つげ》の木です。

●マスには「住所」がある

将棋盤には、初めに40枚の駒を並べます（9ページ）。五角形の駒の向きで、先手20枚と後手20枚に分かれます。先手から一手ずつ交互に指していきます。

将棋盤の81マスにはそれぞれの住所があります。左の図のように、縦の列（筋《すじ》）は1～9、横の列（段《だん》）は一～九の数字で表し、右上１一から、左下9九までが決められています。

これを符号《ふごう》といい、この符号を使った指し手の記録を「棋譜《きふ》」といいます。

将棋盤の符号

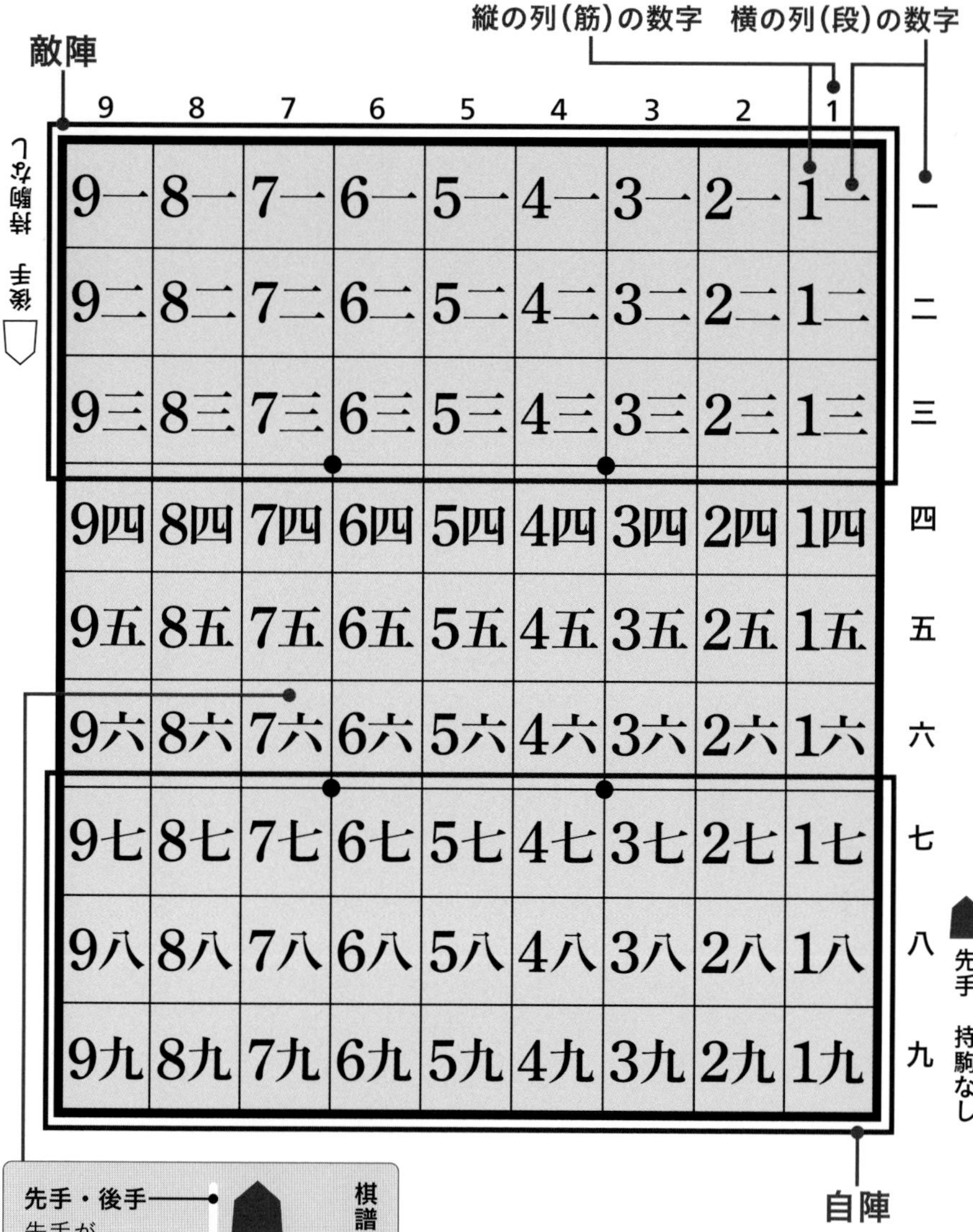

棋譜の例（棋譜の意味）

▲7六歩

先手・後手
先手が

符号
7六のマスに

駒の種類
歩《ふ》兵《ひょう》を動かした

縦の列（筋）と横の列（段）の数字の組み合わせで、将棋盤のどこのマスかを表します。

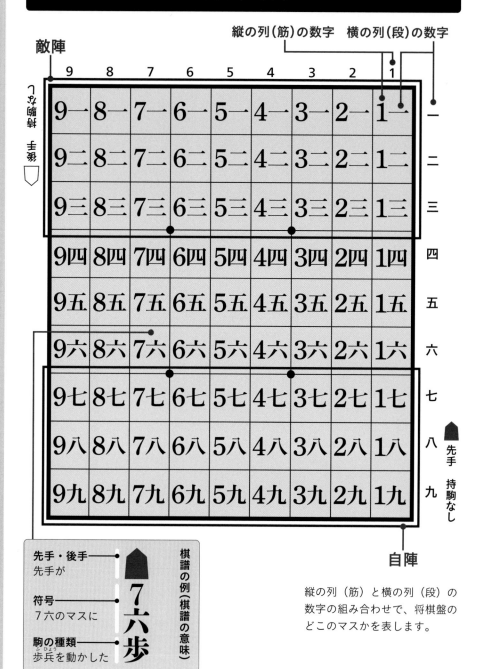

将棋の駒の紹介

※図はマスを少なくしています。

将棋の駒は8種類あります。それぞれの役目と動きは違います。ここでは駒の基本的なルールと各駒の動き方と役割を紹介します。

●駒を動かす・駒を取る

その駒が動けるマスを「駒のきき（利き）」といいます。どこへ動くかは「きき」の範囲で自由に決められます。

自分の駒の動くマス（きいているマス）に相手の駒がいる場合、自分の番に自分の駒で相手の駒を取り、そのマスに自分の駒を進めることができます。

取った相手の駒は自分の持ち駒になり、自分の番で使うことができます。

自分の駒があるマスには進めません。また、桂馬《けいま》（16ページ）を除いて、駒を飛び越えることもできません。

1つのマスに2枚の駒を置くことはできません。

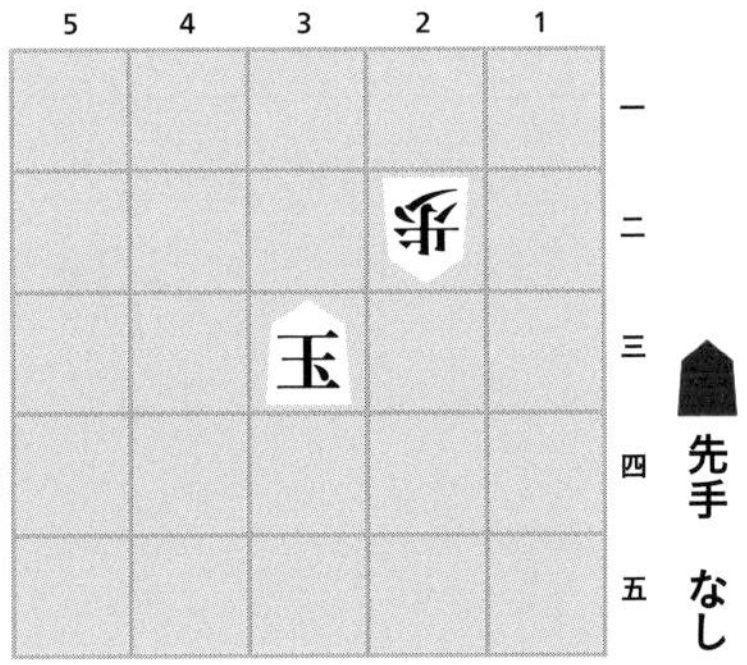

符号の省略
下の図のように☖2二歩を玉将が取った場合、2二玉の符号（11ページ）を省略して☗同玉《どうぎょく》と表記することがあります。

玉将は8方向のマスに動けます（21ページ）。駒が動けるマスを「駒のきき」といいます。

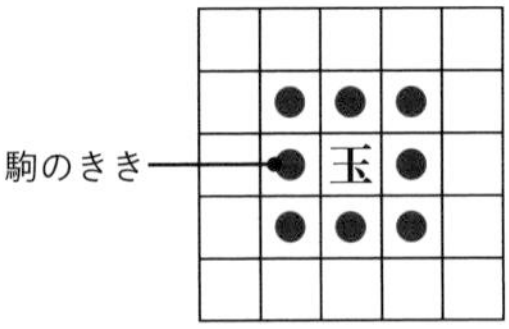

玉将が歩兵の方向へ動いて歩兵を取り、歩兵が持ち駒になりました。

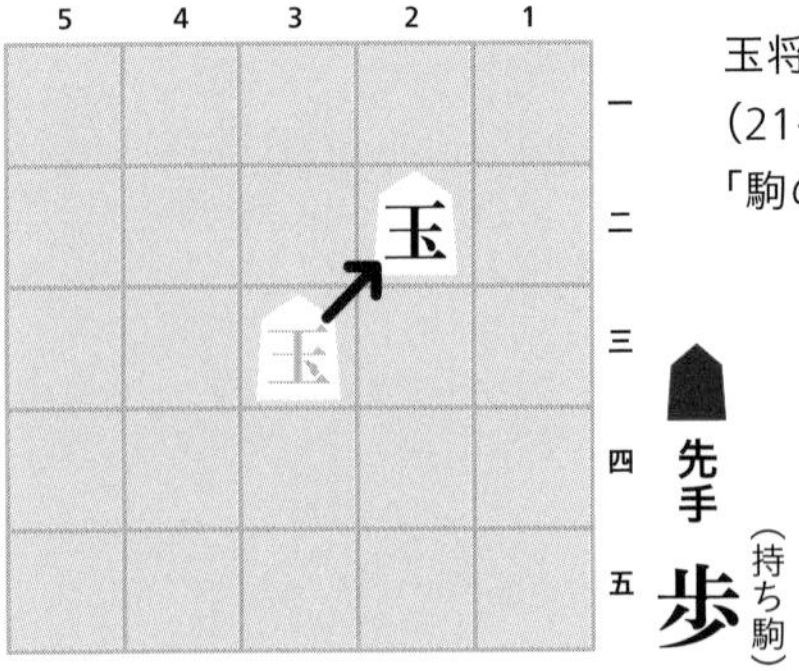

● 成り・不成り

駒を裏返して使うことがあります。このしくみを「成る」、成った駒を「成り駒」といいます。玉将と金将以外の駒は、敵陣に入ると成ることができます。成り駒になると駒が強くなり、動けるマスが増えます。

敵陣に入っても成らないことを「不成り（不成）」といいます。成ると元に戻れないので、駒の動きを生かしたいときは不成りとします。不成りの駒は、敵陣の中であれば、動かすときにいつでも成ることができます。

棋譜の末尾に「成」「不成」をつけ、どちらであるかを表します。

● 成ることが できるとき

敵陣に入ったとき

敵陣にいる自分の駒が 動いたとき

銀将、桂馬、香車は成ると、成る前の本来の動き方ができなくなるので、敵陣でも不成りで使う場合もあります。成ると元の駒には戻れません。

● 持ち駒

持ち駒は、自分や相手の駒がいないマスに打って使います。駒がいるマスに重ねて打つことはできません。持ち駒は表で打ち、最初から成り駒の裏面で打つことはできません。

将棋は「指す」といいますが、持ち駒を使うときは「打つ」といいます。

成り・不成りの棋譜の例

先手が	先手が
3三の マスに	3三の マスに
歩兵を 動かした	歩兵を動かし と金に成った
しかし、 成らなかった	

3三歩成 — 先手が 3三のマスに 歩兵を動かし と金に成った

3三歩不成 — 先手が 3三のマスに 歩兵を動かした しかし、成らなかった

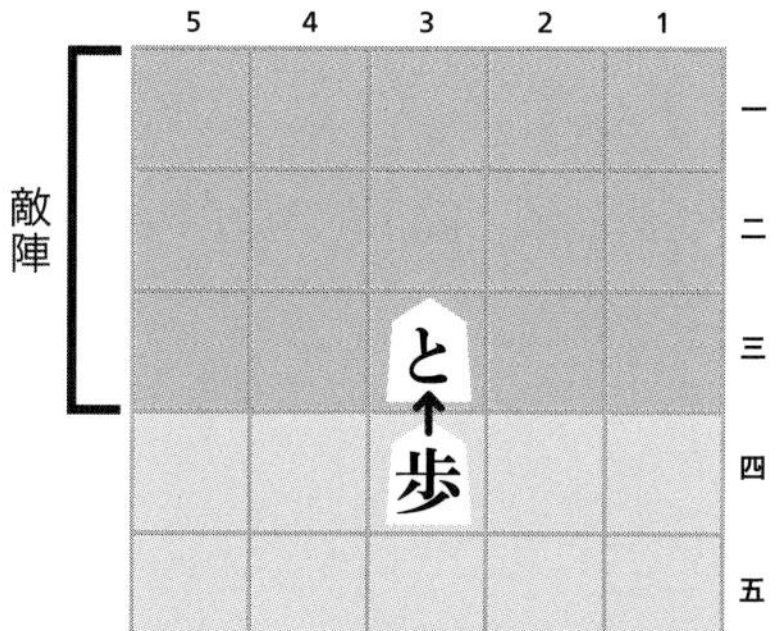

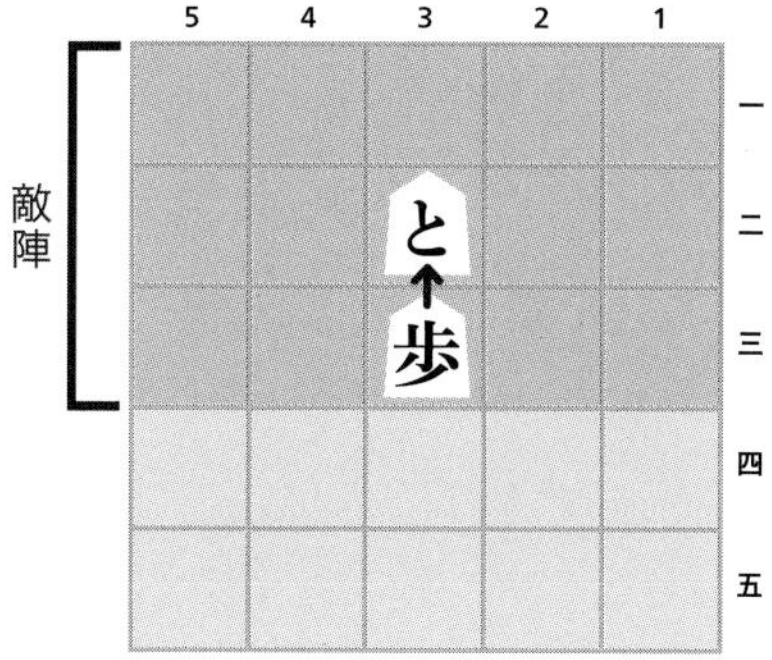

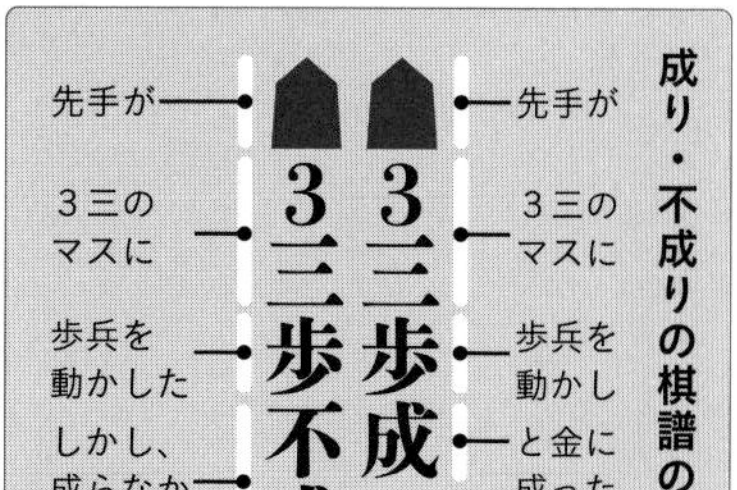

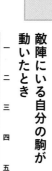

歩兵《ふひょう》

略称（歩《ふ》）

前方へ1マス動かせます。8種類の駒のうちでいちばん数が多く、お互い9枚ずつあります。初形ではそれぞれの陣地の境界を示し、壁の役割も果たします。

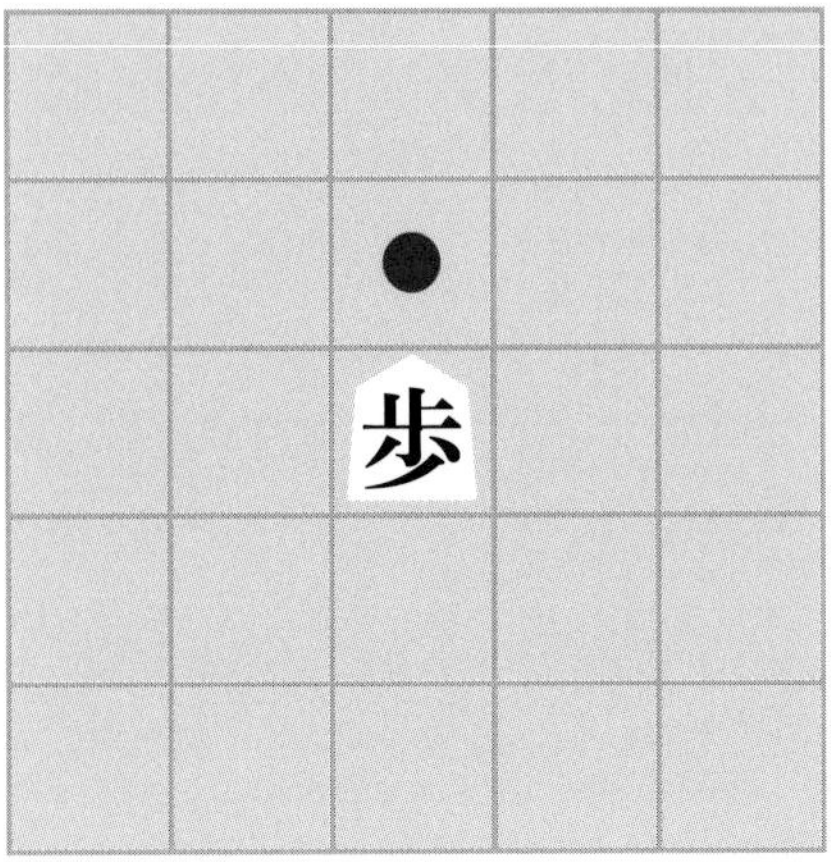

歩兵の動き（きき）

「歩兵」の成り駒

と金《きん》

略称（と）

敵陣に入ると「と金（と）」に成って、「金将」（20ページ）と同じ動きができるようになります。成ると有利な駒です。金将と同じになっても、相手に取られたら歩兵に戻ります。

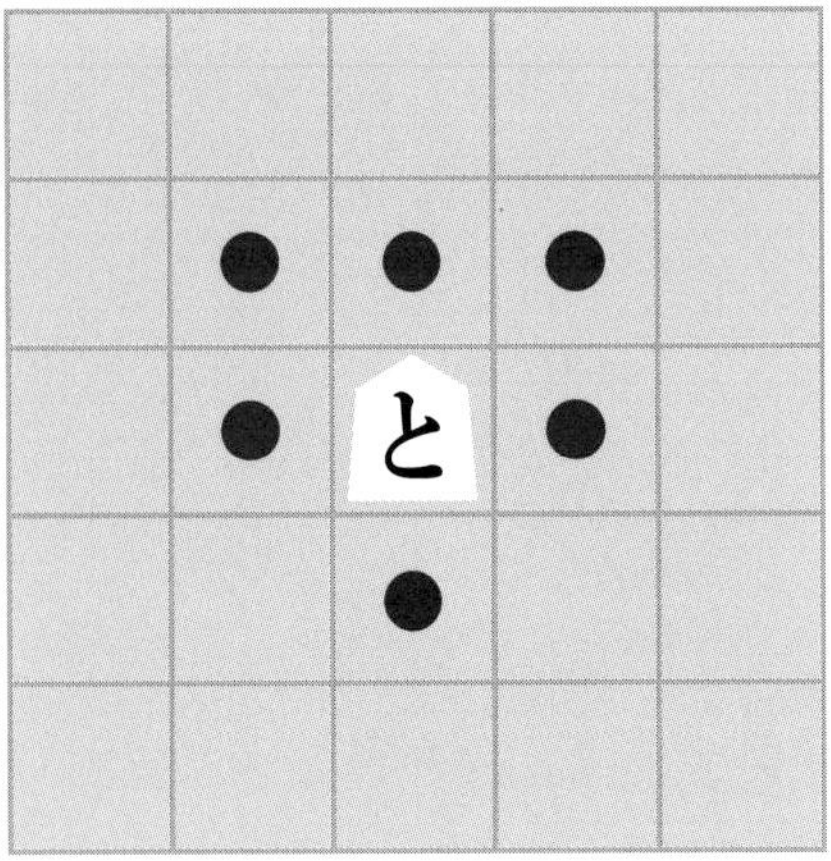

と金の動き（きき）

羽生九段のひとこと

- 歩兵は1マスずつしか進めませんが、お互いに9枚あるので、いちばん存在感の大きい駒ですね。
- 歩兵を使う手筋、テクニックは、じつは将棋でいちばん多いんです。うまく使えないと将棋は絶対上達しないというところもあります。
- 歩兵は皮膚のような存在だと感じます。歩兵がないと皮膚がないみたいで怪我をしそうですが、歩兵が並んでいることによって、他の駒が全部守られている感じです。

香車《きょうしゃ》

略称（香《きょう》）

お互い2枚ずつあります。まっすぐなら、どのマスまでも進むことができます。後ろに戻ることはできません。槍《やり》と呼ぶことがあります。

香車の動き（きき）

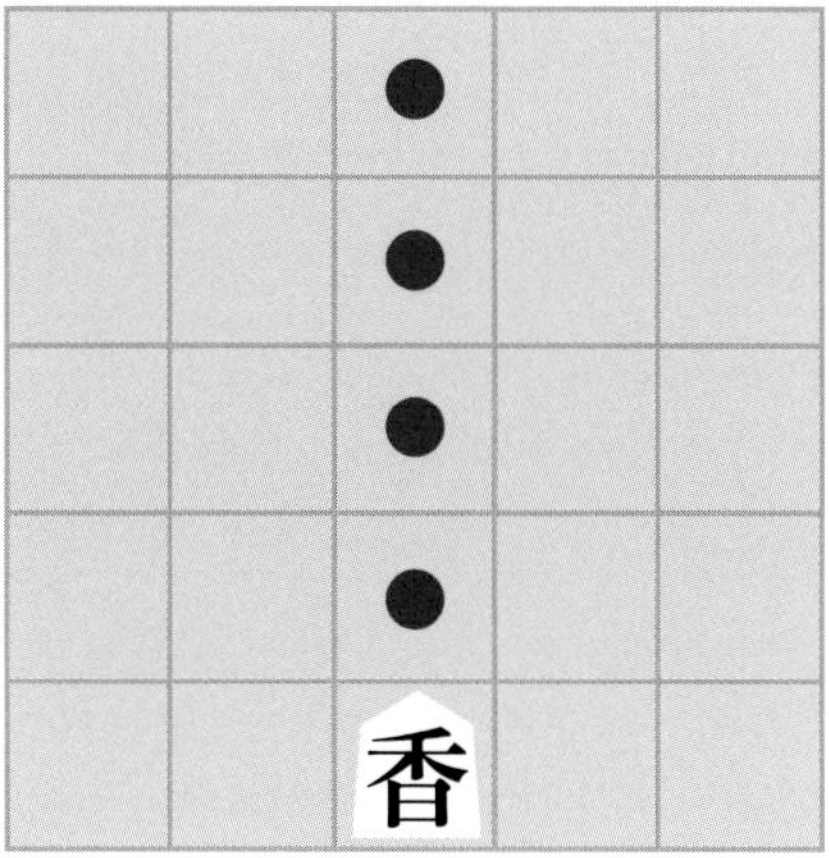

成香《なりきょう》

「香車」の成り駒

敵陣に入ると「成香」に成って「金将」と同じ動きができます。香車は敵陣のいちばん上までいくと、動けるマスがなくなるので、成らなければいけません。

成香の動き（きき）

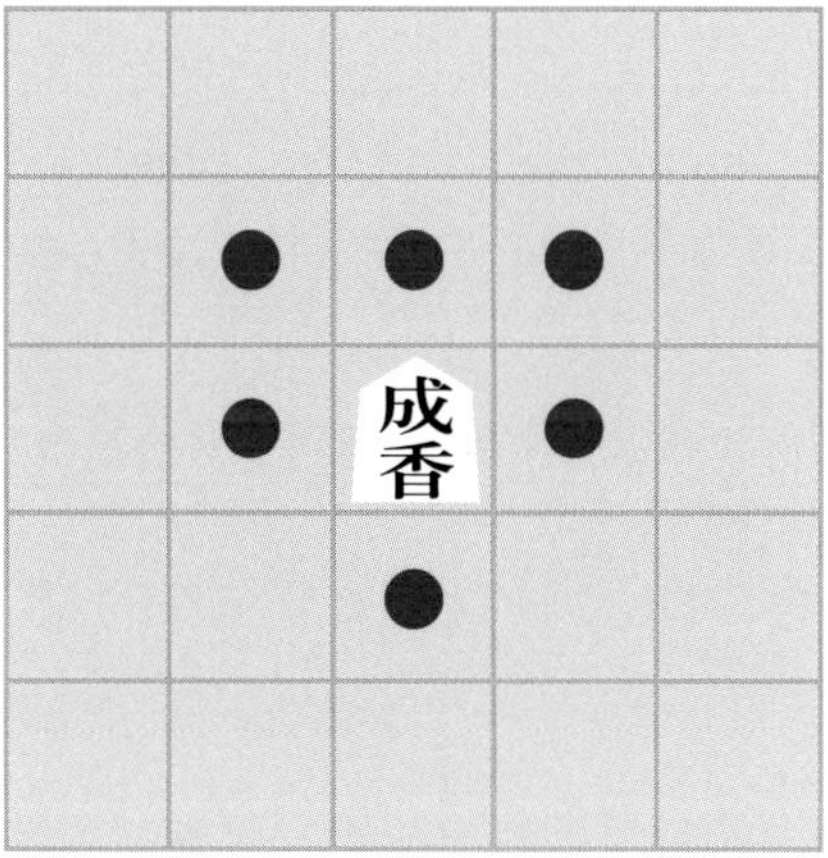

羽生九段のひとこと

- 香車はまっすぐしか行けない、ストレートな駒です。
- 1枚の駒で縦1列を全部おさえることができるので、いいタイミングで使えると持っている以上の力が発揮できます。
- 香車は他の駒と協力するとすごく強力になりますが、縦にしか行けないので、香車だけ、香車どうしではなかなかうまくいきません。

桂《けい》馬《ま》

略称（桂《けい》）

お互いに2枚ずつあります。左右にジャンプができます。味方の駒や相手の駒を飛び越えて進めるのは桂馬だけです。弱点は駒の1マス前で、歩兵で取られることもあります。

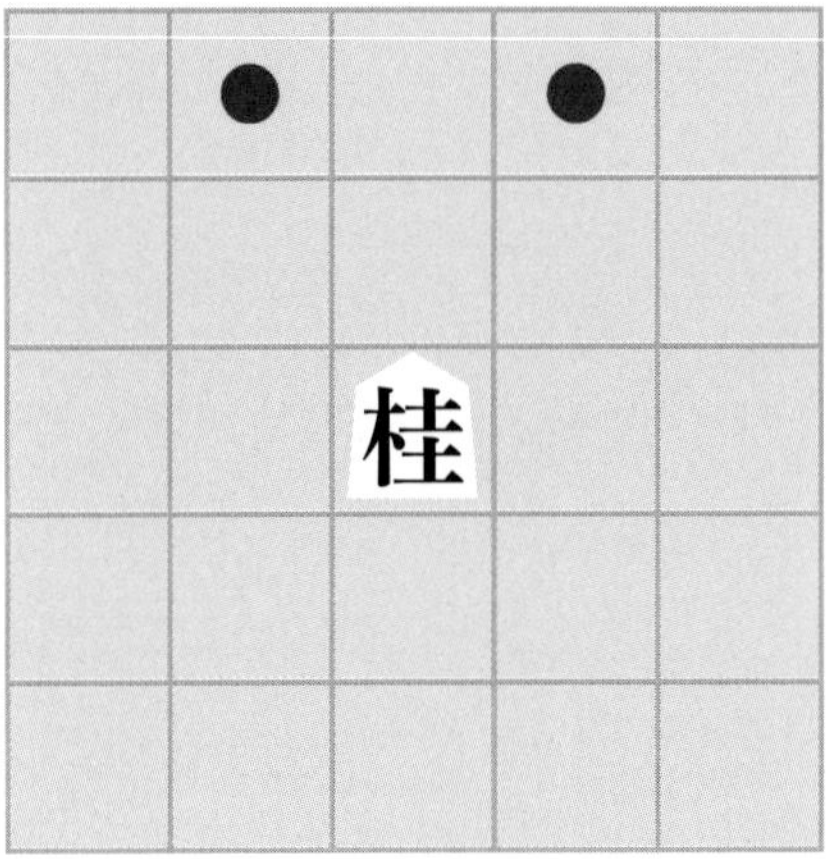

桂馬の動き（きき）

成《なり》桂《けい》

「桂馬」の成り駒

敵陣に入ると「成桂」に成って「金将」と同じ動きができます。桂馬は成って金将とするか、成らないで飛び越える力を残すか、状況を見て考えることが大切です。

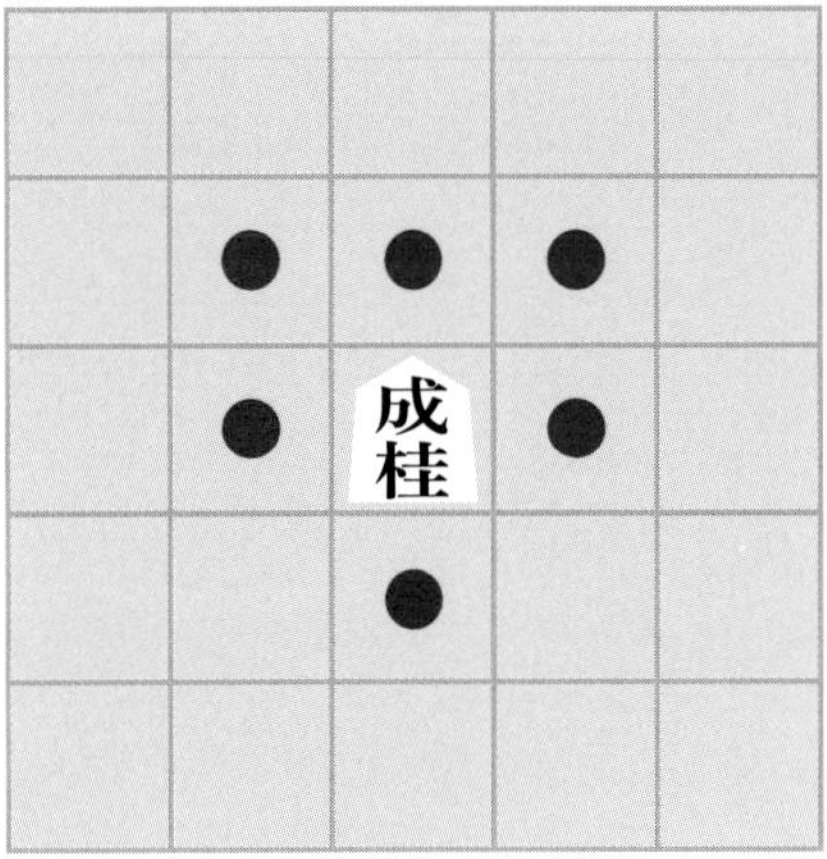

成桂の動き（きき）

羽生九段のひとこと

- 桂馬はたぶん将棋のなかでいちばんトリッキーな駒、特殊な駒ですね。
- 桂馬はマス目を越えて飛べるので、異質な性格をもっていて、他の駒にはない特色、長所があります。
- すごく活躍する場面もあるし、桂馬を攻められて困る場面もたくさんあります。
- 桂馬は守らなくてはいけない駒でもあるし、意外性のあることができる駒でもありますね。

銀《ぎん》将《しょう》

略称（銀《ぎん》）

お互いに2枚ずつあります。前方3マスとななめ後ろに動けます。真後ろ、右横、左横には動けません。

銀将の動き（きき）

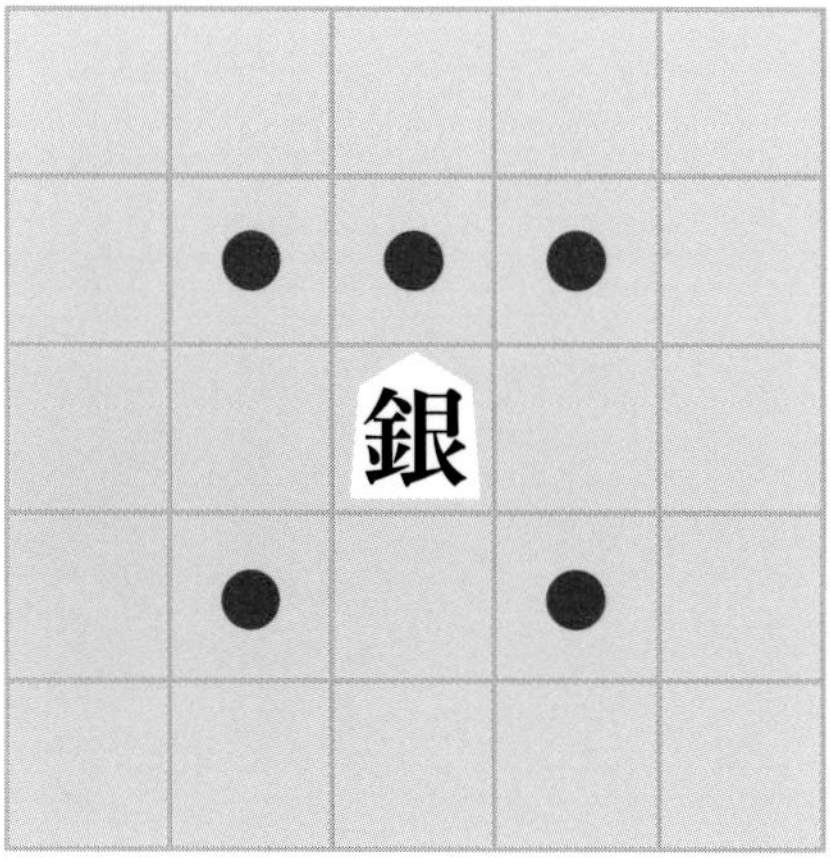

「銀将」の成り駒

成《なり》銀《ぎん》

敵陣に入ると「成銀」に成って「金将」と同じ動きができます。成ると、銀には戻れない（ななめ後ろへ動けなくなる）ので、成らないで使うこともあります。

成銀の動き（きき）

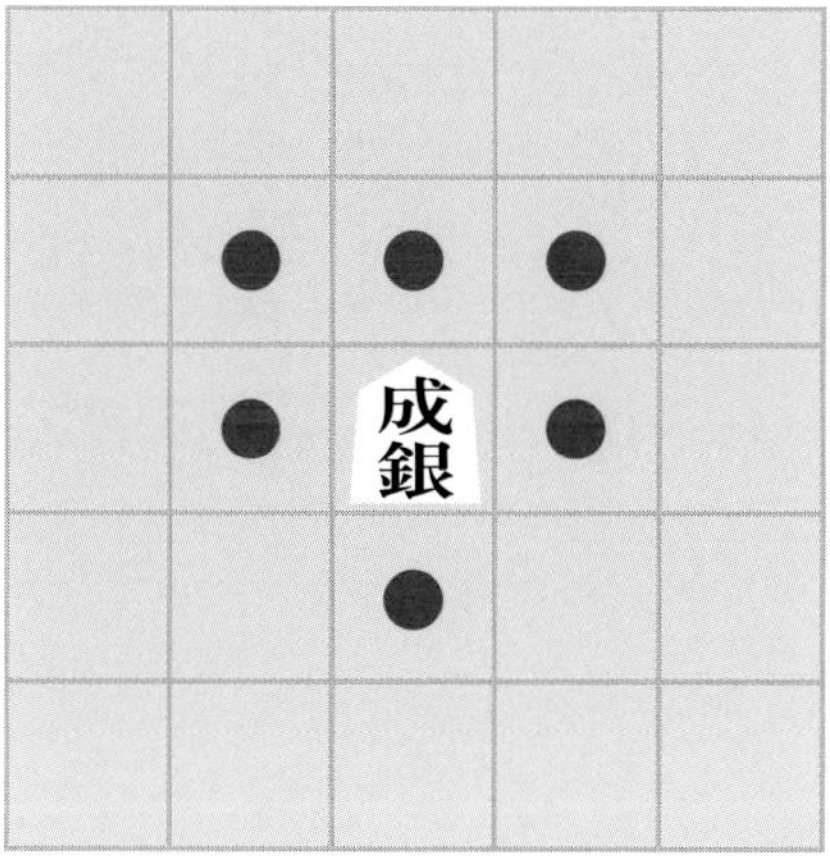

羽生九段のひとこと

- 金将よりは働きは劣りますが、銀将は他の駒をつなげる存在ですね。
- 他の駒どうしの接着剤のような、攻守の要の駒なので、銀将はわたしがいちばん好きな駒です。
- 銀将は攻守の要です。動かして守りを固めるとか、主導権を取りにいくことがよくあります。
- 銀将を使って局面を動かすことが、わたしは特に多くあります。

飛《ひ》車《しゃ》

略称（飛《ひ》）

お互いに1枚ずつあります。縦、横に、1マスでも何マスでも動けますが、他の駒を飛び越えては動けません。攻撃で活躍することが多い駒です。

飛車の動き（きき）

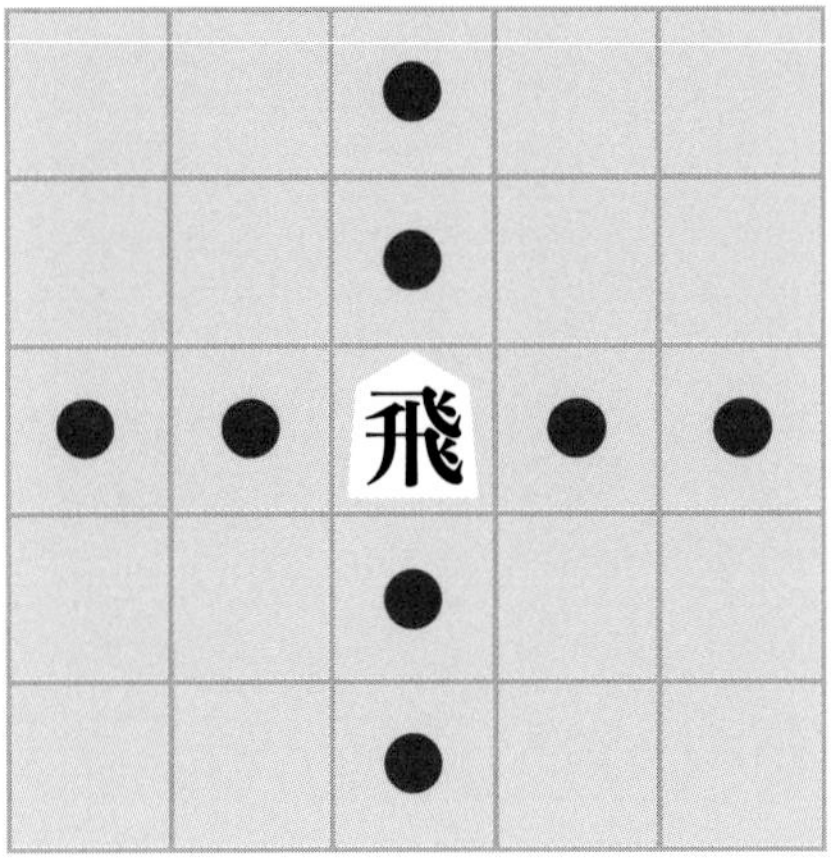

「飛車」の成り駒

竜《りゅう》王《おう》

略称（竜《りゅう》）

敵陣に入ると「竜王（竜）」に成ります。飛車の動きに加えて、ななめに動くことができるようになります。攻めには最強の駒です。将棋には竜王という称号があります。

竜王の動き（きき）

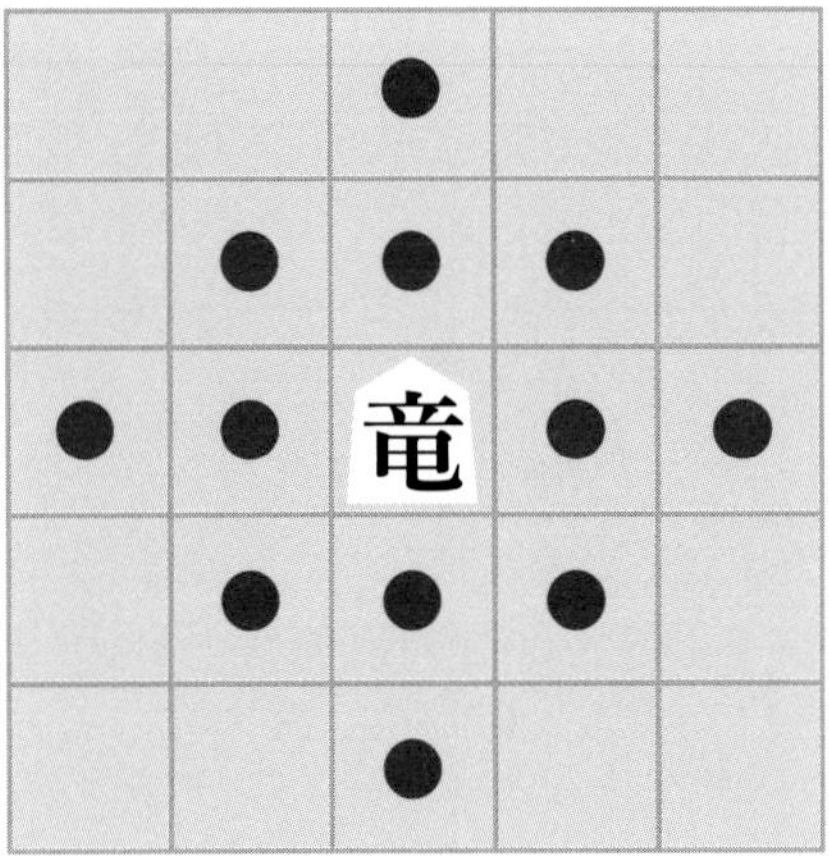

羽生九段のひとこと

- 飛車は十字に進むことができて、飛車好きな人は多いと思います。
- 飛車はききに他の駒を置くといけない。近くに駒を置いて閉じこめてしまうと、動けなくなって個性が死んでしまう。飛車は放任主義で、好きなように遊ばせてあげるのがいちばんよいでしょう。
- 竜王に成ると、特に攻めるときにいろいろな駒が取れることが非常に多くなります。このことを覚えておくといいですね。

角《かく》行《ぎょう》

略称（角《かく》）

お互いに1枚ずつあります。ななめ十字形に、1マスでも何マスでも動けますが、他の駒を飛び越えては動けません。攻撃で活躍することが多い駒です。

角行の動き（きき）

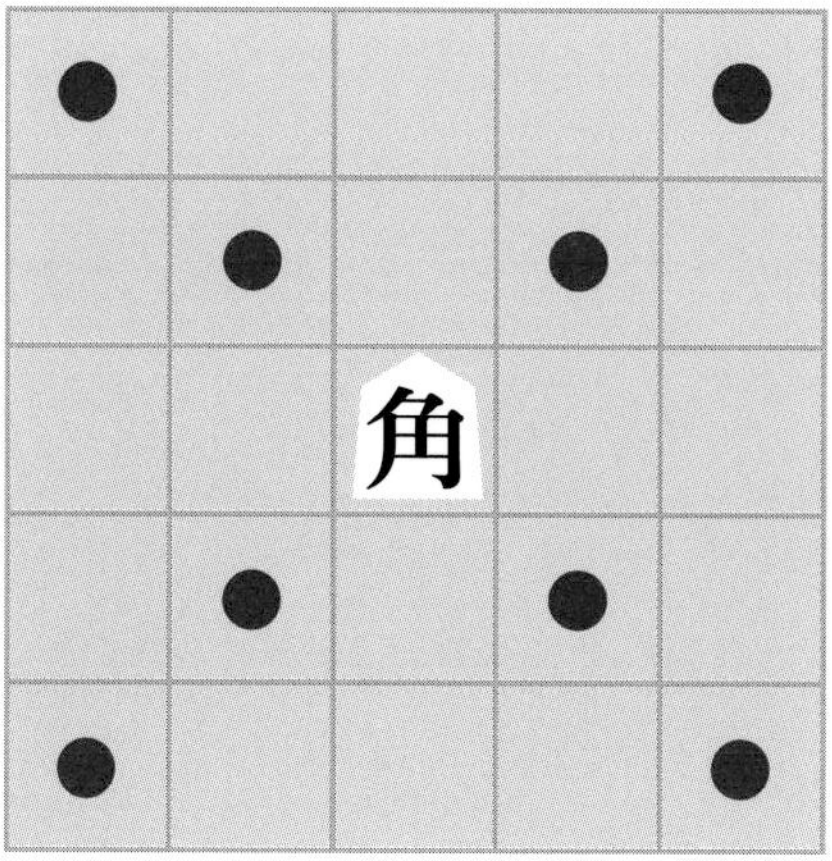

「角行」の成り駒 竜《りゅう》馬《ま》

略称（馬《うま》）

敵陣に入ると「竜馬（馬）」に成ります。角行の動きに加えて、前後左右に動くことができるようになります。攻めにも強い駒ですが、守りに使っても強い駒です。

竜馬の動き（きき）

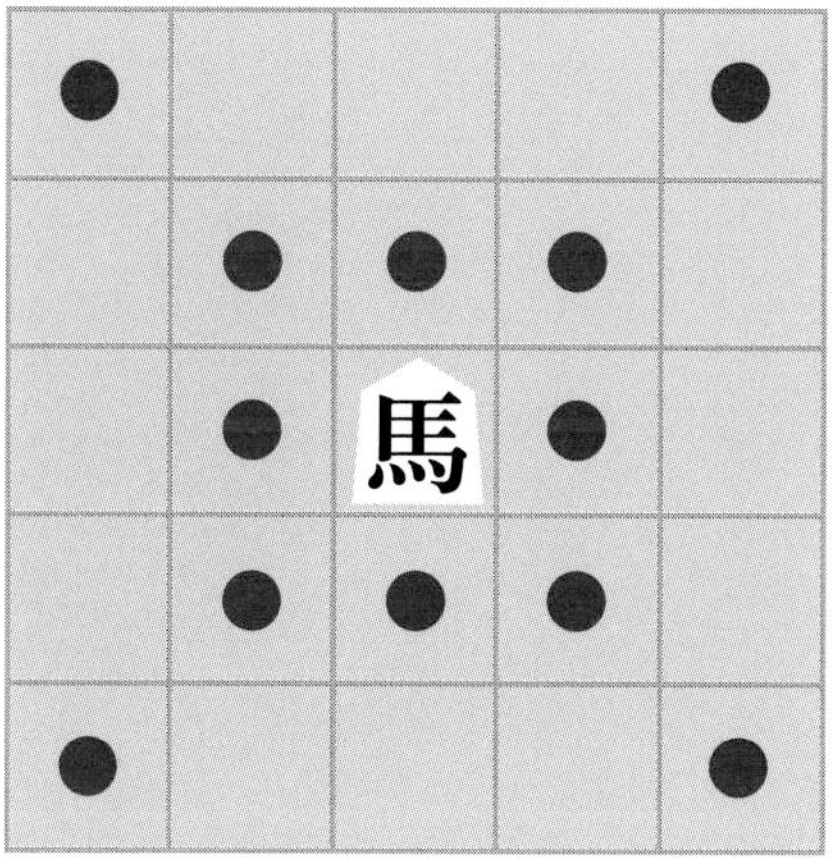

羽生九段のひとこと

- 角行はななめにどこまでもきいて強い駒ですが、前後左右計4か所の隙があるので接近戦に弱い駒なんですよ。
- 竜馬に成ると、前後左右、ななめも行けるので、鬼に金棒という感じになりますね。角行を竜馬にするのは、成り駒のなかでかなり価値が高いですね。
- 局面が有利になることもあるので、どうやったら竜馬に成れるかということはよく考えます。

金将《きんしょう》

略称（金《きん》）

※裏にして使う（敵陣で成る）ことはできません。

お互いに2枚ずつあります。前方3マスと横、真後ろに動けます。ななめ後ろには動けません。守りや詰めで活躍することが多い駒です。金将と銀将を「金駒《かなごま》」といいます。

金将の動き（きき）

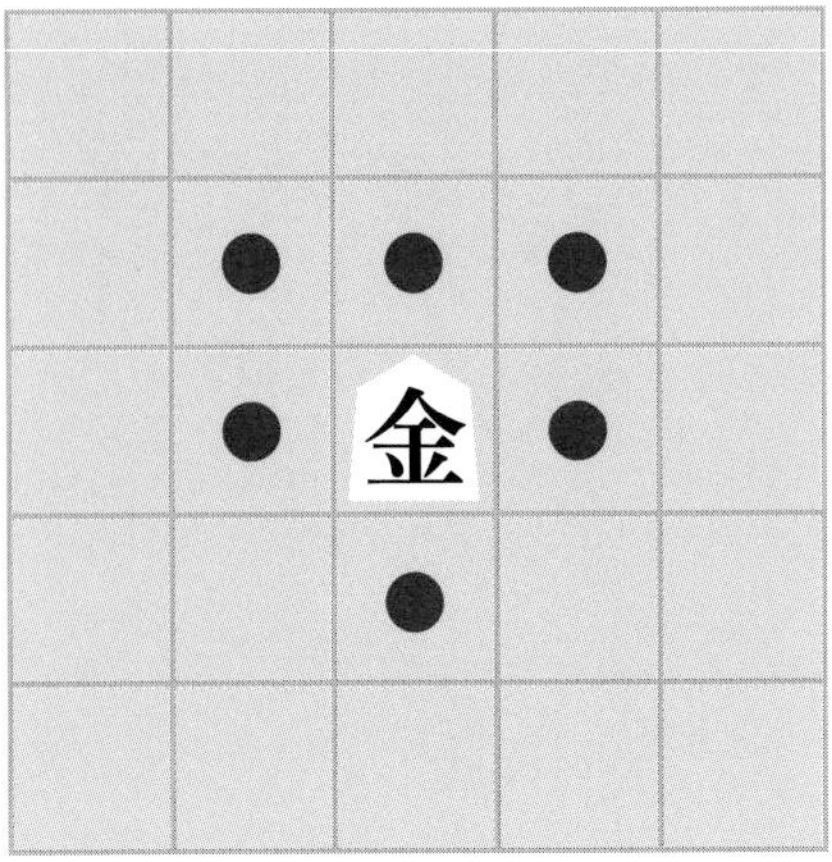

羽生九段のひとこと

- 金将は基本的には守りの駒です。
- 玉将（王将）の側にいて守りの要となりますが、当然ながら取ったり取られたりします。
- 最後に詰みとするときには金将で終わるケースは多いので、すごく安定感がある駒です。
- やはり重要な、いちばん肝心要の駒ですね。

Column

将棋用語解説

この本でよく使われる将棋用語を解説します。

きき（利き） 12ページ

駒が移動できる範囲、マスのことです。解説文には「2三金がきいているので、進めません」などとあります。これは「2三にある金将の移動できる範囲に入ると、駒が取られてしまうため進めません」という意味です。

同○（○は駒の名前が入ります）

自分が指したマスに、相手の駒が進み、自分の駒が取られてしま

玉将《ぎょくしょう》(王将《おうしょう》)

略称(玉《ぎょく》、王《おう》)

※裏にして使う(敵陣で成る)ことはできません。

お互いに1枚ずつあります。いちばん大切な駒で、取られる(詰められる)と負けです。目下の人が玉将、目上の人が王将を使います(この本では玉将で統一)。縦、横、ななめに1マスずつ動くことができます。

玉将の動き(きき)

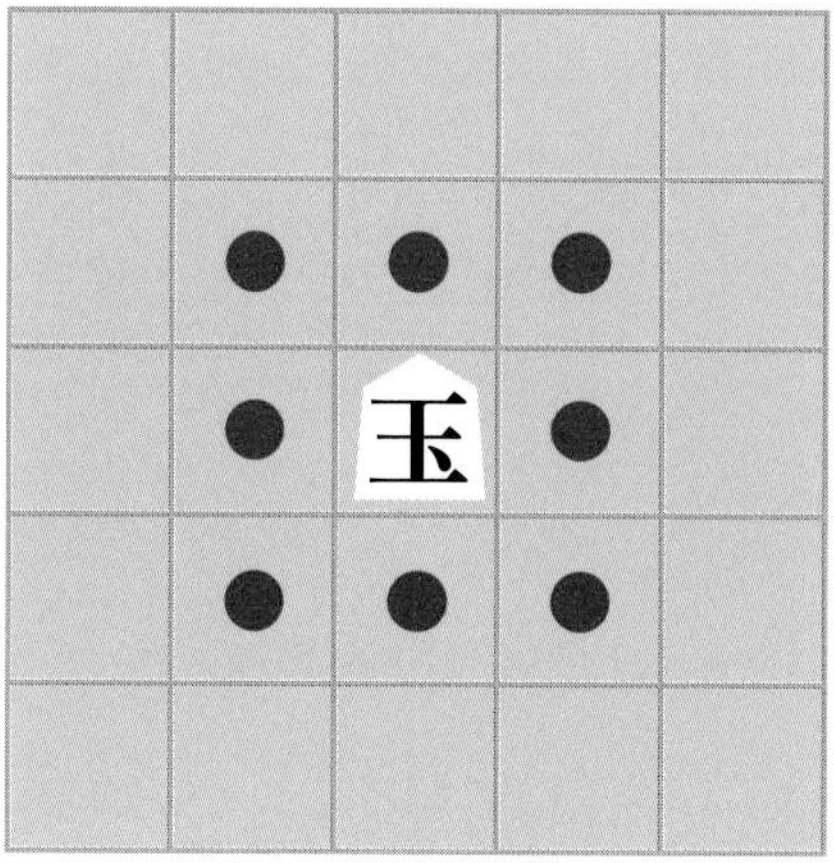

羽生九段のひとこと

- 玉将は、取られたらもちろん負けなので、非常に大事にする駒です。
- 守らなければいけない駒ですが、じつはかなり強い駒で、1枚だけ残っても、なかなか取れないことがよくあります。本当は強い駒だと思っておくとよいかもしれません。
- 近くに相手の駒が来たときにも、(どの方向にも)1マスずつ動けて隙が全くないので、(周りの駒を)全部取ることができます。

うことを表します。解説文には「同玉」などとあります。これは「玉将が同じマスに入ってきて、自分の駒が取られてしまいました」という意味です。「1三歩を同玉」とは「1三のマスに進んだ歩兵を、同じ1三に玉将が進んで取った」ことを表します。

成り・不成り 13ページ

成り(成)は、敵陣に入った駒を裏返して成り駒とすることです。成らないことを不成り(不成)といいます。たとえば、「3三銀成」は「3三に銀将が進んで成銀になった」という意味です。また「3三桂不成」は「3三に桂馬が進んだが成らずに桂馬のまま」という意味です。

王手と詰み

将棋は「玉将を取れば勝ち」ですが、実際には玉将を取るのではなく、その前の段階の「玉将を詰ませる」状態で勝ちが決まります。

玉将を詰ませることである「詰み」とは、「玉将が王手をかけられて、逃げる場所がなくなった状態」です。

将棋の対局では、自分の玉将が「詰み」になったことがわかったら、しっかりと、お辞儀をして「負けました」と相手に自分の負けを宣言します。これを「投了《とうりょう》」といいます。

詰んでいない局面でも、投了することがあります。これ以上対局を進めても自分の勝ちがないと判断した場合です。

●王手とは

「王手」とは「次に玉将を取るぞ」という手、自分の駒で敵陣の玉将をねらう手です。

・王手されているのに、その手を防がずに他の手を指すと反則

金将を使った王手

持駒　金

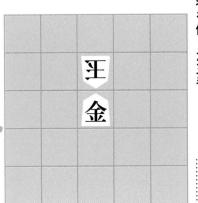

玉将の前に金を打ち、王手をかけました。

負けになります。

- 王手を防ぐには次のような手があります。

王手をしている相手の駒を取る。
王手の駒のききから玉将を逃がす。
歩兵などを打ち、相手の進路をふさぐ（合駒《あいごま》・34ページ）。
合駒を使った王手（逆王手）をかける。

※逆王手以外は第2章で解説しています。

- 王手のときに、声を出して「王手」と言う必要はありません。

●詰みとは

王手をかけられた玉将がどこに逃げても取られる状態になったとき、このことを「詰み」または、「詰んだ」と言います。

- 玉将がどう動いても次に必ず取られる状態が「詰み」です。
- 王手は必ず、何かの手で防がなければなりませんが、防げない状態です。
- 玉将が詰めば、その対局は終わりです。
- 将棋は一手でも早く相手の玉将を「詰み」にしたほうが勝ちになります。

王手の防ぎ方

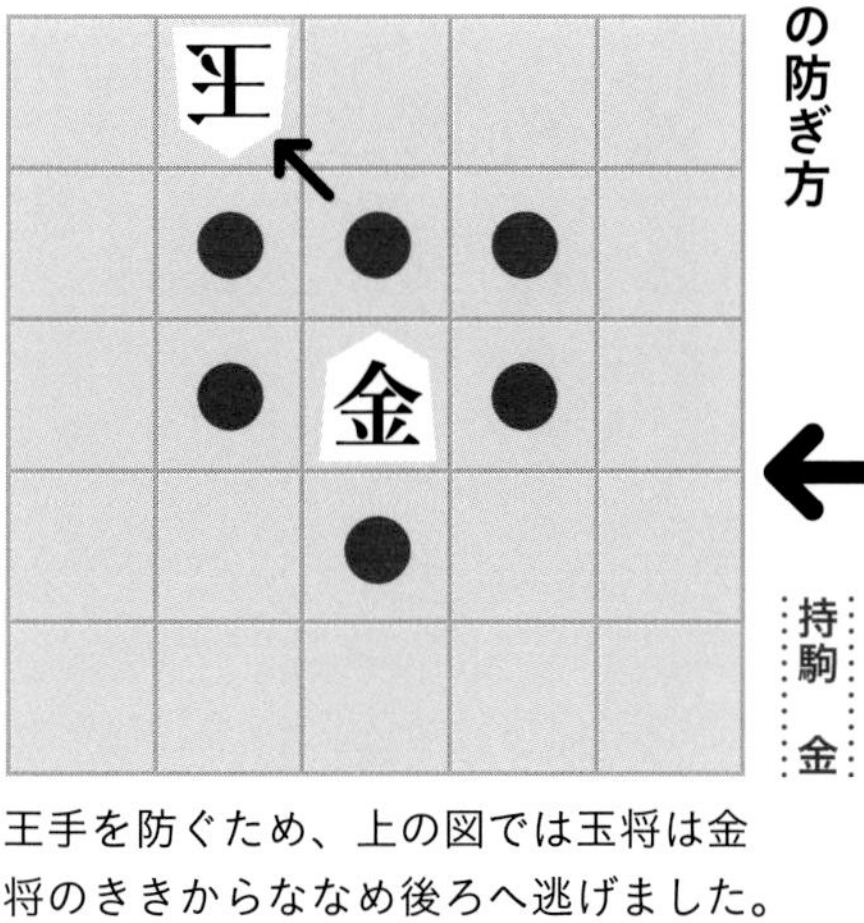

王手を防ぐため、上の図では玉将は金将のききからななめ後ろへ逃げました。

「詰み」の状態

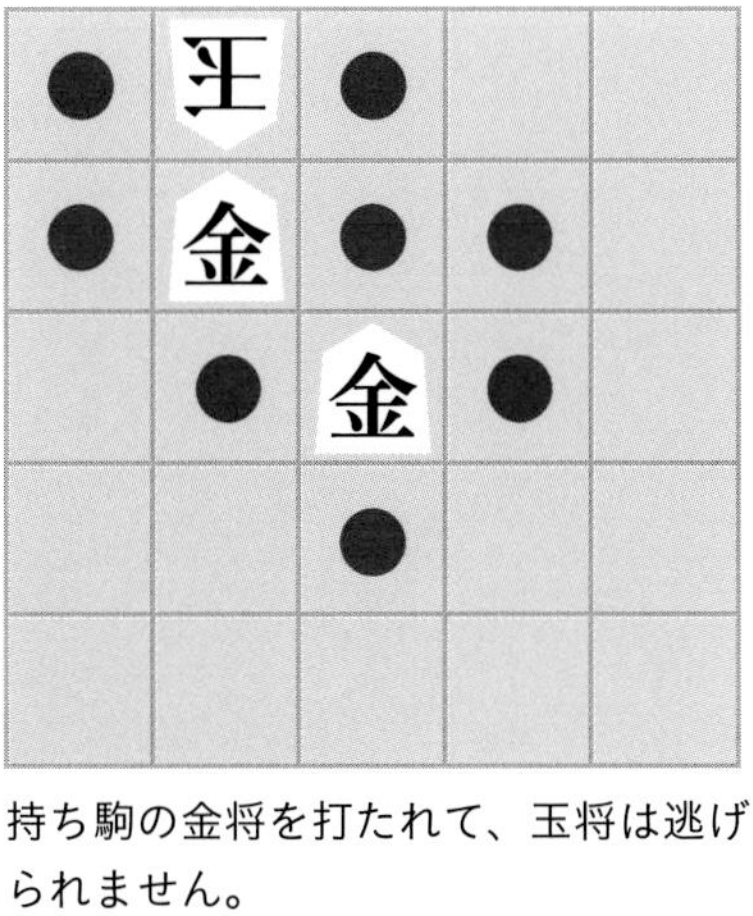

持ち駒の金将を打たれて、玉将は逃げられません。

詰将棋とは

王手をかけられた玉将が「どこに逃げても取られる状態」を「詰み」といいました。
「詰将棋」は、「詰み」へ至る局面をつくり、王手を連続して玉将を詰めるパズルのようなものです。

●詰将棋のルール

- 「詰将棋」は指す手がすべて王手で、最後に相手の玉を「詰み」にすれば正解です。
- 玉将を詰ませるほうを「攻《せ》め方《かた》」（この本では自分としています）、王手を受けるほうを「受《う》け方《かた》」、あるいは「玉方《ぎょくかた》」といいます（この本では相手としています）。
- 攻め方（自分）はいちばん短い手順で詰ませ、受け方（相手）はいちばん長い手順で逃げます。
- 持ち駒があるか確認しましょう。攻め方（自分）は持ち駒が指定されています。受け方（相手）は指定がない限り、問題で使われていない玉将以外の全部の駒を持っています。

【行きどころのない駒】

桂馬、香車、歩兵を動けない場所に打ったり、その場所に行っても成らなかったりするのは反則です。

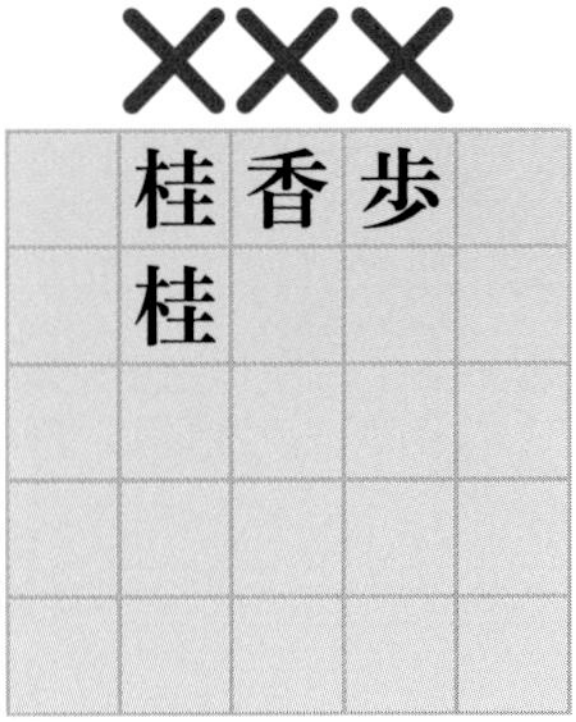

これらの駒は、もう動くことができません。

●一手目に攻め方が王手、二手目に受け方が防ぎ、三手目に攻め方が玉を詰ませる「三手詰」などがあります。長いものでは百手を超える詰将棋もあります。この本はすべて一手で詰める「一手詰」です。

●将棋の禁じ手

詰将棋もルールは通常の将棋と同じです。将棋にはいくつか禁じ手があり、詰将棋でも反則となります。

【二歩《にふ》】

1つの縦筋（縦の列）に、自分の歩兵を2枚打つことは禁じられています。と金と歩兵が同じ縦筋にあるのは反則になりません。

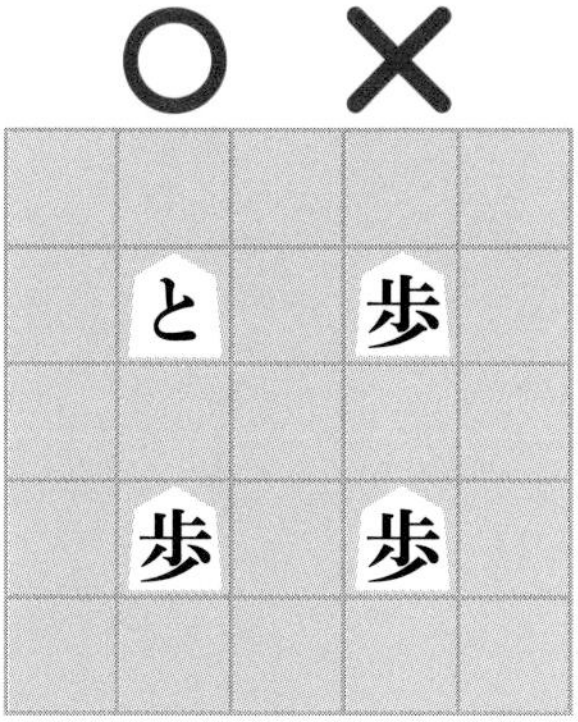

【打《う》ち歩《ふ》詰《づめ》】

持ち駒の歩兵を、相手の玉将の目の前に打って詰ませることはできません。将棋盤にあった歩兵を動かしての詰みは「突《つ》き歩詰《ふづめ》」といい、反則になりません。

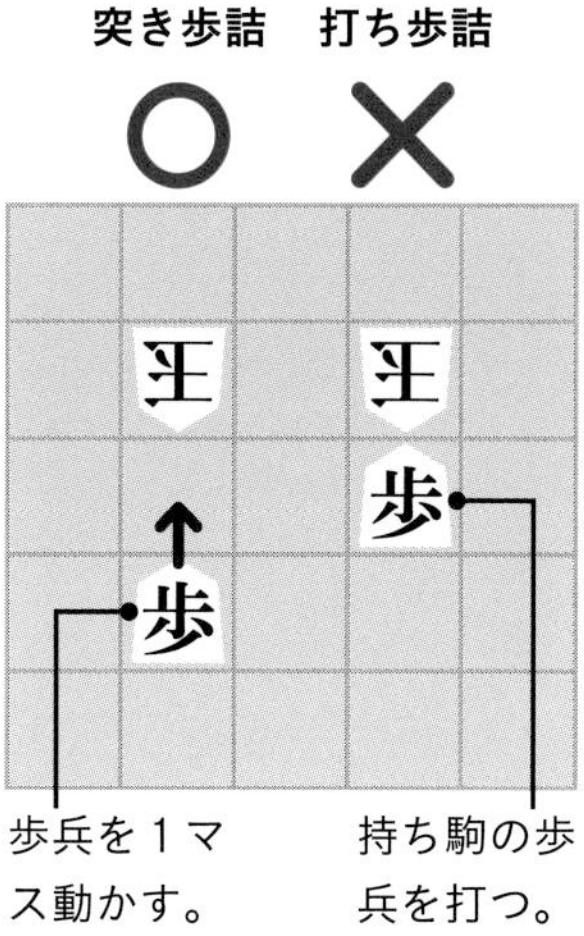

【二手指《にてざ》し】

2回続けて指す（駒を動かす）ことはできません。また、パスすることもできません。

【連続王手の千日手《せんにちて》】

何度も同じ局面になることがあり、これを千日手といいます。王手で千日手となった場合、3回くり返すと反則負けになります。

羽生善治九段に聞く詰将棋

詰将棋を「考える」ことのきっかけに

聞き手＝安次嶺隆幸

Q 詰将棋は何問ぐらい解いていますか。

羽生 たぶん何万題とか、それくらいだと思います。何万題とは思いますが、同じ形のものもたぶんたくさん解いています。「頭金《あたまきん》」の形の一手詰（39ページ第1問）や、三手詰などは、形を変えて何百回と解いていくこともあるので。

Q 毎日解いていますか。

羽生 毎日ではありません。運動する前に準備体操することに少し似ています。どんなにすごいアスリートでも、始まる前に屈伸したり、腕やひじを伸ばしたりしますね。ストレッチなどと同じような感じですね。将棋のことを考えていく前に軽く、脳の運動というか準備運動ですね。

Q 読者は「詰将棋を解く(考える)ことは面倒」と思われるかもしれませんが、考えることの意義についてどう思いますか。

羽生 考える習慣をつくるのは、すごく大事なことだと思っています。

ちょっとでも考える習慣があると、いろいろなことで考えるときに、あまり面倒と思わずにできるようになるところがあります。

たとえば詰将棋を解いているとき、たくさん解いていくと、考えることと考えなくていいことの分類ができるようになるんですよ。

なぜ面倒と思ってしまうかというと、考えることがありすぎるということがあるんです。

考えることに慣れて、それが習慣化すると、考えなくてよいところは自動的に考えなくなり、考えなくてはならないことだけを考えられるようになります。

考えることと考えなくてよいことの区別、仕分けをするということに、詰将棋はとても効果的です。

たとえば、将棋で詰みとなったら、もうその局面は考えなくていいわけですよ。

だから、その一手前までは考える。

さらにいうと、もう一手戻って「あと二手で詰み」とわかれば、その局面ももう考えなくていいということです。

ここからもう一手遡れば、「あと三手で詰み」の局面も考えなくていいとなってきます。

そうすると、この遡った局面にさえなってしまえば、あとはもう考えなくてもいい(詰みまでわかっている)ことになります。

そういうパターンをたくさんつくっていくと、考えなくていいことが増えて、考えるべき、複雑な局面だけを考えることができます。

これは将棋に限らず、ほかのこともそうだと思います。じつは、ふだんの生活でも高度なことをやっているんです。

たとえば、自転車に乗るとき、すごくたくさんのことをやっていますけれど、バランスを取ることさえ覚えてしまえば、あとはハンドルさばきやブレーキをかけるところだけに集中すればいいということと似ているんです。

慣れている部分を習慣化すると、考えなくても済むようになる。

その慣れている部分を習慣化するのに、詰将棋は向いているということなんですね。

Q

詰将棋をやってみよう、考えてみようという、一歩踏み出すきっかけになる、読者の方へのメッセージをお願いします。

羽生

今はどんな複雑なことや専門的なことでも、調べれば情報そのものは出てきます。

でも、出てきた情報を自分で考えて整理しないといけないんですね。

詰将棋でいえば、ある状態が、自分の知っている詰みの形と同じということは、自分の頭の中で考えて情報を整理しないと、ここが詰みとは気づかないんです。

ですから、情報を頭の中で整理しながら理解するとか、理解した上でその情報を得るということは、自分なりに考えていかないとできないと思います。

そう考えると将棋は、整理して理解することの練習に向いていると思います。

将棋で複雑化する、単純化することは、配置を変えればいくらでもできますが、ほかで似たことをするのは結構難しいですからね。

考えることの最初のきっかけとして、詰将棋をやることは、情報の整理の練習に役に立つのかなと思います。

第2章

王手への対応

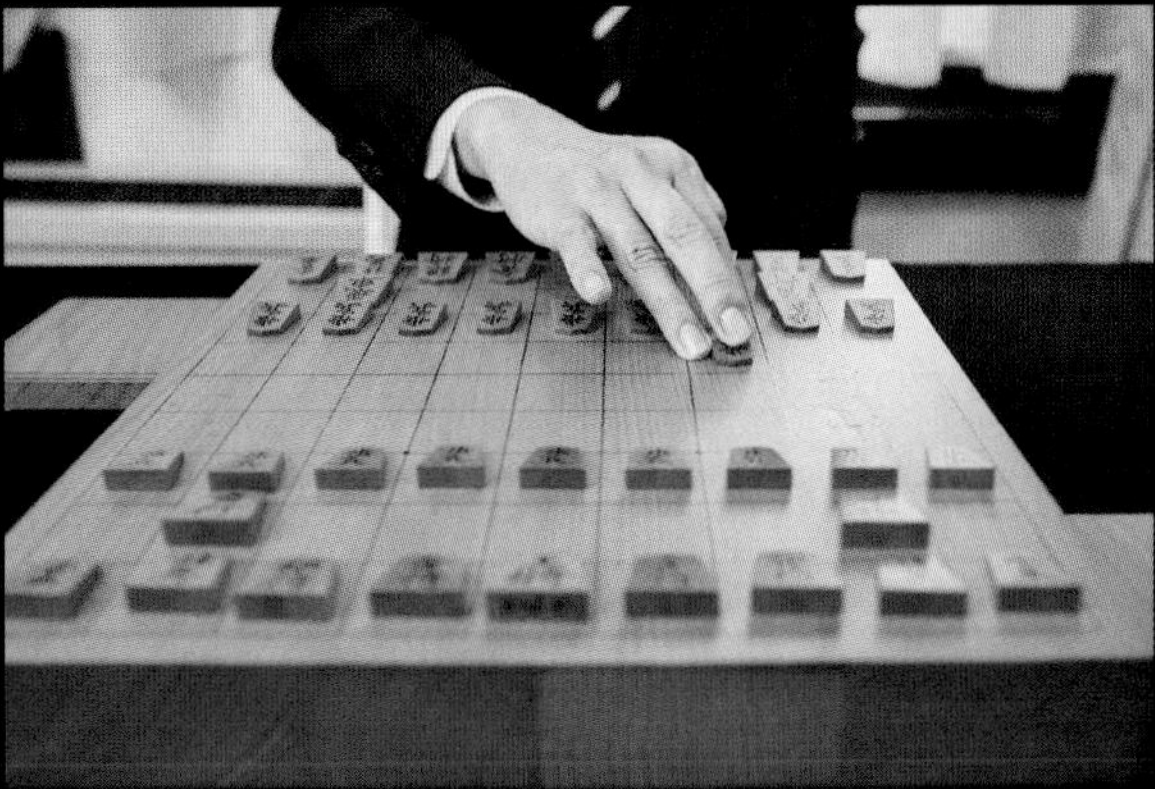

王手への対応4手段

王手とは自分の駒で相手の玉将をねらう手でしたね（22ページ）。将棋用語では、王手をすることを「王手をかける」ともいいます。王手への対応を考えてみましょう。

●王手をかけられたと考える

王手をかけられたら、玉将を取られることを防がなければなりません。どこにも逃げられなくなることを「詰み」といいましたね（23ページ）。

詰将棋では自分が王手をかけられることはありませんが、王手を防ぐ方法を考えてみましょう。自分が攻めたとき、相手の玉将がどうやって防ぐかを考えるのです。

攻められているのが自分の玉将だったらどうするかということを考えれば、相手がどういう手段でくるかを予想することができるようになります。

自分が王手をかけられた例

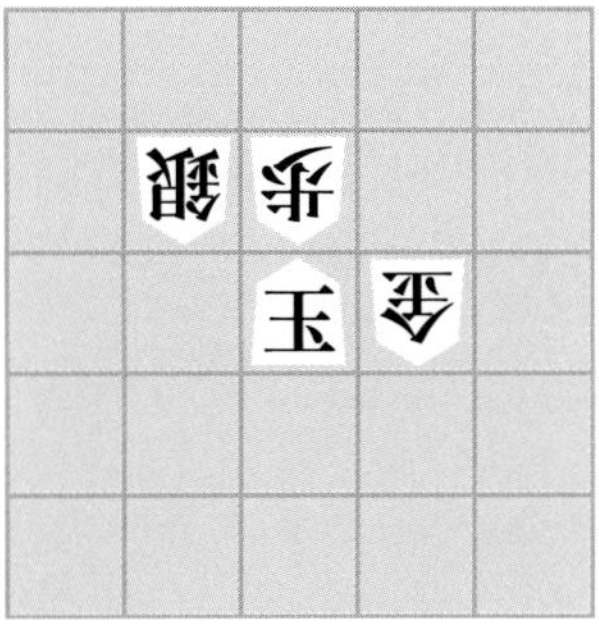

隣り合ったマスからの王手（歩兵、銀将、金将など）

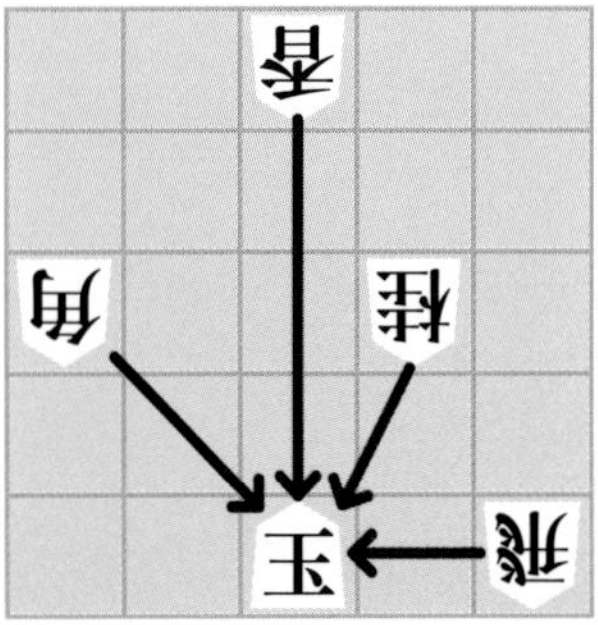

離れた場所からの王手（香車、桂馬、飛車、角行など）

●王手への対応方法

王手をかけられたときの対応には、下のような方法があります。

玉将だけで対応する２つの手段（第１、第２）と、味方の駒を使った＋αの２つの手段（第３、第４）の４つの「王手への対応」をお教えします。

王手にはこの４つの手段で対応します。次のページから１つずつ見ていきましょう。

王手への対応

第１手段

取る

第２手段

逃げる

第３手段

合駒《あいごま》をする

（これは飛車や角行、香車などで王手されたときに使います）

第４手段

味方の駒で取る

第1手段
取る

第1手段は、王手してきた相手の駒を取ることで、王手を防ぐ方法です。

　玉将（王将）の動ける場所を確認しましょう。玉将は8方向へ1マス動けます。どの方向でも、玉将の近くに来た王手の駒を取ることができます。

　しかし、玉将は1マスより離れた場所へは動けません。香車や桂馬、飛車、角行などの離れた場所からの王手は、その駒を取って防ぐことはできません。そういうときには第2手段など別な方法を考えましょう。

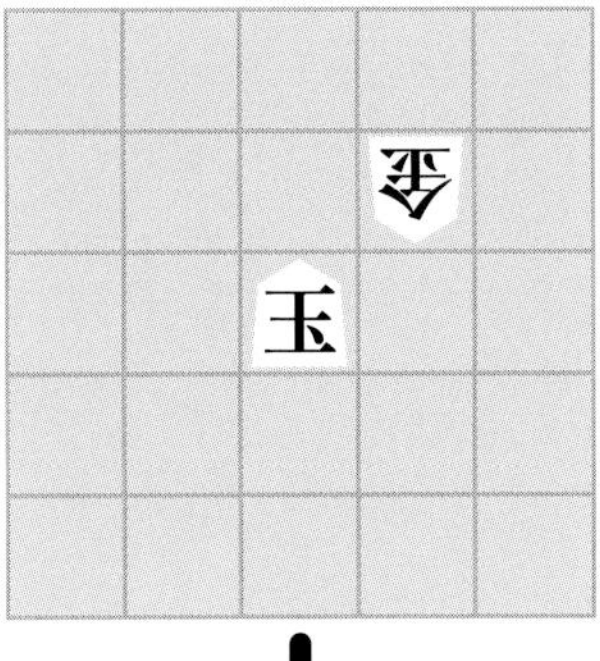

金将に王手をかけられました。

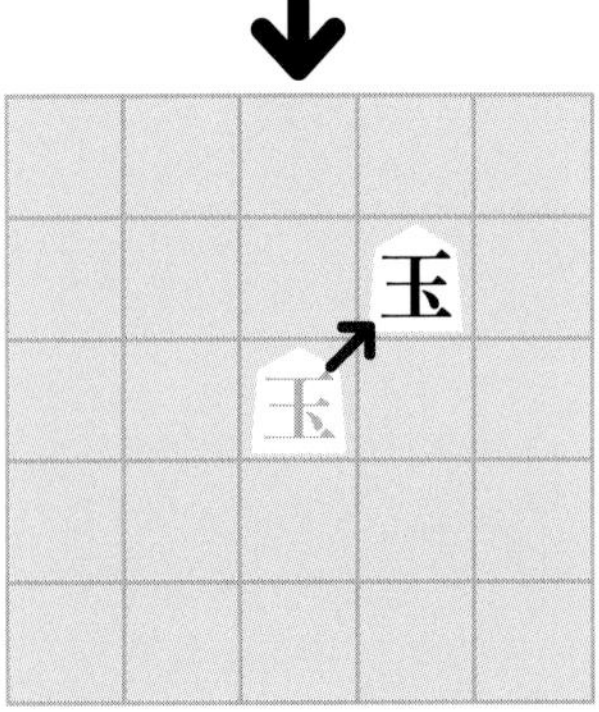

近くからの王手は取って防ぎます。

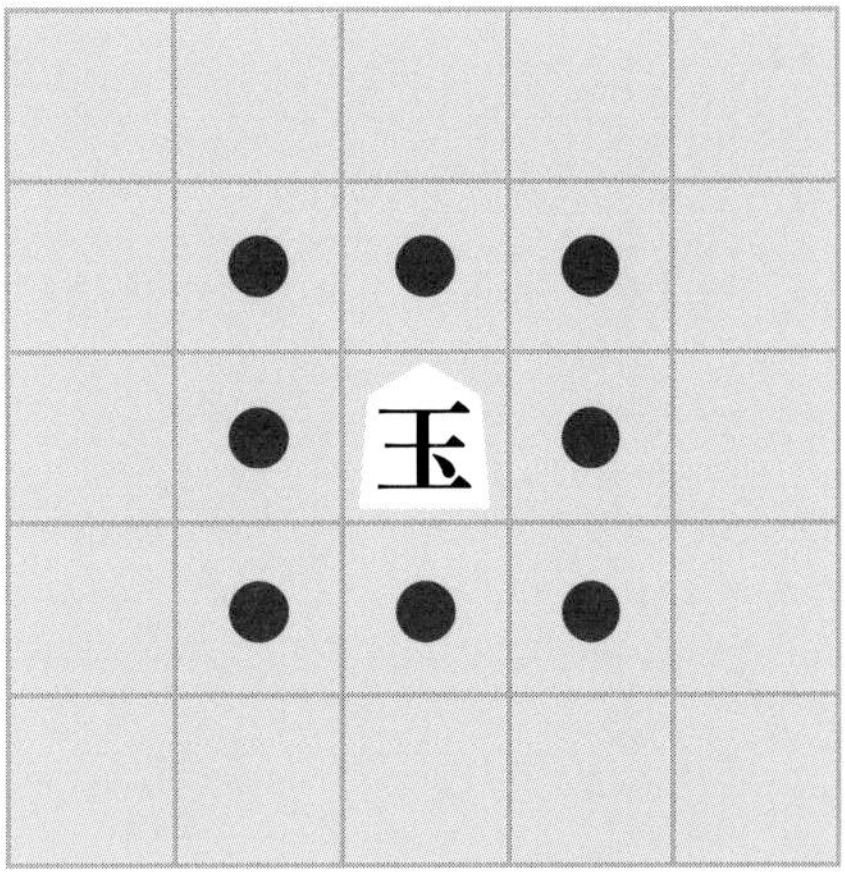

玉将（王将）の動き

王手への対応

第2手段 逃げる

第2手段は、玉将を動かして王手から逃げる方法です。

駒のない空いた場所へ逃げます。自分の駒のあるマスへは移動することができません。自分の駒を守るための自分の駒で囲まれて逃げる場所がないことがあります。また、相手の駒を取って、そこへ逃げることもできます。

相手の駒のきき（動ける場所）を確認することが大切です。ききのないマスへ逃げます。駒によっては近くにききのないものもあるので、近くのマスへ入ることで逃げられることもあります。

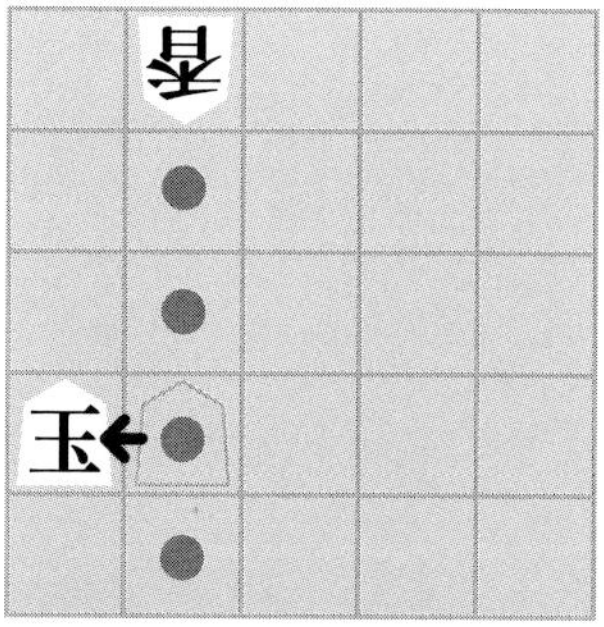

香車のききから離れます。

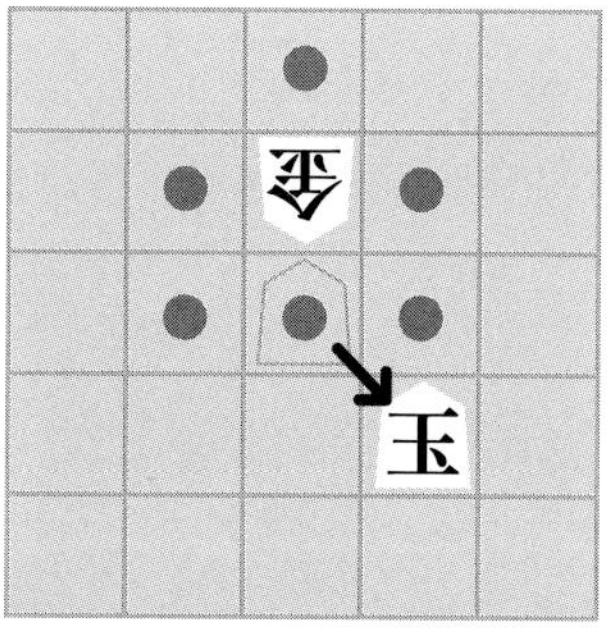

金将のききから離れます。

王手をしてきた駒のききから離れます。

（灰色の丸は相手の駒のききを表します）

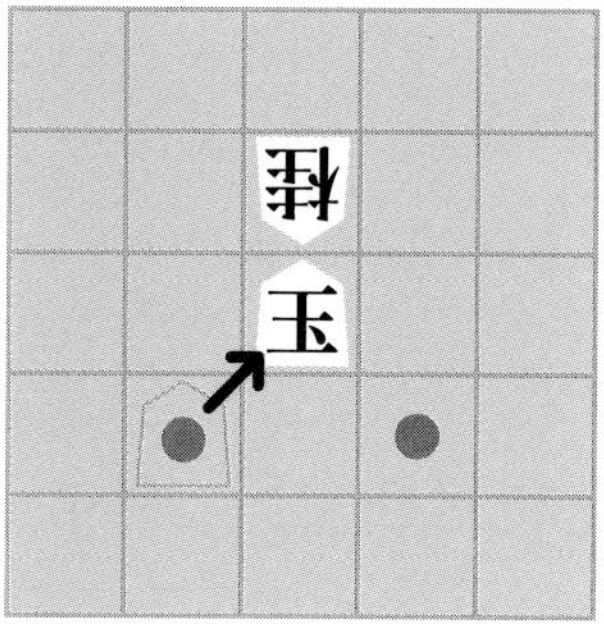

桂馬は1マス前へは動けません。

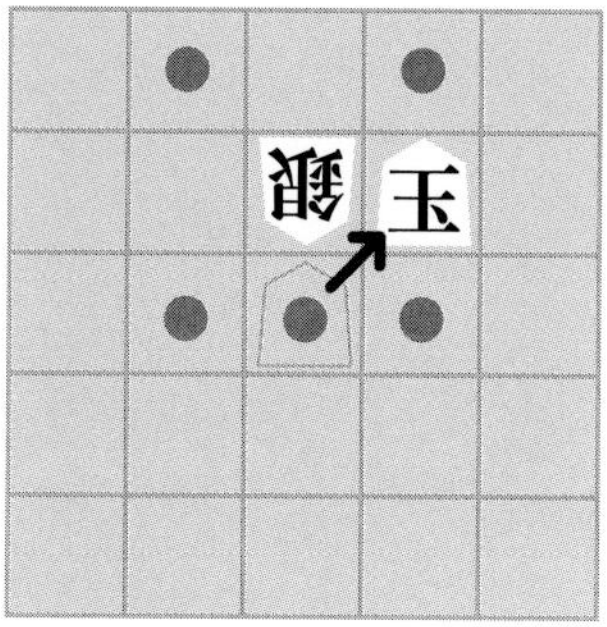

銀将は横に動けません。

駒のきいていない死角へ逃げます。

王手への対応

第3手段 合駒をする

第3手段は合駒を使う方法です。合駒とは、王手の駒と玉将の間に、王手を防ぐために打つ持ち駒のことです。

合駒は飛車や角行、香車などで王手されたときに使います。合駒によって、飛車などの離れた場所からのききがそこで止められます。

合駒を打つことを「合駒をする」または単に「合駒」といいます。

合駒には歩兵がよく使われますが、香車を使い次の攻撃に結びつけることもします。

歩兵での合駒

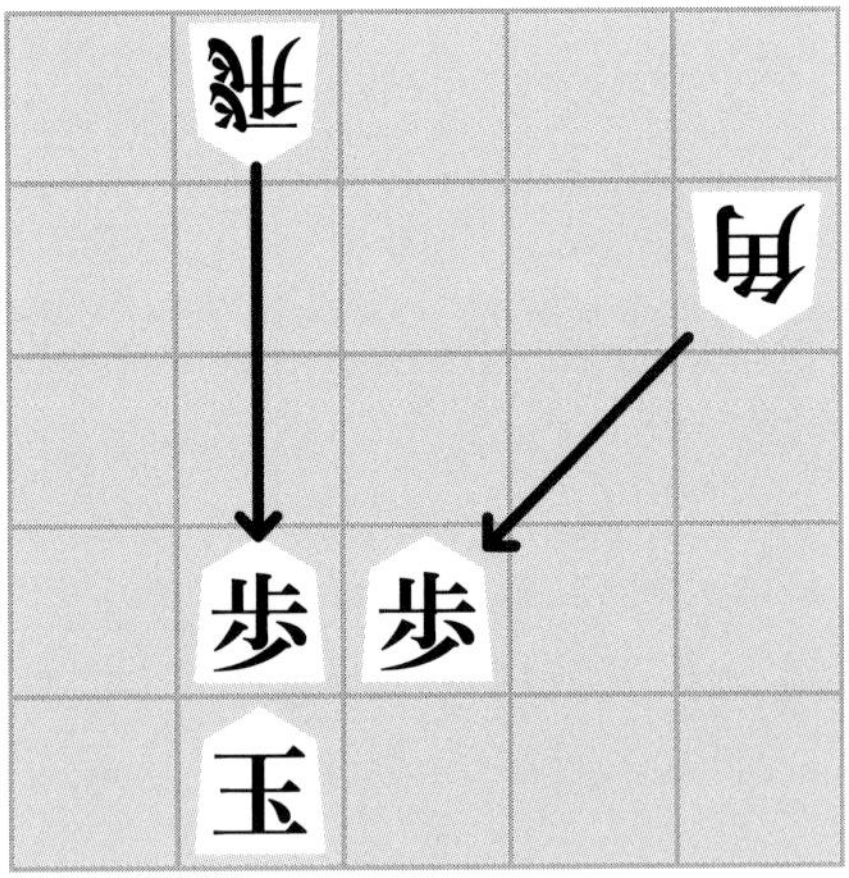

持ち駒の歩兵を打って守ります。

香車での合駒

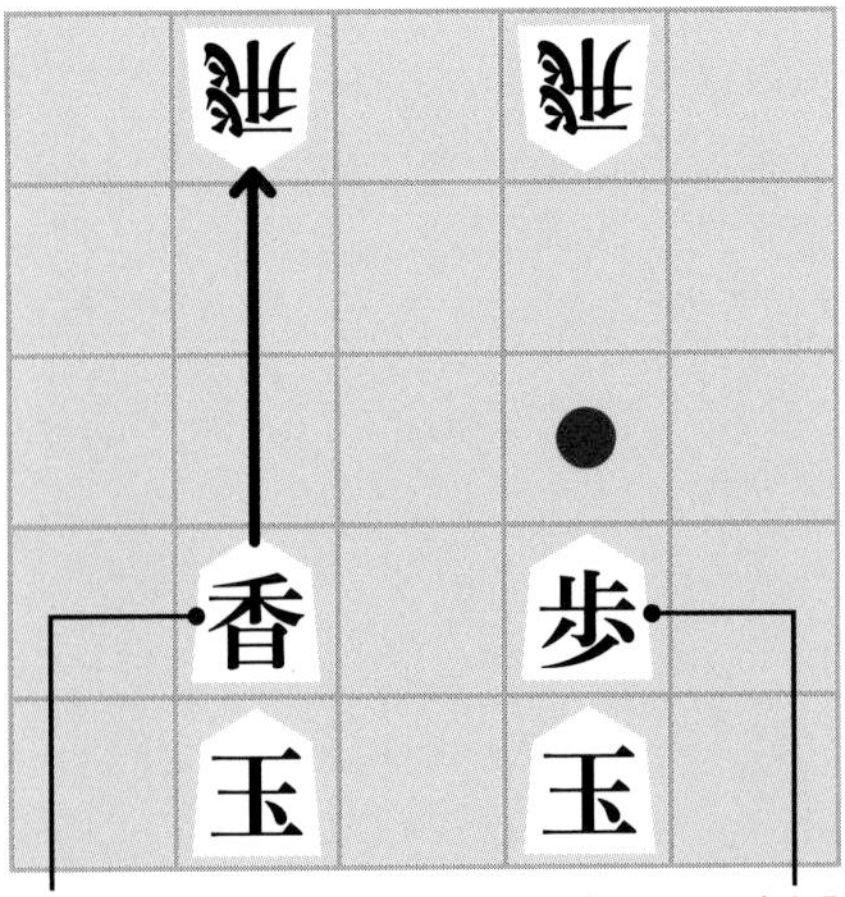

香車を打てば、場合により相手の駒を取ることもできます。

歩兵では王手を防げますが、相手の駒は取れません。

王手への対応

第4手段 味方の駒で取る

第4手段は、王手をかけてきた駒を味方の駒で取る方法です。

玉将1枚だけで周りに味方の駒がいないという状態は、あまりありません。玉将を近くで守る駒を使って相手の駒を取り、王手を防ぎます。

玉将の周りの駒のききを確かめましょう。また、各駒の特色（駒のきき）を生かすように配置することも重要です。

飛車や角行、桂馬、香車など、少し離れた場所にある駒を使うことも、相手が気づきにくく有効です。

玉将の近くの駒で取る

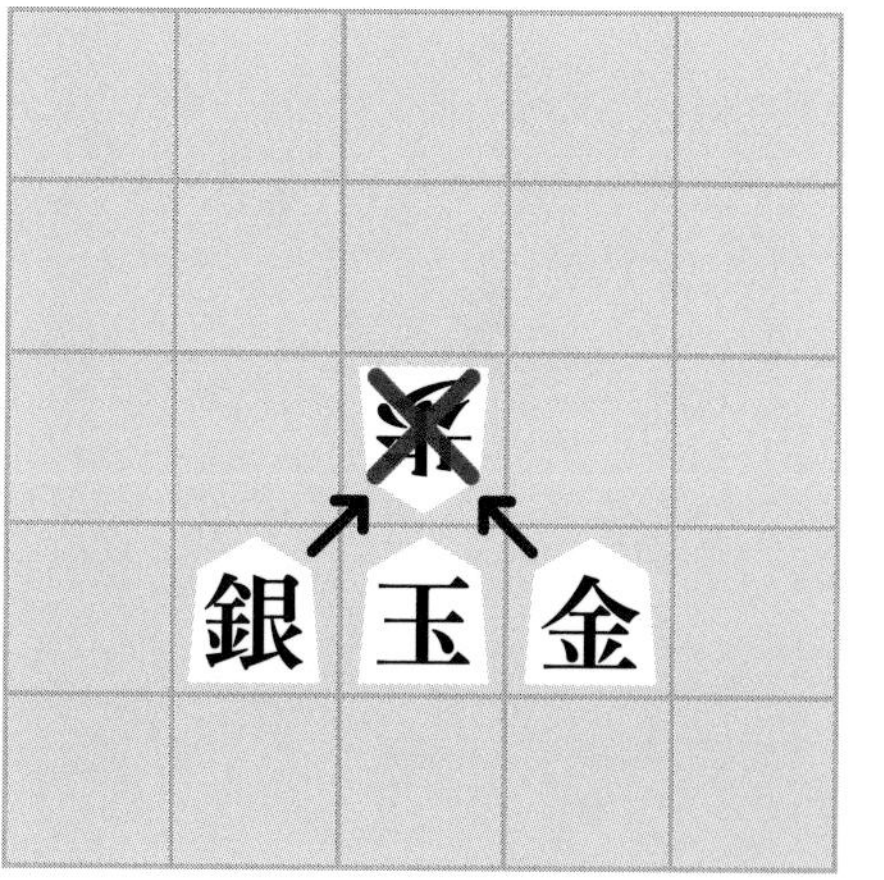

玉将の近くにある金将や銀将などで、相手の駒を取ります。

離れたところから取る

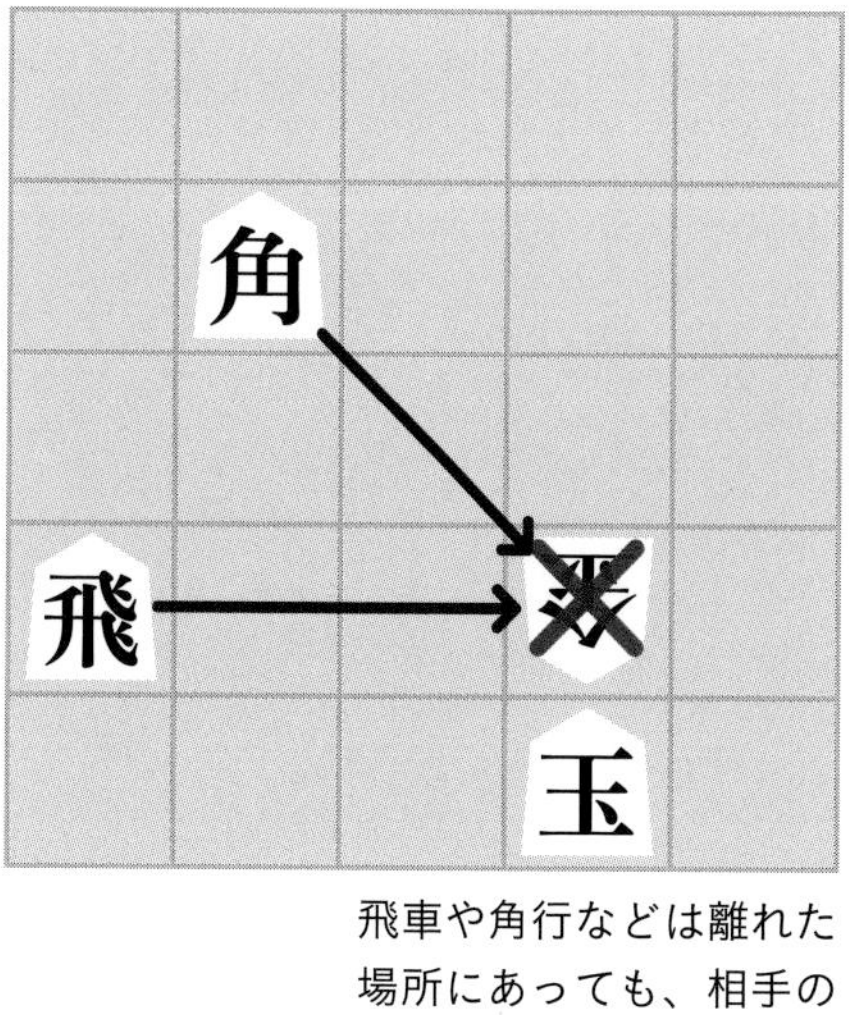

飛車や角行などは離れた場所にあっても、相手の駒を取ることができます。

Column

将棋は気持ちの整理に役立つ

安次嶺隆幸

将棋は、王手を防ぐことができなくなって「負けました」と宣言をし、投了（対局の終了）になります。

この「負けました」と言う勇気をとても大切に思うのは、わたしだけではないようです。

将棋を指す（対局する）ことは、礼に始まります。2人が盤を挟んで対峙し、駒を並べた後、呼吸を整えます。「お願いします」とお互いが礼をし、相手に敬意を表して無言の対局が始まるのです。その後は、「詰み」という頂を目指して、一手一手指し手をつなげていく思考の積み木が積み上げられていきます。

そして玉将を詰められたほうが、反省を心の中でいち早く整理整頓して、気持ちを折りたたみ、自ら「負けました」と投了を宣言します。負けを自ら宣言して終わる競技は、そう多くはありません。

勝者は勝つという目標達成の充実感を感じるとともに、敗者の気持ちを察して自分の行為を決めていかねばなりません。

将棋は勝敗が決まった後もエピローグがあります。気持ちの整理整頓を「感想戦」という盤面上の反省会で行うのです。これが将棋の素晴らしい伝統です。

羽生善治九段も2000局以上の公式対局後、必ず感想戦を行ってきました。勝つときもあれば、負けるときもあります。「同じミスを次はしない」という指し手に関してだけでなく、そのときの心理状態も反省して、次の対局につなげてきたのです。

将棋は、気持ちのリセットに役立つのです。

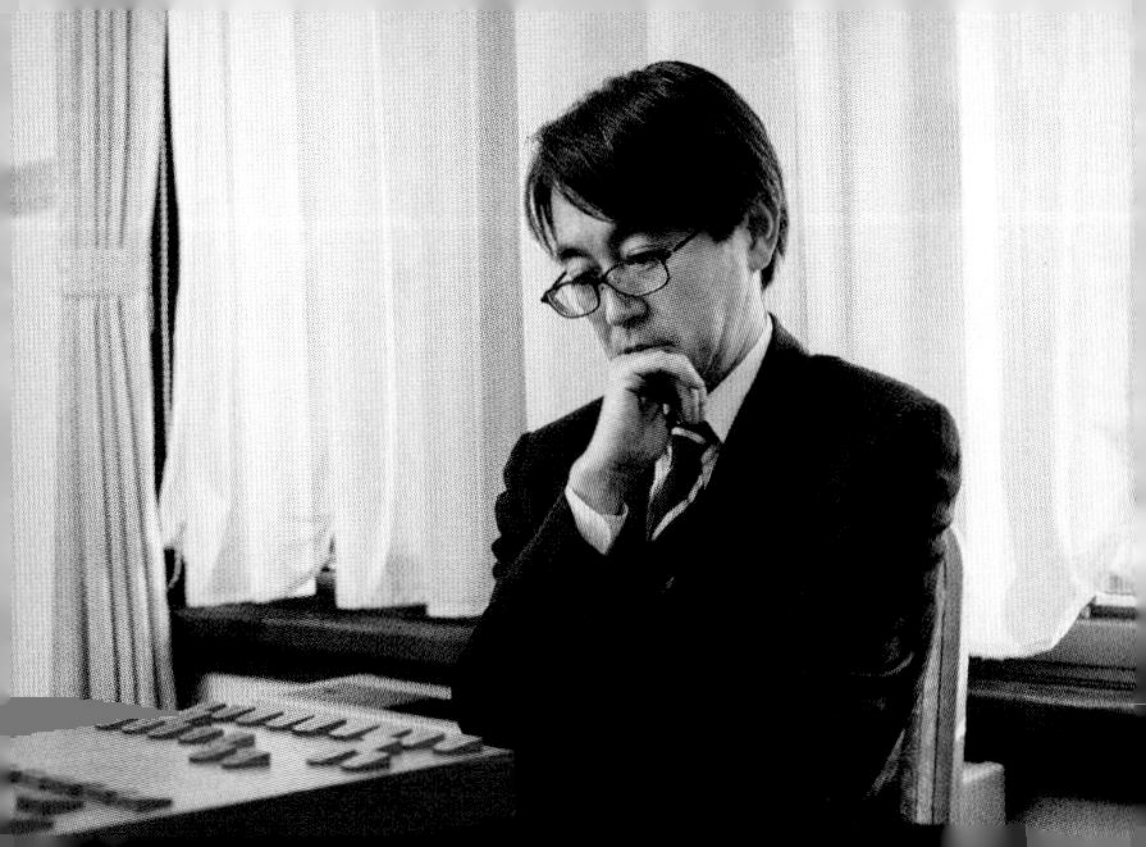

各駒を使った一手詰問題

これから「一手詰」の詰将棋問題を解いていきましょう。一手で玉を詰めることができれば正解です。すべての問題が、羽生善治九段による出題です！
第3章は、使う駒が決まった問題です。それぞれの駒の動きや使い方に慣れるようにしてください。

解答に導く、五箇条の秘伝

第1条 ▼ 場面（出題）を俯瞰《ふかん》して観る！
（自分と相手の現状を把握する！）

第2条 ▼ 相手（玉将）の状態を観る！
（相手のことを考える！）

第3条 ▼ 自分の盤上の駒で王手をする！
（可能性にチャレンジする！）

第4条 ▼ 持ち駒を使って王手する！
（特技を生かす！）

第5条 ▼ 詰めた盤面をしっかりと確認する！
（達成感を実感する！）

●詰将棋の解法の「五箇条」

ここで『脳トレ一手詰』の【解答に導く、五箇条の秘伝】をお教えいたしましょう！

本書には「自分のこと、相手のことをしっかりと考える力を養う」という想いがこめられています。

この秘伝を使って、考えながら思考を整理整頓していくと、これはこの手かな？というひらめきが出てきます。羽生九段が言う「思考の省略」、つまり直感がひらめくようになるのです。

本書のねらいは、「考えること（脳トレ）」です。いろいろな可能性を考えることが大切です。正解への一手だけでなく、不正解だったとしても他の手を考えることを続けていきましょう。

金将で王手をかけよう①

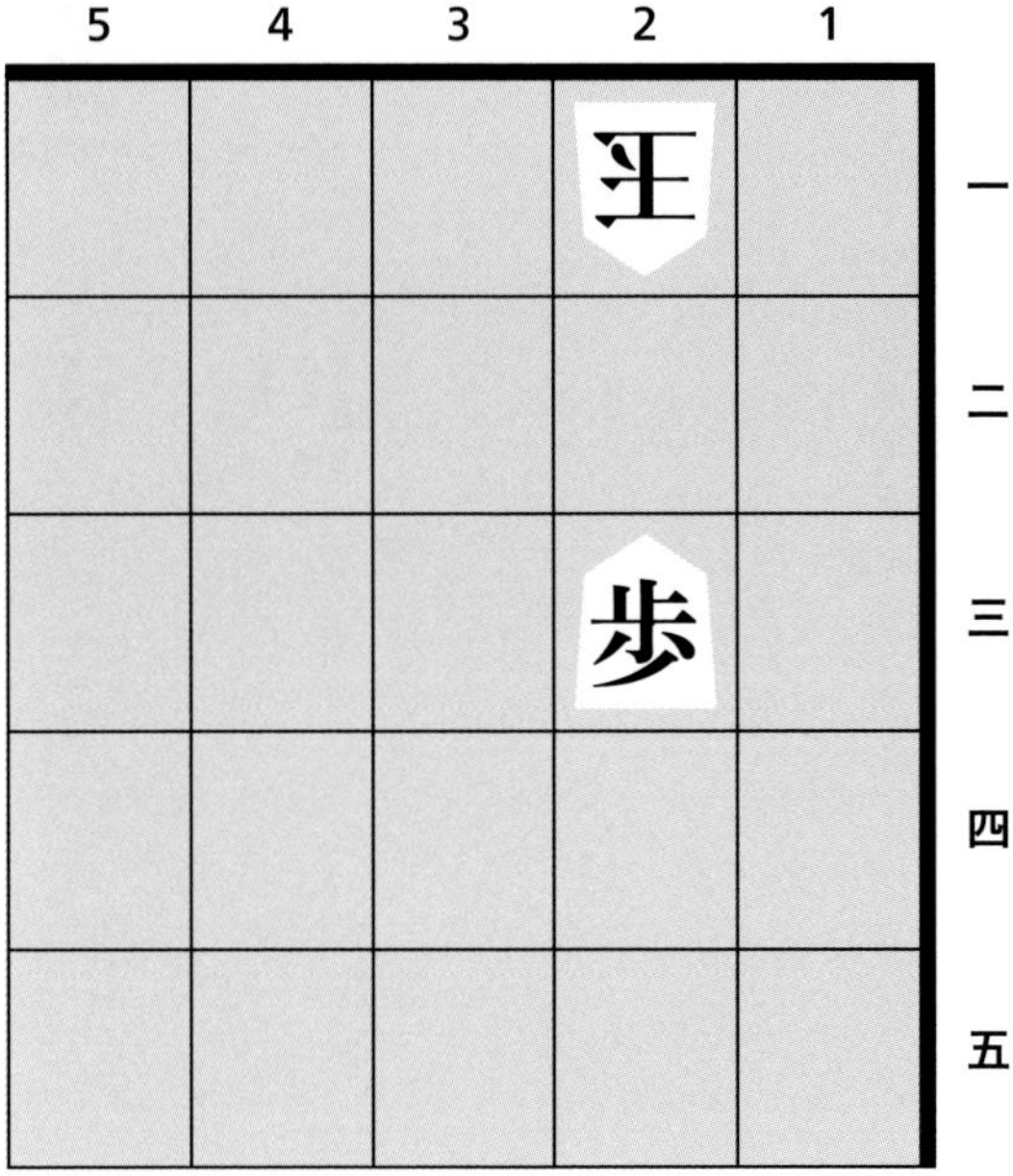

先手　持駒　金

考えてみましょう

第1条 盤上の自分の駒を確認しましょう。2三歩1枚で、きいているマスは2二ですね。持ち駒は、金1枚。相手の駒は、2一玉の1枚ですね。

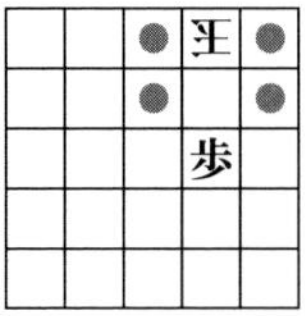

玉が逃げられる場所を考えましょう。

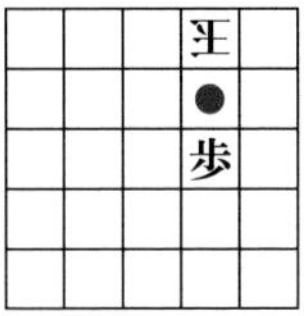

歩で王手をかけられるか考えましょう。

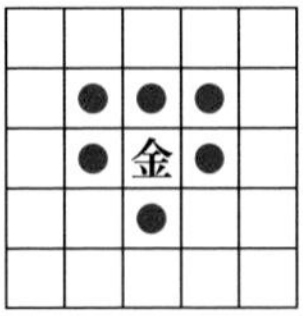

金は自分の周囲6か所に移動できます。

第2条 2一玉は、1一、1二、3一、3二と移動できることを確認しましょう。2二へは2三歩がきいているので、移動できませんね。

第3条 2三歩を動かす王手を考えてみましょう。王手は、2つありますね。2二歩成と2二歩不成ですね。

第4条 持ち駒の金を使った王手を考えてみましょう。王手で打てるマスは、1一、1二、2二、3一、3二の5か所ですね。

さあ、どこに打つかわかりましたか?

2二金

解説

2二金は、第1条で確認した2三歩がきいているマスです。玉で2二玉と、金を取ろうとしても、次の手で2三歩に玉が取られてしまうので、2二玉とはできないのです。

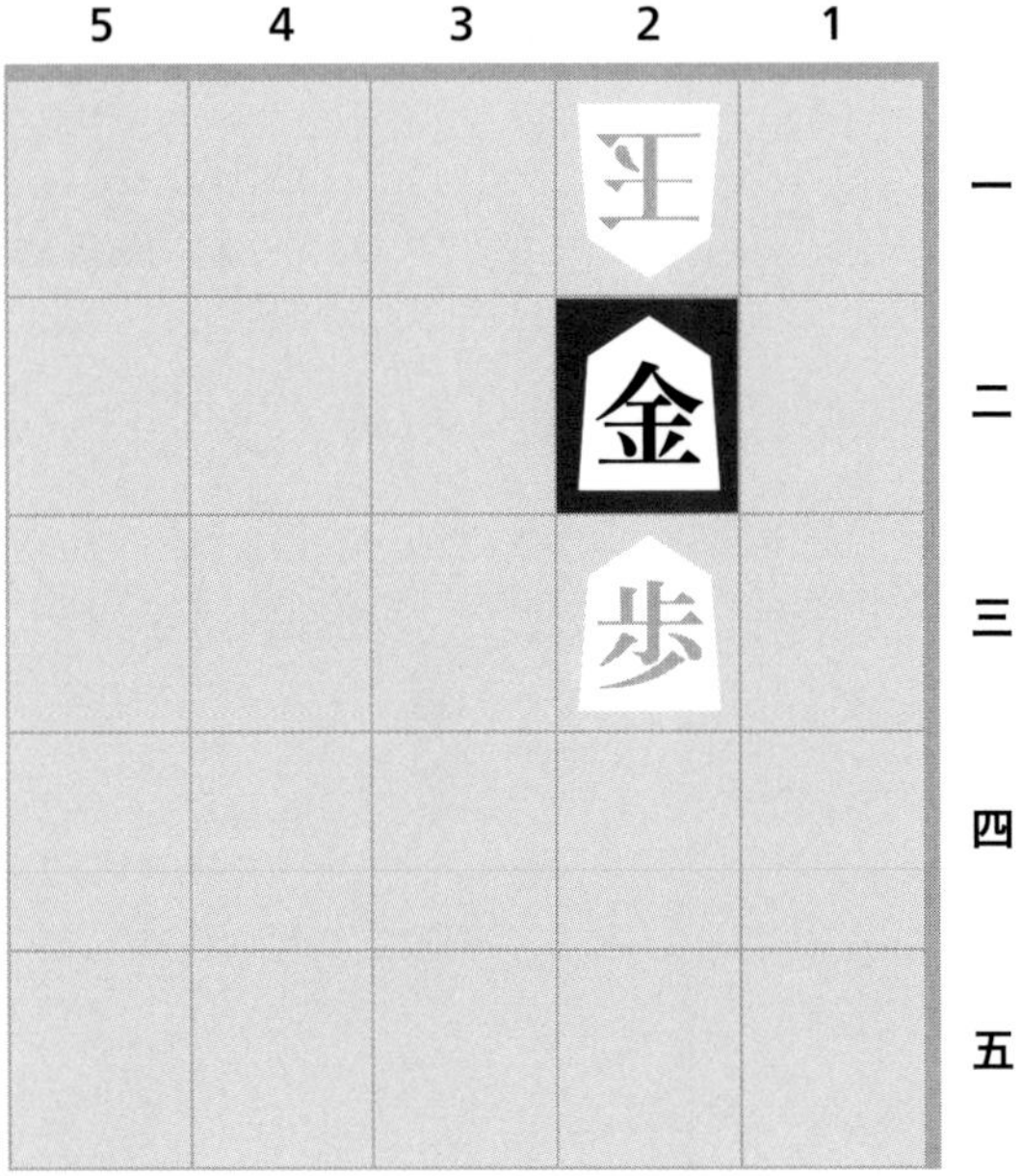

この状態が「詰み」。玉が移動できないことを確認してください。

「違う手も考えてみましょう」

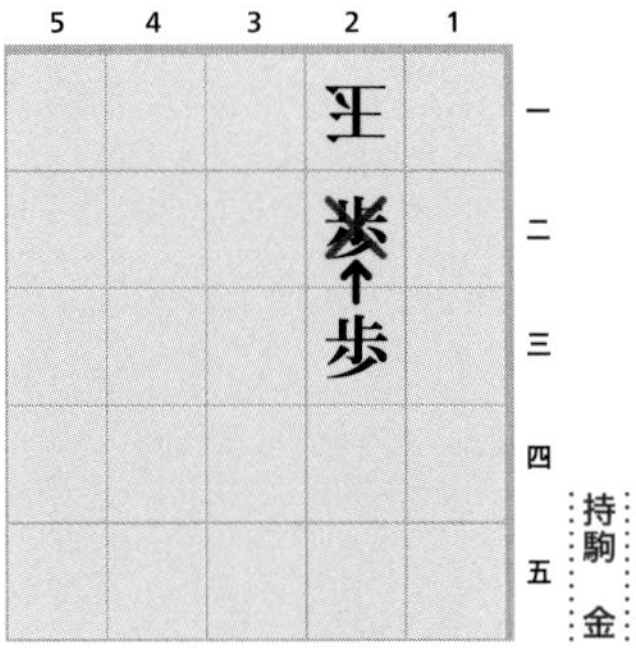

第3条 2三歩を動かして王手をしてみましょう。相手に、玉で取られてしまいます。盤面に自分の駒がなくなり失敗してしまいました。

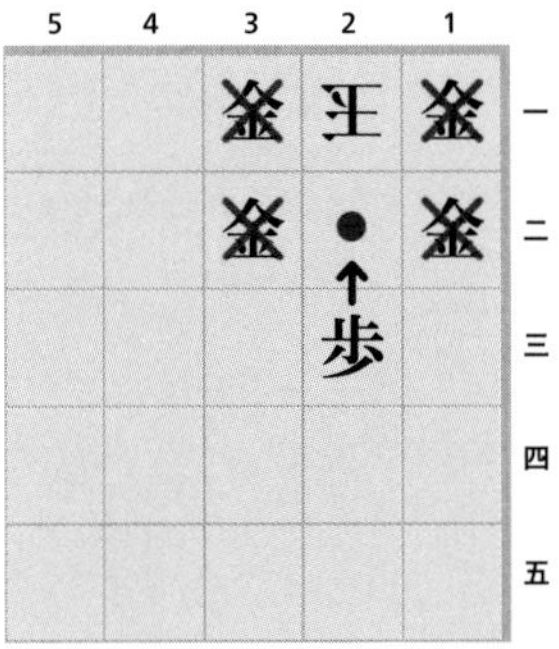

第4条 持ち駒・金は、1一、1二、2二、3一、3二と王手が打てますね。そのうち4か所、1一、1二、3一、3二は、玉で取られて失敗ですね。

羽生九段のひとこと

基本中の基本の形で、いろいろに応用できます。この「頭金《あたまきん》」で詰みになることを覚えましょう。

❖金を玉の正面から打つことを「頭金」の詰みといいます。

第2問

挑戦した日　　月　　日

□ ▲正解だったらチェックを入れましょう。

金将で王手をかけよう②

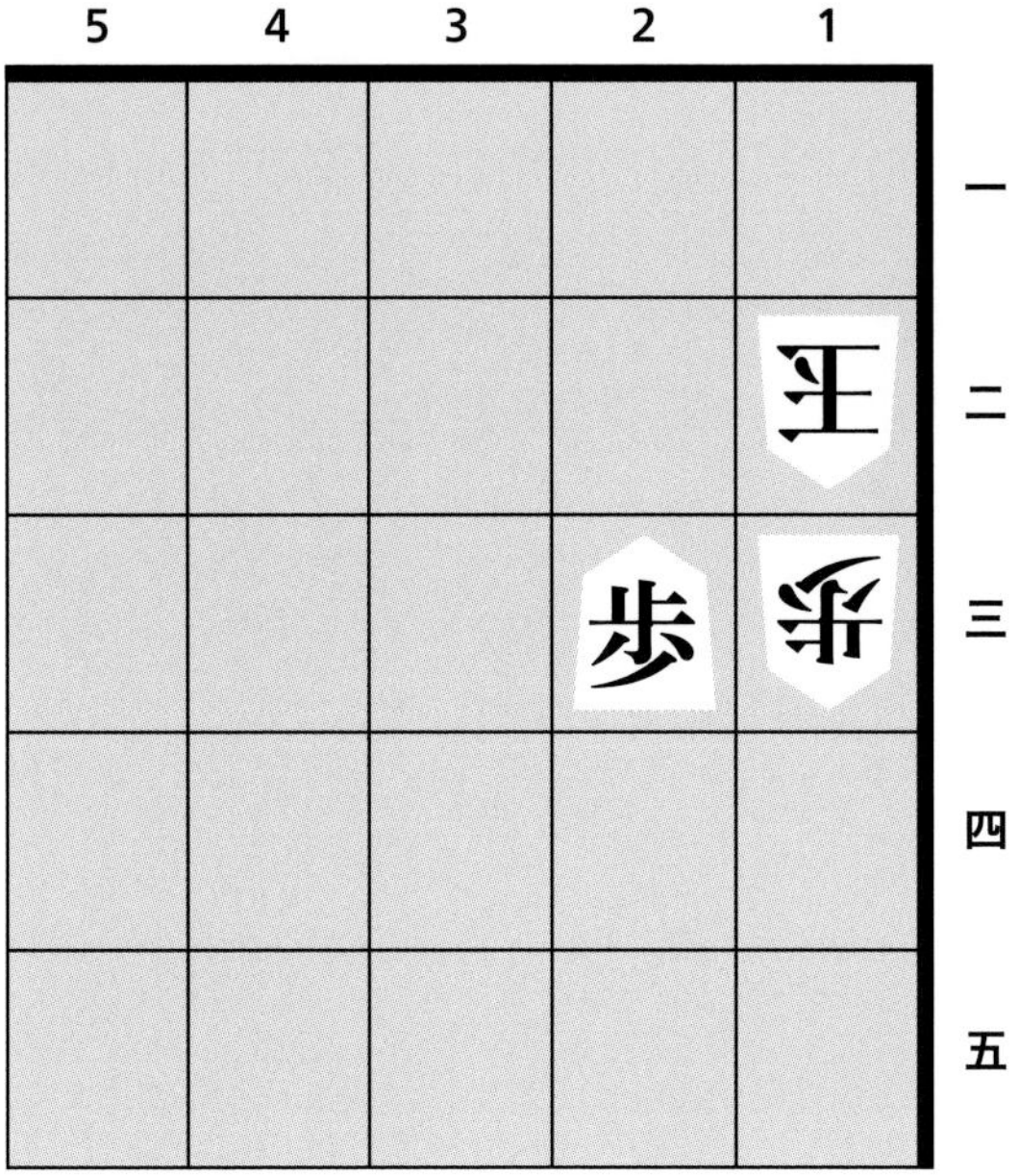

先手 持駒 金

考えてみましょう

第1条 盤上の自分の駒は2三歩1枚、第1問と同じですね。ききは2二のマスです。そして持ち駒は金1枚ですね。相手の駒は1二玉と1三歩ですね。

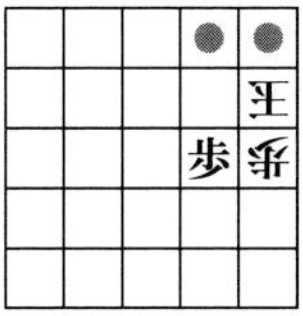

玉が逃げられる場所を考えましょう。

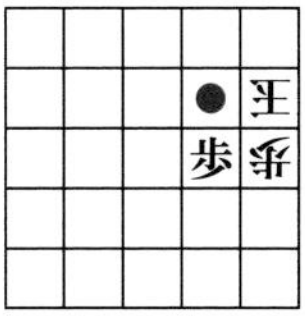

歩で王手をかけられるか考えましょう。

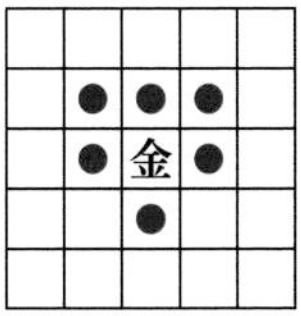

金は自分の周囲6か所に移動できます。

第2条 1二玉は、1三へは自分の歩がいるので移動できませんね。また、2二は2三歩に取られてしまいますね。つまり、玉が移動できるのは、1一と2一、歩を取っての2三です。

第3条 まずは盤上の駒、2三歩で王手を考えてみましょう。2二歩成と歩をと金にし、1二玉に王手がかかります。

第4条 金で王手をかけるには、2つのマスしかないことに気づきましたか。1一金と2二金ですね。2一に金を置いても王手にはなりません。

さあ、どこに打つかわかりましたか？

2 二金

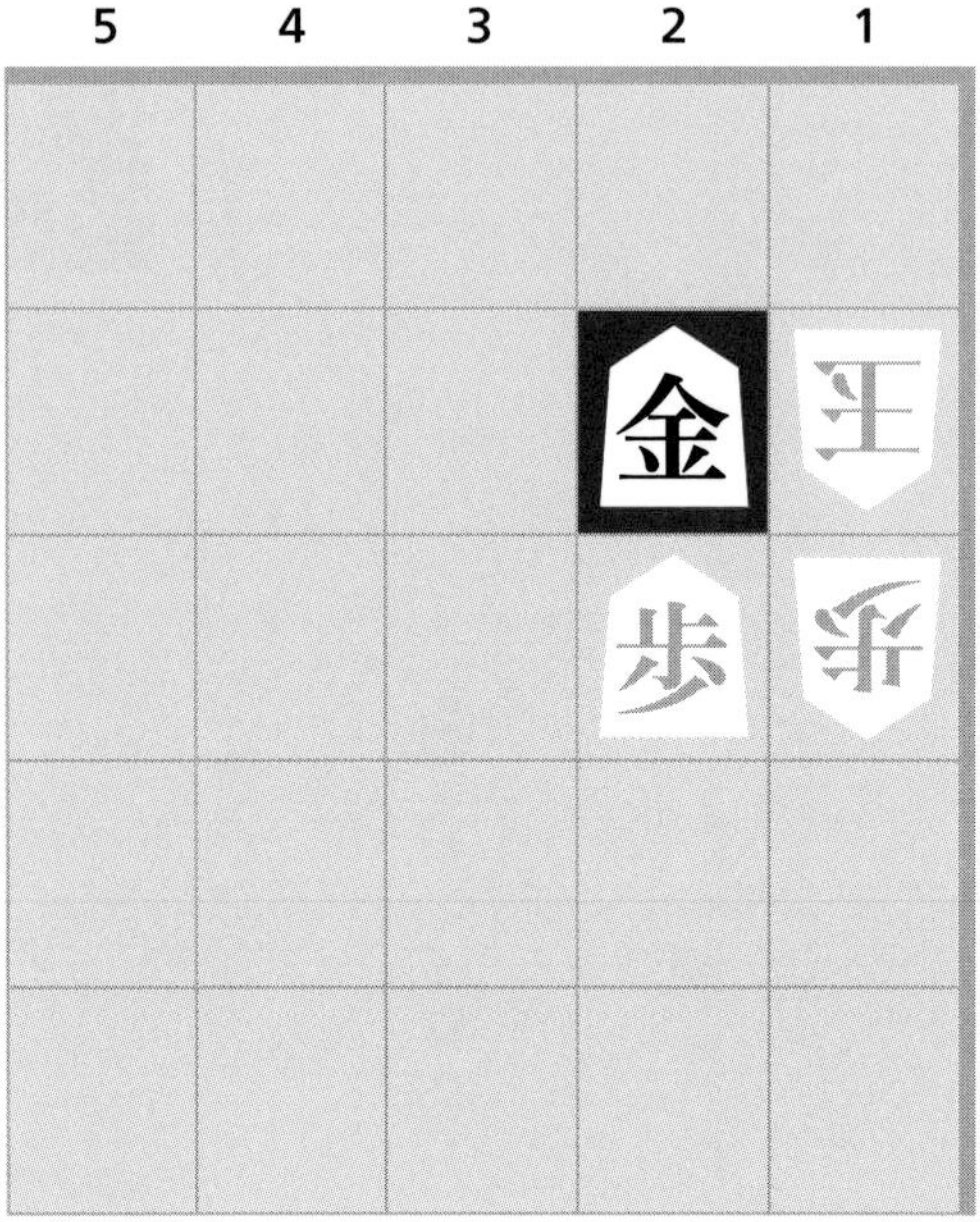

この状態が「詰み」。玉が移動できないことを確認してください。

解説

二二玉としても、二三歩に玉が取られてしまいます。では、二三玉はどうでしょうか。二二金に取られますね。1一と2一へは、二二金に取られるため移動できません。

違う手も考えてみましょう

持駒：金

第3条 二三歩を二二歩成と動かして、王手してみましょう。1二玉が二二へ移動して、歩は取られてしまいます。他の駒のききがないので失敗となります。

第4条 持ち駒・金での1一金を考えてみましょう。1一玉で取られるか、2三玉と歩を取られてしまいますね。盤上の駒（歩）のききを考えてみましょう。

羽生九段のひとこと
「腹金（はらきん）」の詰みです。玉は△1三歩のせいで逃げられません。相手の駒の配置も気をつけましょう。

❖金を玉の横から打つことを「腹金」の詰みといいます。

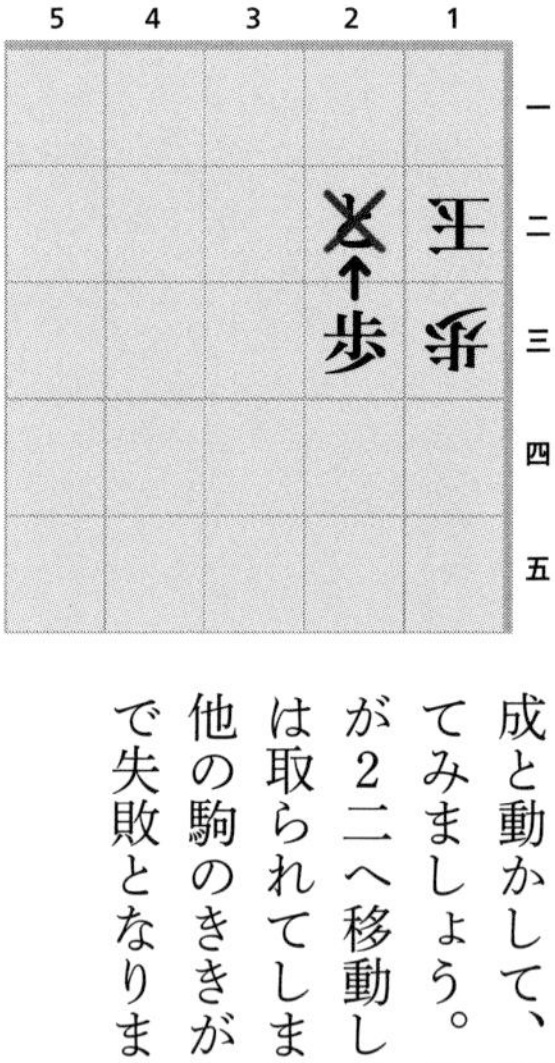

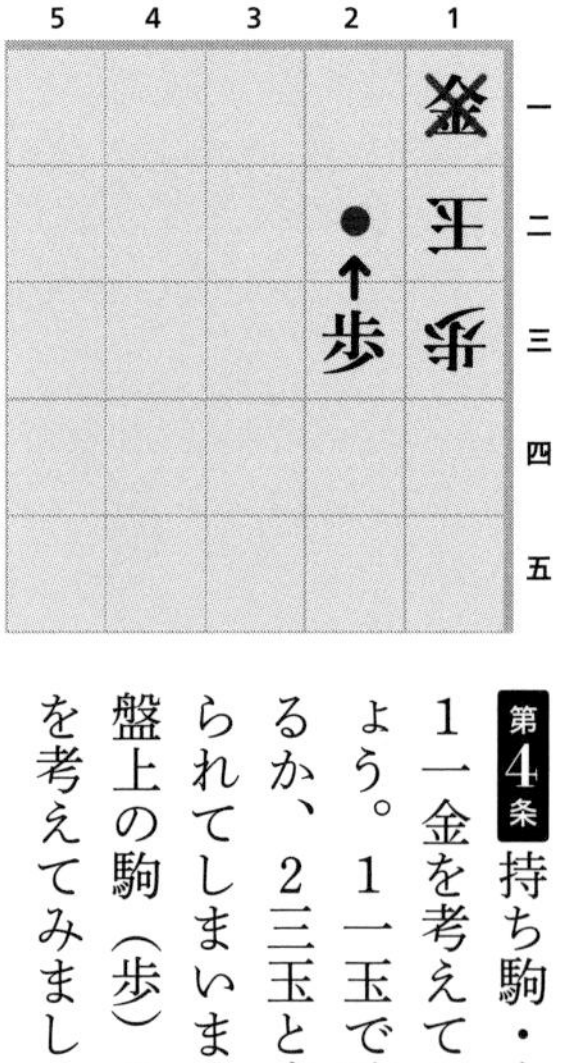

挑戦した日

月　日

□ ▲正解だったらチェックを入れましょう。

銀将で王手をかけよう①

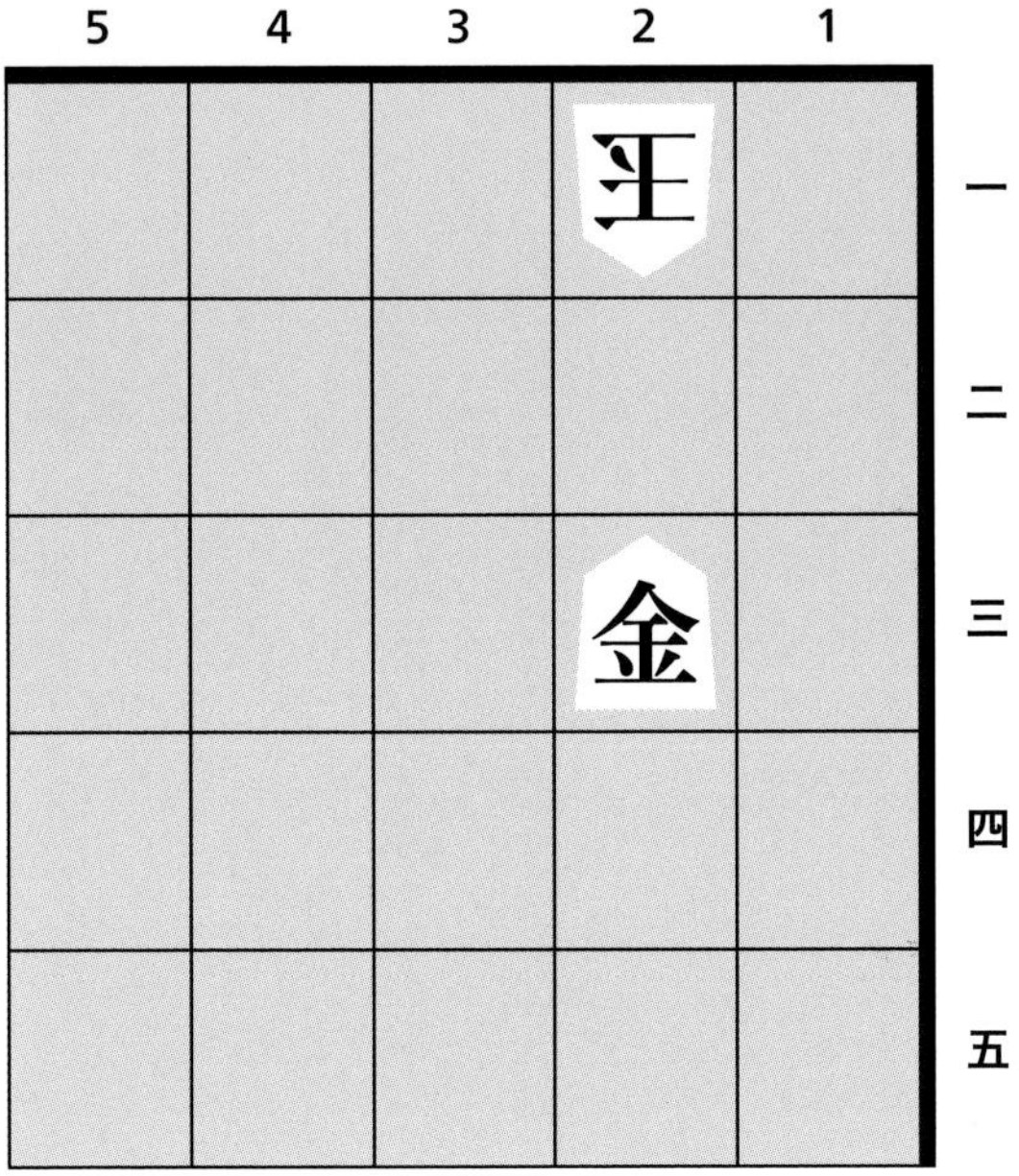

先手 持駒 銀

考えてみましょう

第1条 自分の駒は、2三金です。相手の駒は2一玉ですね。自分の金が玉の動きを規制していることを確認してください。持ち駒は銀1枚です。

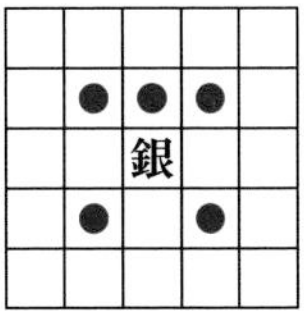

銀は前3か所とななめ後ろに移動できます。

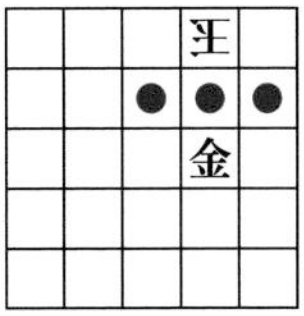

金で王手をかけられるか考えましょう。

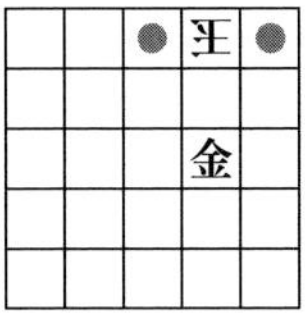

玉が逃げられる場所を考えましょう。

第2条 玉の動けるマスは2か所、1一と3一ですね。他のマスはみな、2三金がきいて取られてしまいます。確認しましょう。

第3条 盤上の駒で王手してみましょう。2三金を使った王手は何通りありますか。前方に3通り、1二金、2二金、3二金ですね。

第4条 持ち駒の銀を使った王手を考えてみましょう。王手は、こちらも3通りありますね。1二銀、2二銀、3二銀ですね。

さあ、どこに打つかわかりましたか?

第3問
正解

2二銀

解説

玉は1一にも3一にも逃げられません。銀がきいていることを確認しましょう。また、2二銀には2三金がきいていて、玉は銀を取れないことも確認してください。

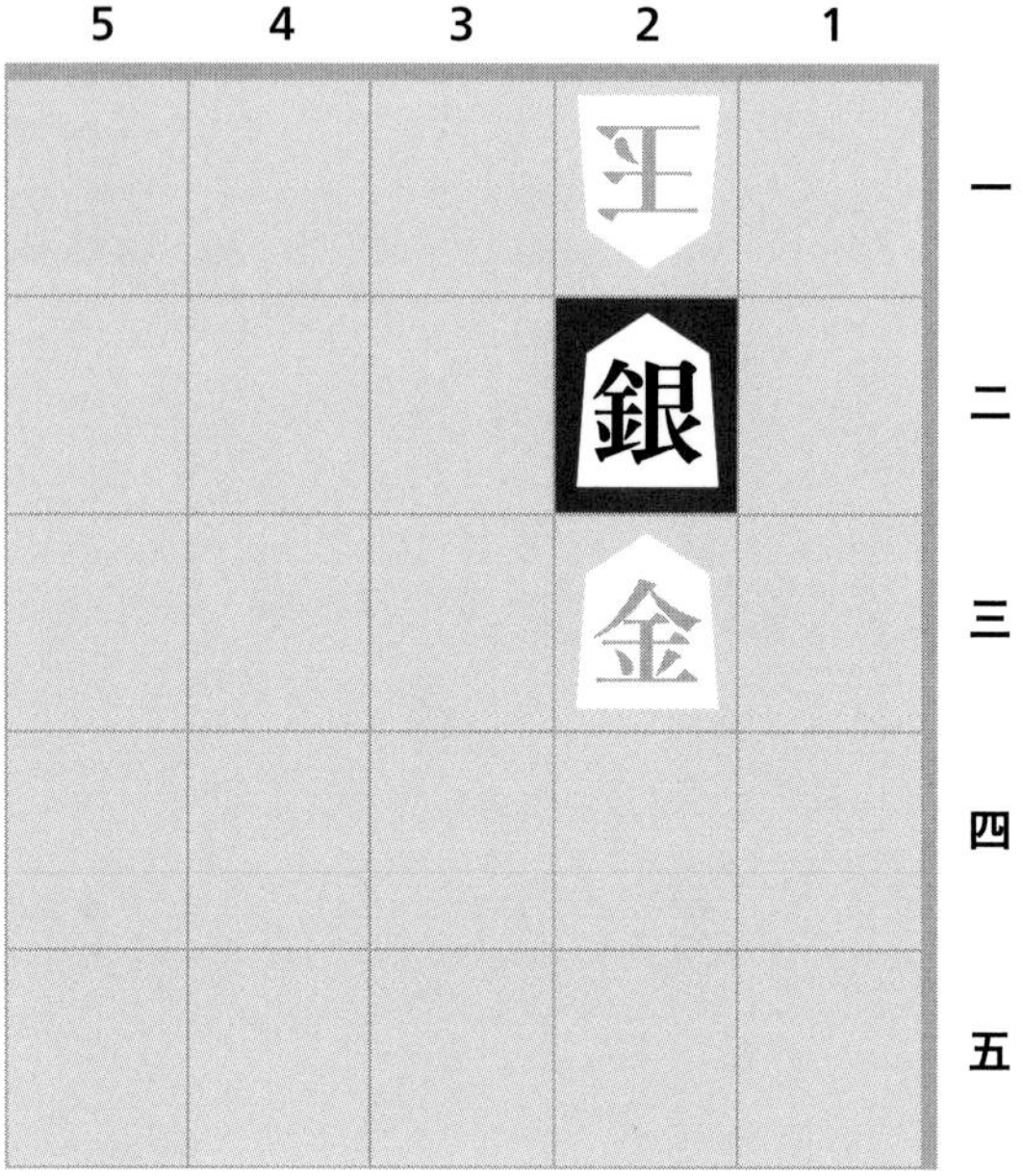

この状態が「詰み」。玉が移動できないことを確認してください。

違う手も考えてみましょう

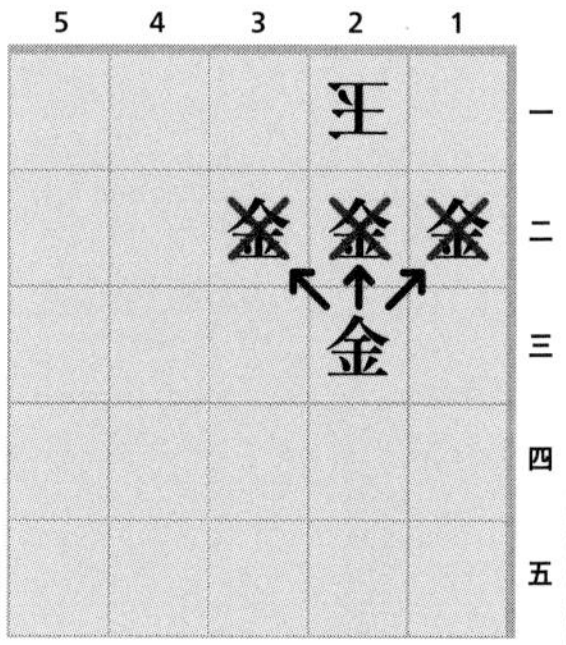

持駒 銀

第3条 2三金での王手1二金、2二金、3二金は、どれも玉で取られてしまい、取り返すことができませんね。これらは失敗です。

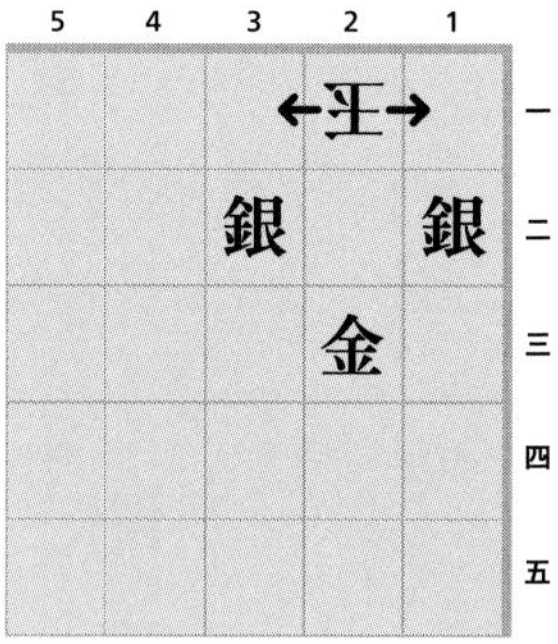

第4条 持ち駒・銀での1二銀は、2三金がきいて玉で取られませんが、3一玉と逃げられて失敗です。3二銀も同じように、1一玉と逃げられてしまいます。

羽生九段のひとこと

金と銀の特性を合わせて詰ませています。銀の横に動けない点を、後ろの金がカバーしています。

第4問

挑戦した日　　月　　日

□ ▲正解だったらチェックを入れましょう。

銀将で王手をかけよう②

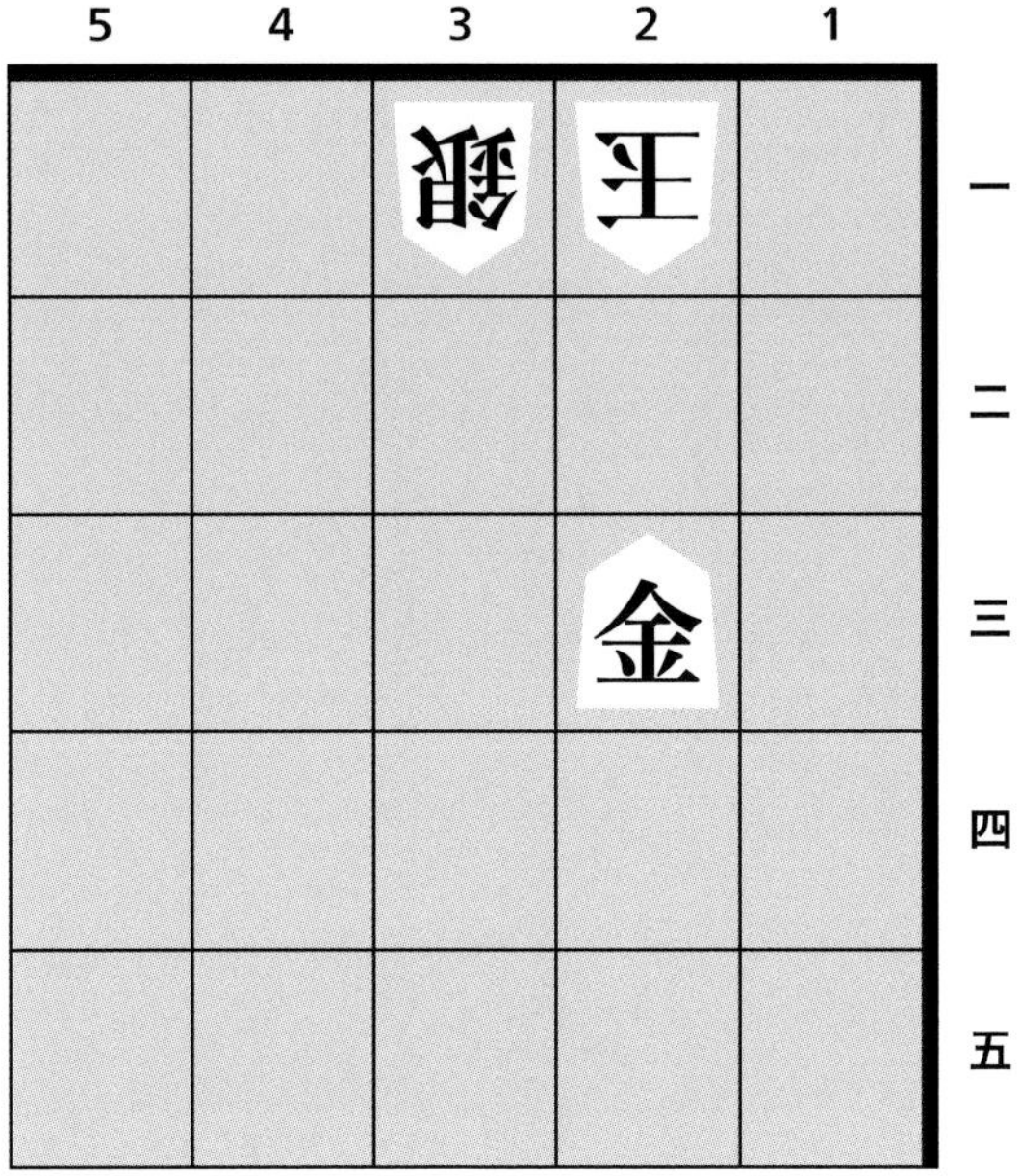

先手　持駒　銀

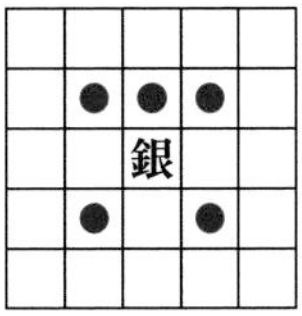

銀は前3か所とななめ後ろに移動できます。

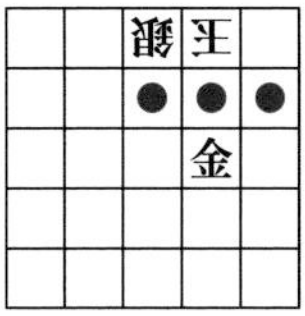

金で王手をかけられるか考えましょう。

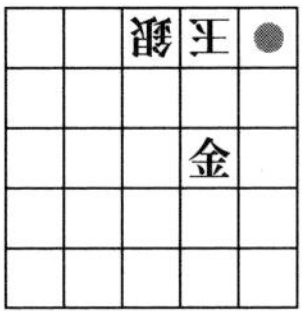

玉が逃げられる場所を考えましょう。

「考えてみましょう」

第1条 盤上の自分の駒は2三金で、持ち駒は銀1枚ですね。相手の駒は2一玉、3一銀ですね。前の第3問に、相手の3一銀が加わった問題です。

第2条 3一銀が加わって、2二、3二、4二を守って（銀で取ることができる）います。玉は2三金を避けて1一にだけ移動できます。

第3条 盤上の2三金で王手を考えましょう。これは第3問と同様ですね。1二金、2二金、3二金と王手できます。

第4条 持ち駒の銀で王手を考えましょう。これも第3問と同様ですね。1二銀、2二銀、3二銀の3か所です。

さあ、どこに打つかわかりましたか？

1二銀

解説

3一銀は1二銀にききません。1二に同玉では、2三金で取られます。2二、3二へは同金で逃げられません。3一銀が加わり、玉が3一に移動できなくなり詰みとなりました。

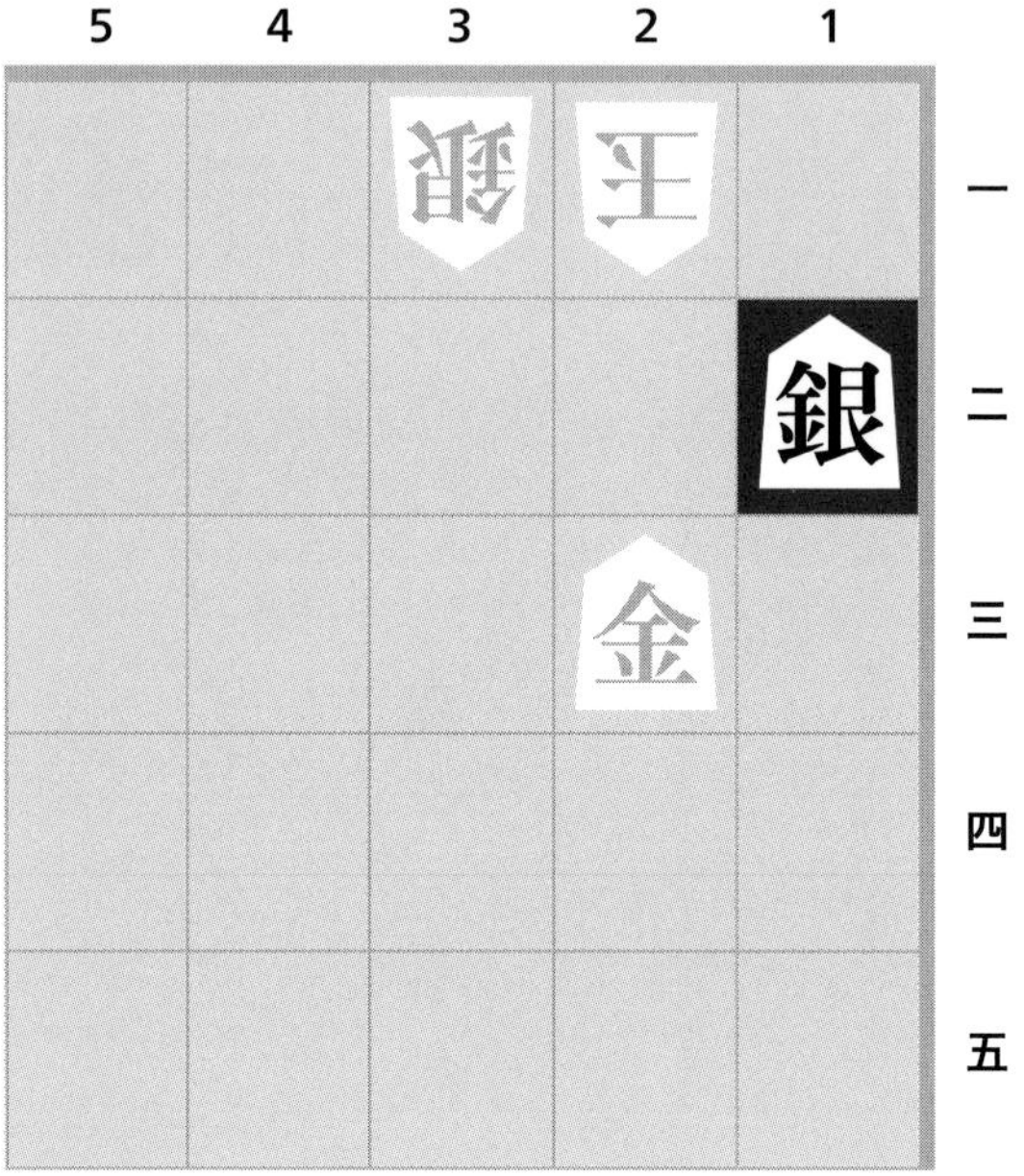

この状態が「詰み」。玉が移動できないことを確認してください。

違う手も考えてみましょう

持駒：銀

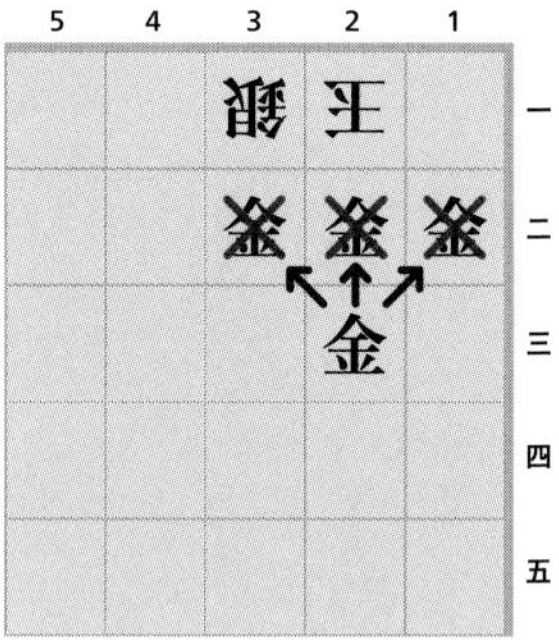

第3条 前問と同じく2三金で王手をしてみます。1二金、2二金、3二金とも玉で取られます。2二金、3二金は、銀でも取られてしまいますね。

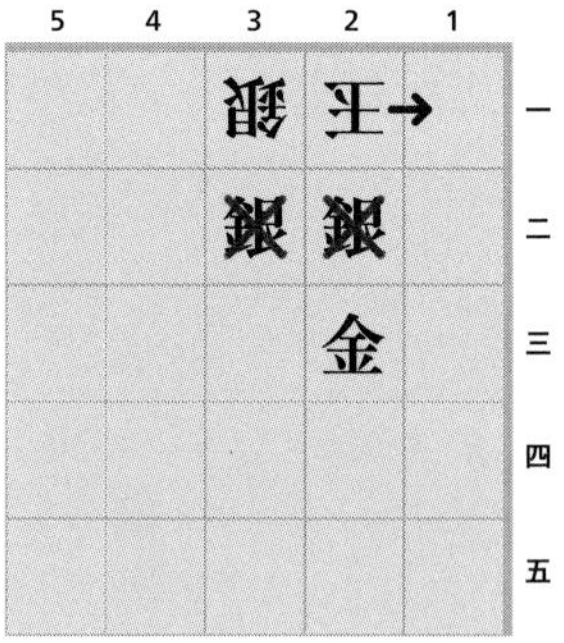

第4条 持ち駒・銀で王手を考えます。前問正解の2二銀はどうでしょうか。3一銀に取られます。3二銀は、銀で取られるか、1一玉と逃げられ失敗です。

羽生九段のひとこと
第3問目の応用問題です。守りが1枚増えましたが、その3一銀がじゃまで詰みとなりました。

❖守りの駒で逃げ道を断ち詰ませる手が、詰将棋にはよくあります。

桂馬で王手をかけよう①

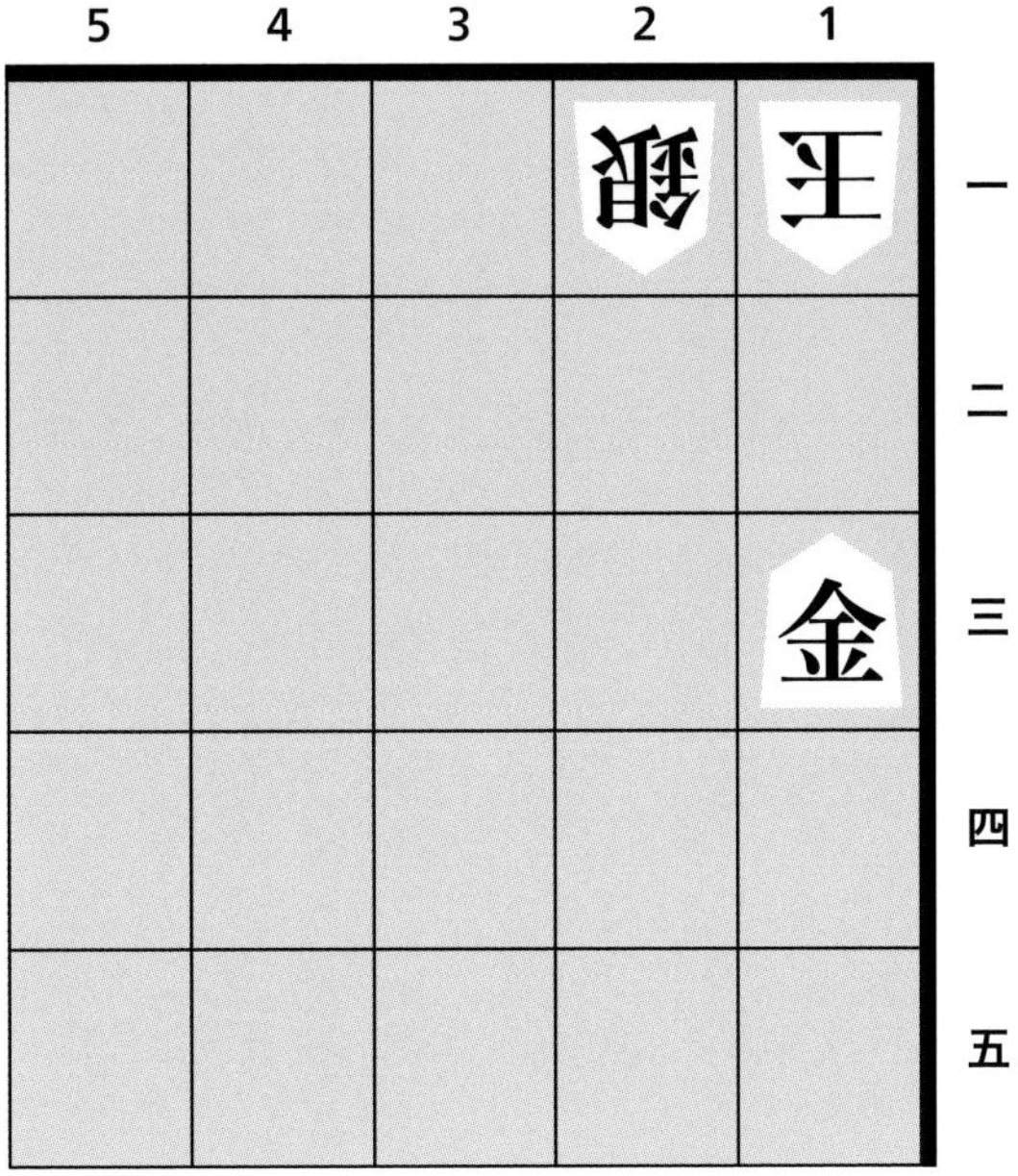

先手 持駒 桂

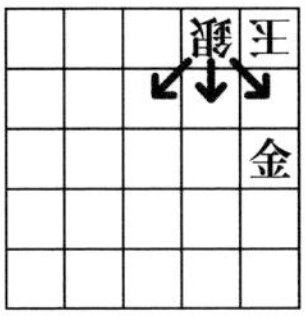

銀の移動できる場所を考えましょう。

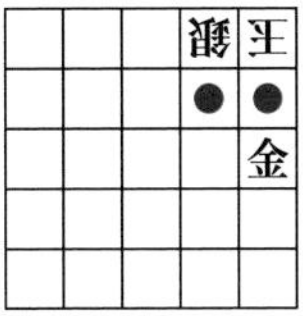

金で王手をかけられるか考えましょう。

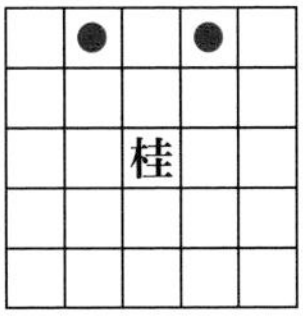

桂馬はななめ前に跳ねることができます。

考えてみましょう

第1条 自分の駒は1三金です。きいているマスは1二、2二、2三ですね。持ち駒は、桂1枚ですね。相手の駒は、1一玉と2一銀です。

第2条 1一玉は1二と2二へ移動すると、1三金に取られてしまいますね。2一銀のききに注意しましょう。

第3条 盤上の駒で王手を考えましょう。1三金での王手は、1二金と2二金の2通りですね。

第4条 持ち駒の桂を使ってみましょう。桂だけは、相手や自分の駒を飛び越えて移動（跳ねる）できます。

さあ、どこに打つかわかりましたか？

2三桂

解説

玉と銀のきいたマスの外から王手しています。桂という特殊な駒も、詰将棋にはよく登場します。将棋の実戦でも、桂が大活躍して勝利することが多くあります。

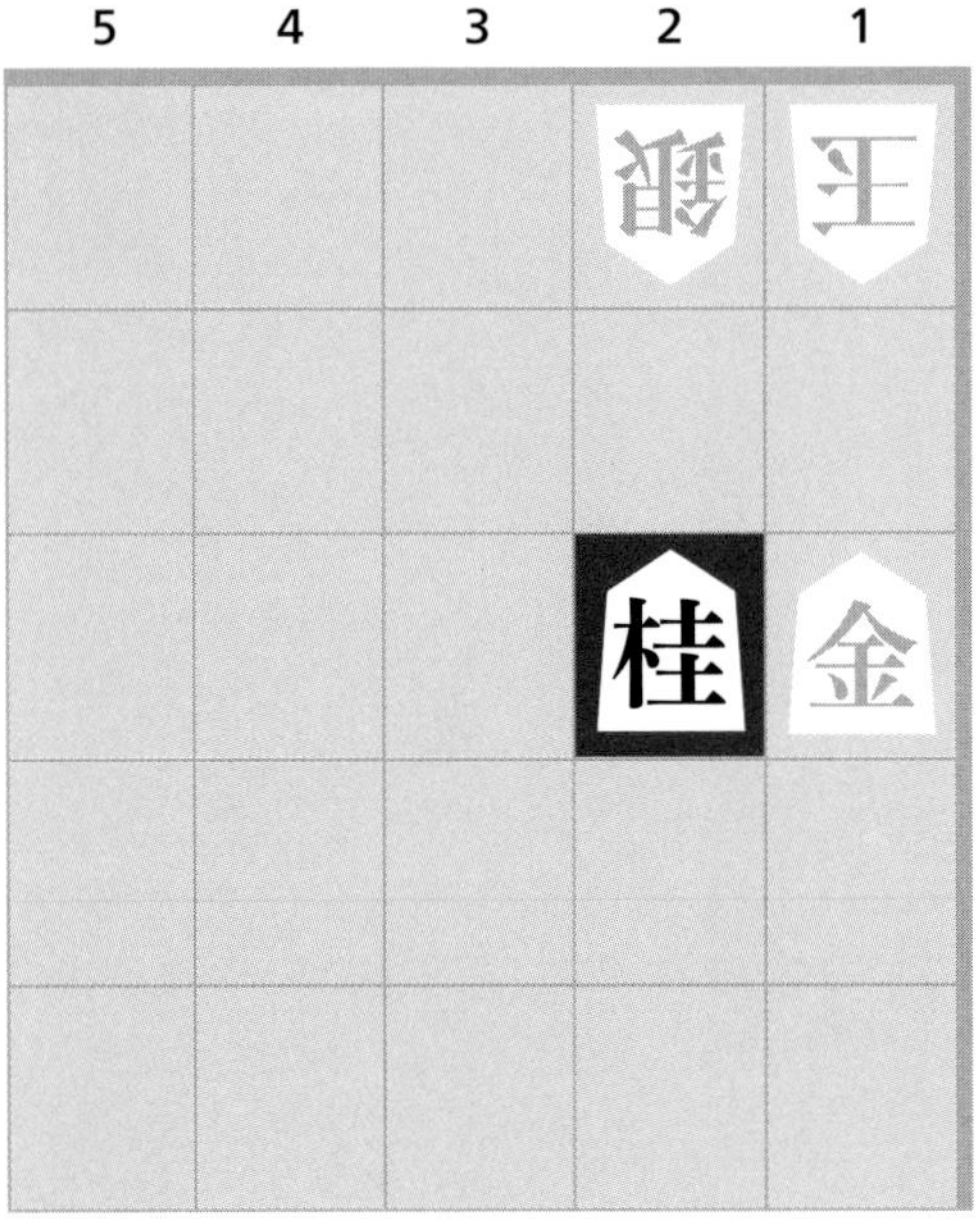

この状態が「詰み」。玉が移動できないことを確認してください。

「違う手も考えてみましょう」

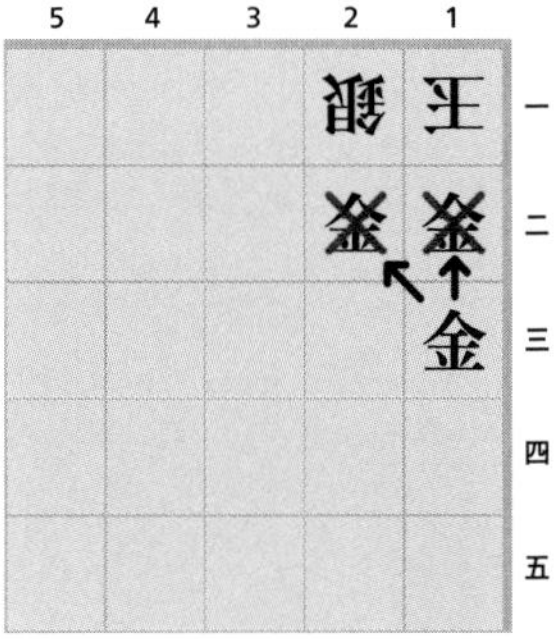

持駒 桂

第3条 1二金、2二金のどちらも、玉または銀で取られて失敗してしまいます。

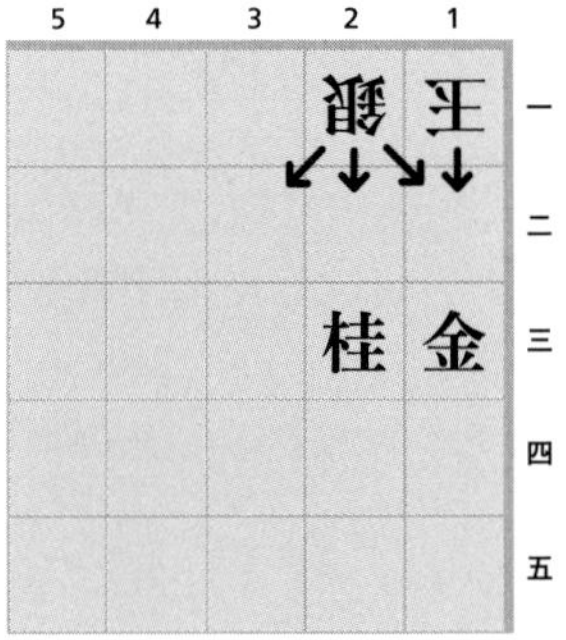

第4条 持ち駒・桂での2三桂の王手ですね。1三金のため、玉は逃げられません。玉と銀は1三金、2三桂を取れないことも確認しましょう。

羽生九段のひとこと

玉は逃げても、☗1三金で取られてしまいます。桂と他の駒の協力した詰みを実感してください。

挑戦した日　　月　　日

▲正解だったらチェックを入れましょう。

羽生九段に挑戦！

桂馬で王手をかけよう②

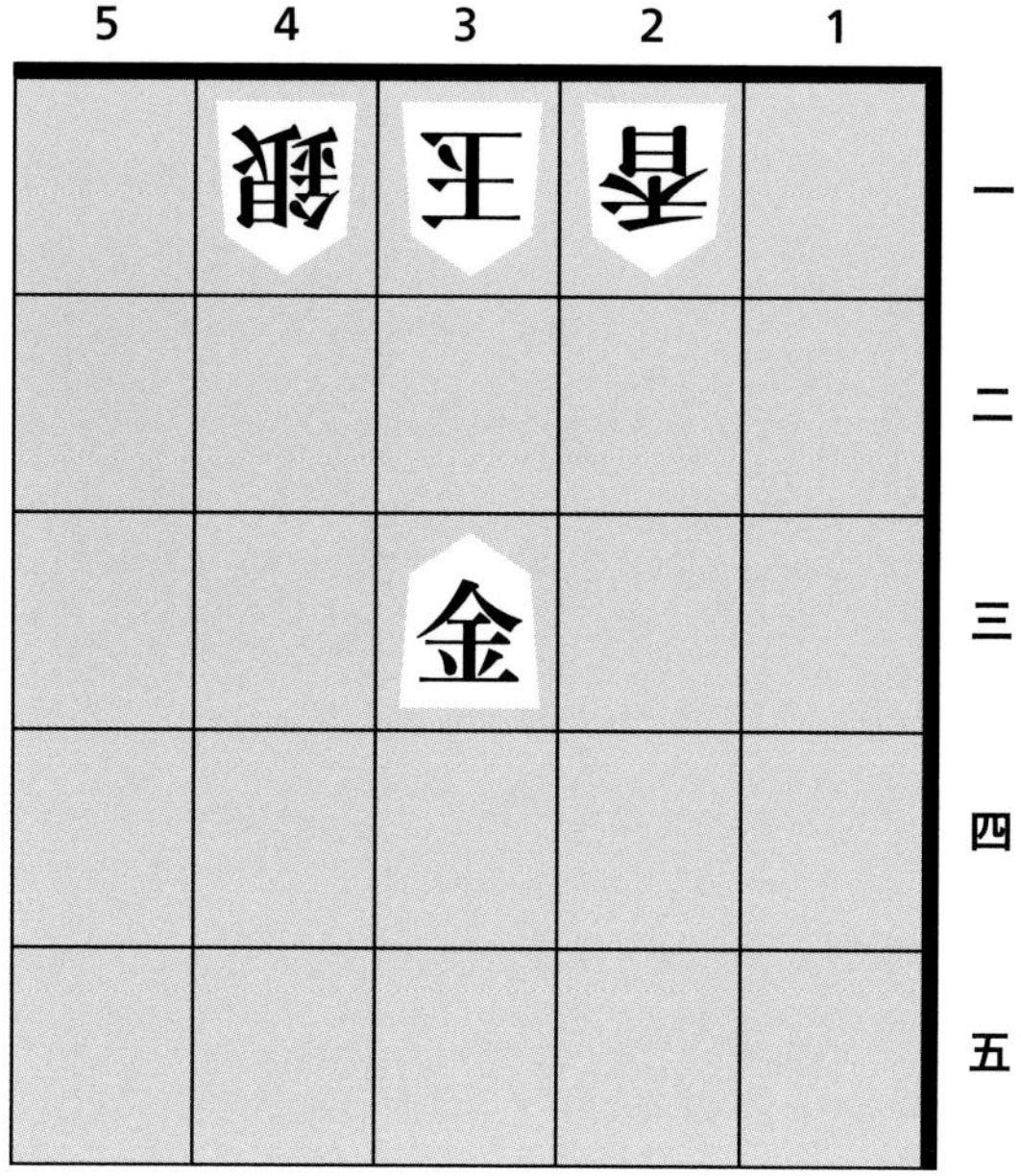

先手　持駒　桂

考えてみましょう

第1条 第5問と違い、相手の駒の玉と銀、自分の駒の金が2マス左にずれていますね。玉の右に香が加わっています。持ち駒は前問と同じ桂1枚ですね。

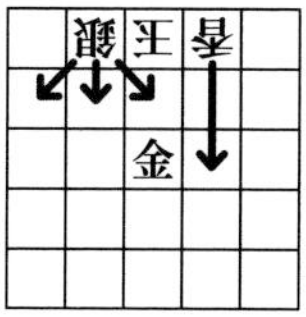

銀と香の移動できる場所を考えましょう。

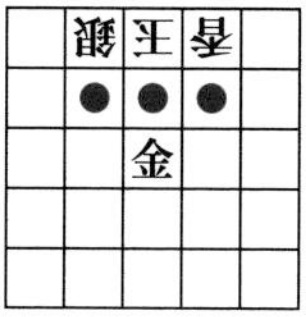

金で王手をかけられるか考えましょう。

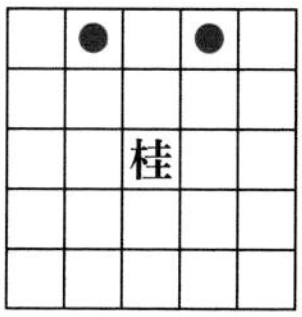

桂馬はななめ前に跳ねることができます。

第2条 玉はどこに動けますか？移動可能なマスは2二、3二、4二の3か所。しかし、すべて金で取られてしまいますね。

第3条 盤上の金で王手を考えましょう。第5問より王手が増えましたね。2二金、3二金、4二金と3通りです。

第4条 持ち駒の桂を使いましょう。王手は2通りあります。2三桂と4三桂です。詰みになるか確認しましょう。

さあ、どこに打つかわかりましたか？

4三桂

解説

4三の桂に対して、玉で取る、玉が逃げる、合駒をする（34ページ）、味方の駒で取るのどの方法もできないことを確認しましょう。

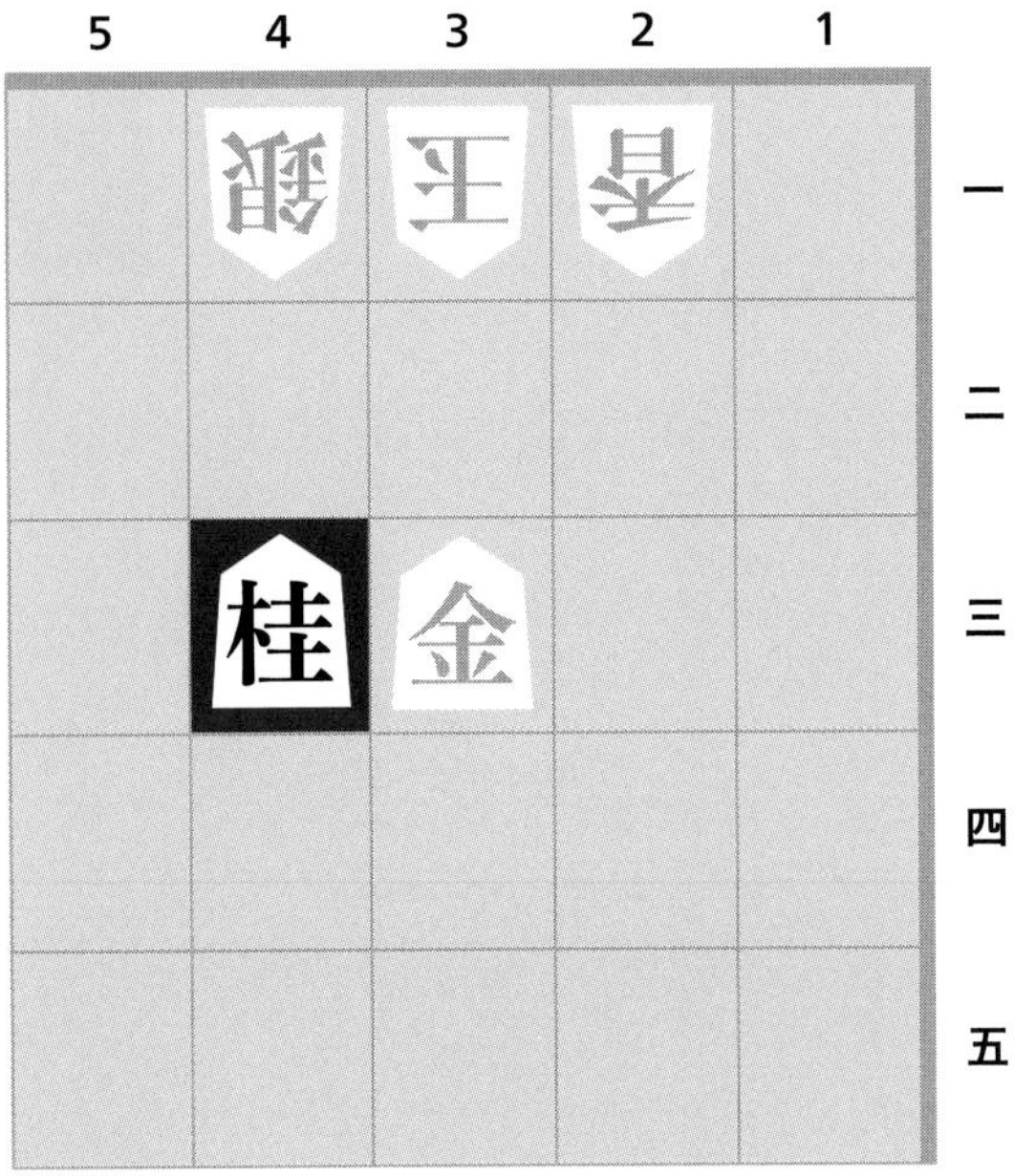

この状態が『詰み』。玉が移動できないことを確認してください。

違う手も考えてみましょう

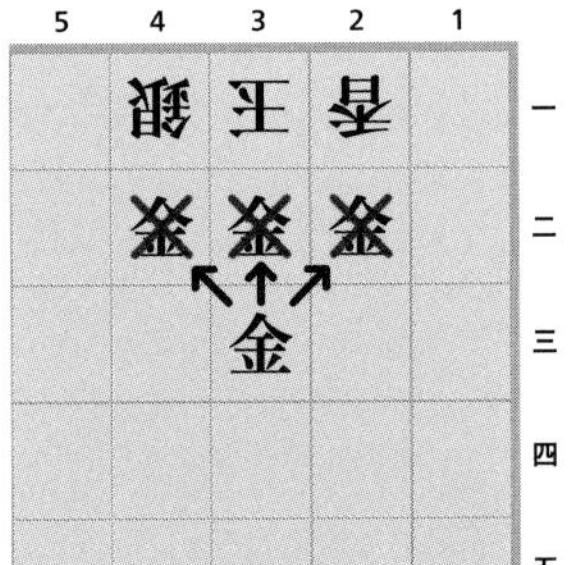

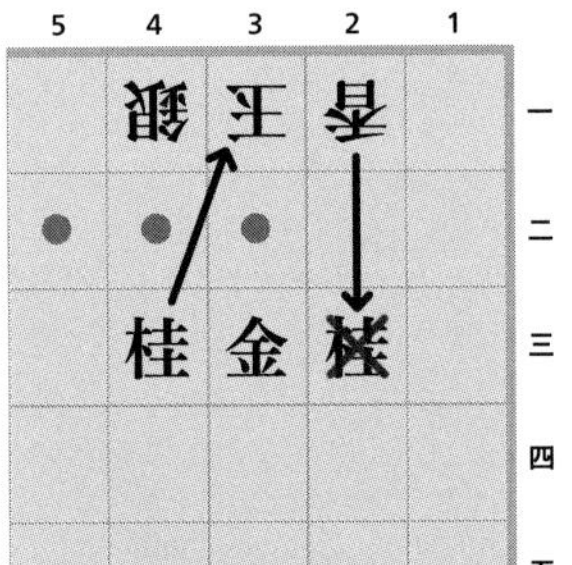

第3条 2二金、3二金、4二金と3通りの王手があります。しかし、2二金は香、玉、3二金は玉、銀、4二金は玉、銀で取られて失敗です。

持駒：桂

第4条 持ち駒・桂での2三桂は、相手の香がきいていますので取られてしまいます。4三桂はどうでしょうか。4三桂は銀がきいていないので、詰みとなります。

羽生九段のひとこと

第5問と基本は同じです。相手の形もよく見てみましょう。▲2三桂では香車で取られます。

❖盤面を見て「どこかで見た」とひらめくことが解法の第1歩です。

香車で王手をかけよう①

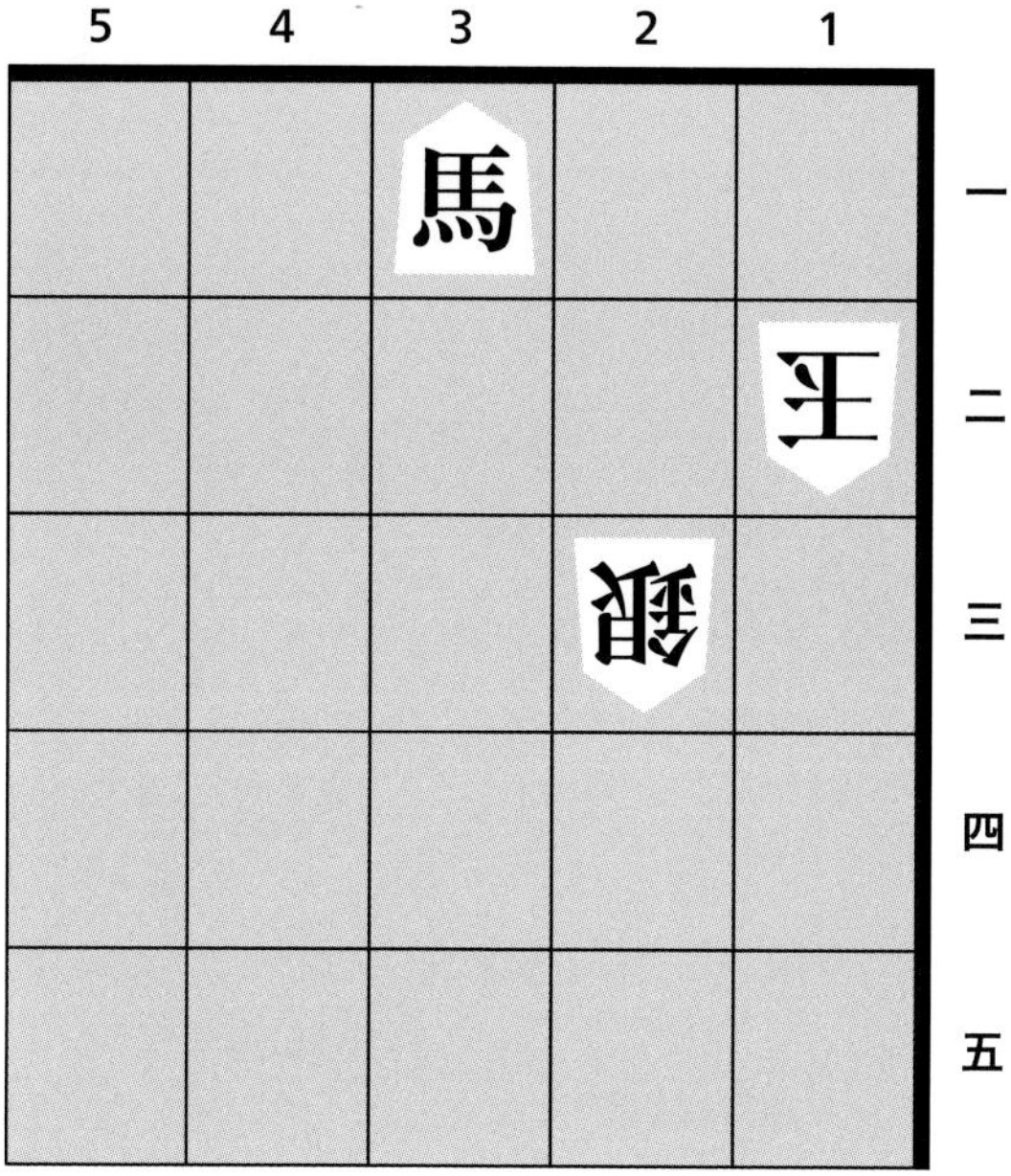

先手　持駒　香

考えてみましょう

第1条 自分の駒は3一馬ですね。馬は角が成った駒です。馬1枚が金銀3枚に匹敵するともいわれる強力な駒です。相手の駒は、1二玉、2三銀ですね。

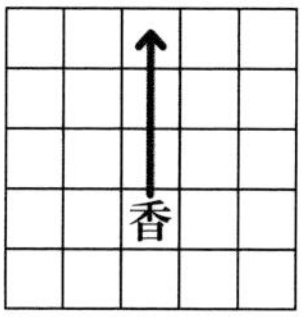

香車は、まっすぐ前に進む駒です。

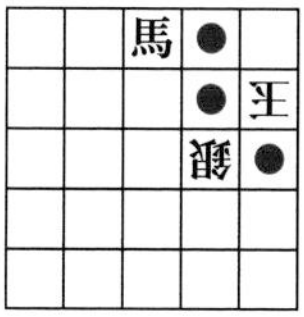

馬で王手をかけられるか考えましょう。

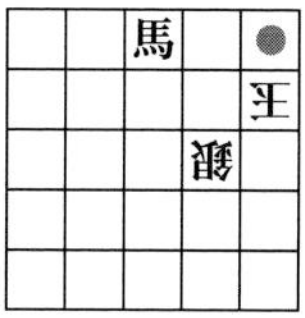

玉が逃げられる場所を考えましょう。

第2条 玉が動くマスを考えましょう。1一、1三、2一、2二ですが、馬があるため1一にしか動けませんね。2三銀の動きも確認しましょう。

第3条 盤上の3一馬で王手をかけてみましょう。王手は1三馬、2一馬、2二馬ですね。

第4条 持ち駒の香で王手をかけてみましょう。1三香、1四香、1五香とありますね。

さあ、どこに打つかわかりましたか?

第7問
正解

1三香

解説

玉が1一へ逃げても、1三香で取られてしまいますね。ほかの場所は3一馬がきいているため、逃げられません。

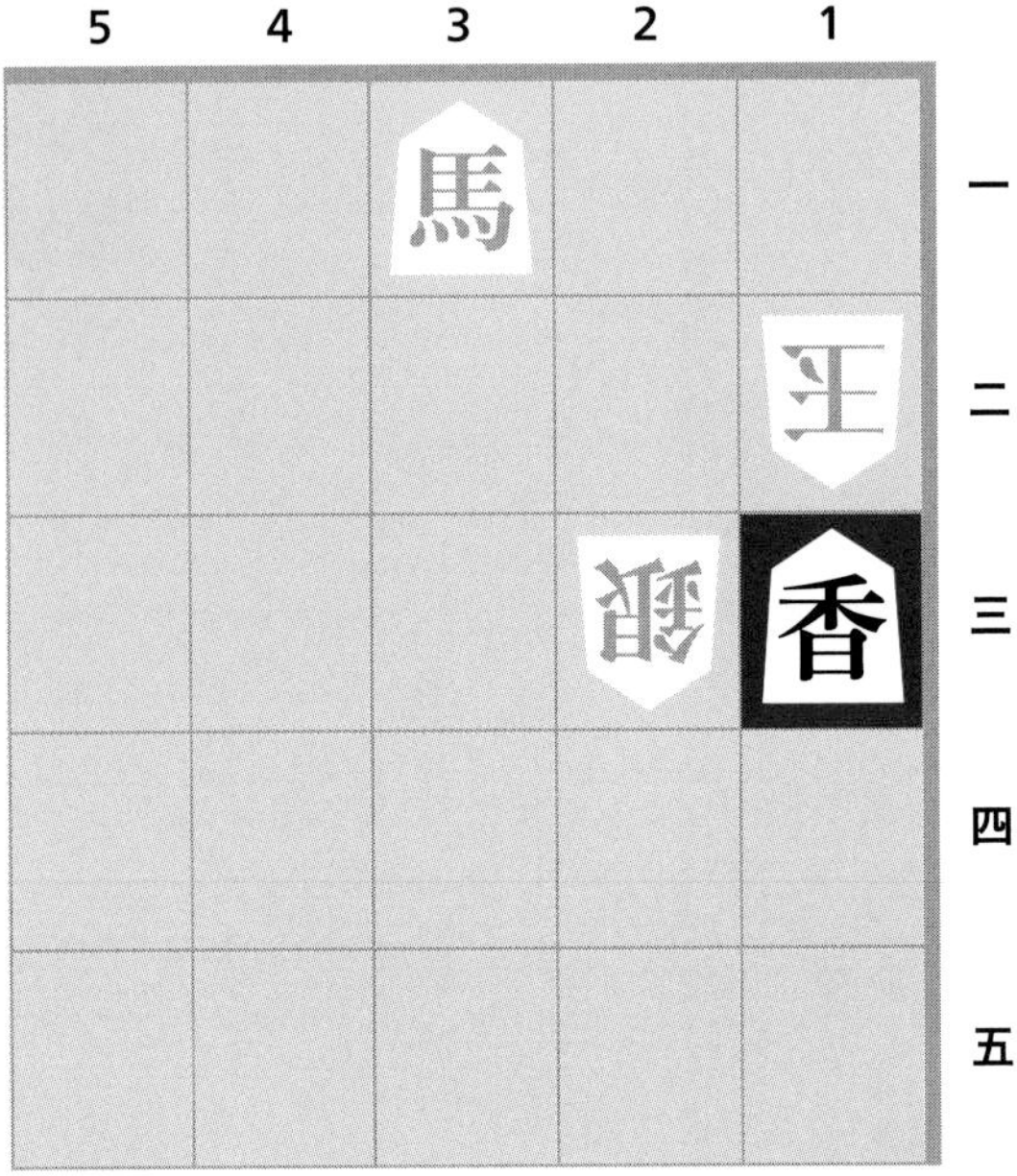

この状態が「詰み」。玉が移動できないことを確認してください。

違う手も考えてみましょう

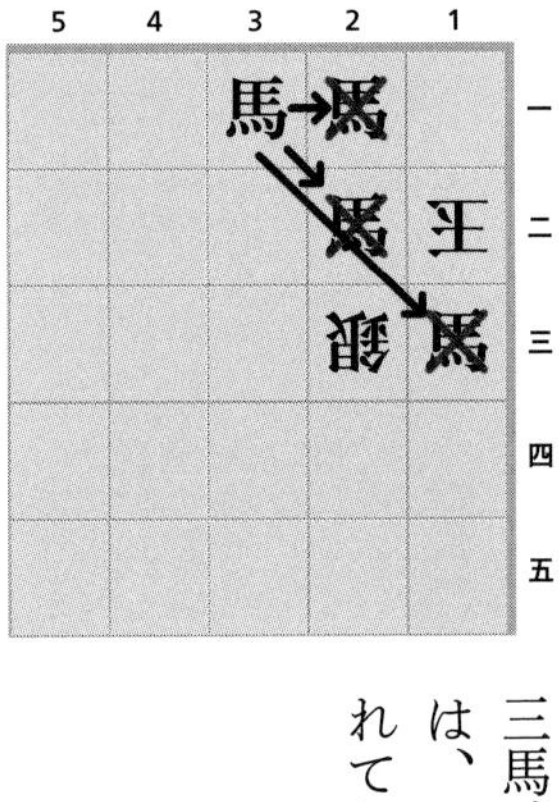

持駒 香

第3条 馬での王手、1三馬、2一馬、2二馬は、いずれも玉で取られてしまいますね。

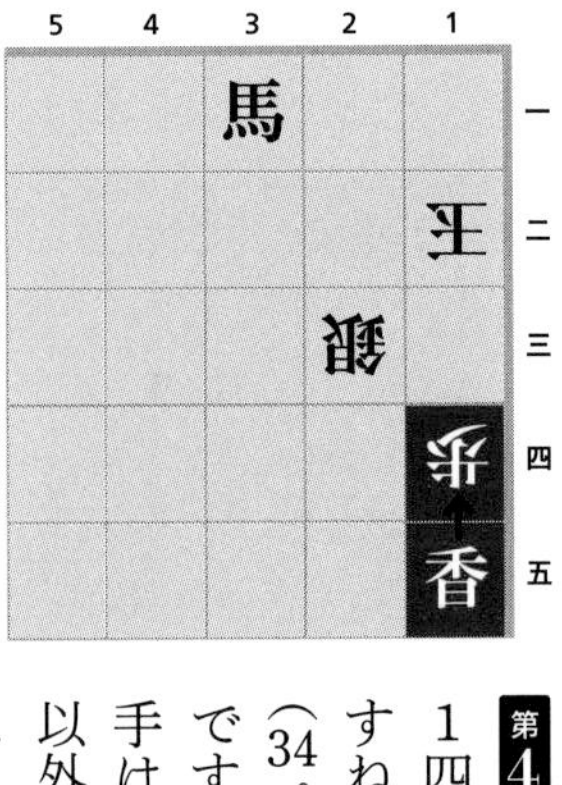

第4条 持ち駒・香での1四香は同銀で失敗ですね。1五香は、合駒（34ページ）されて失敗です。詰将棋では、相手は盤上の駒と持ち駒以外のすべてを使えることになっています。

羽生九段のひとこと

香を使って詰ませる問題です。直接の☗1三香が正解で、☗1四香は☖同銀で失敗です。

❖香は前だけで横や後ろへ動けないため、槍と呼ぶことがあります。

香車で王手をかけよう②

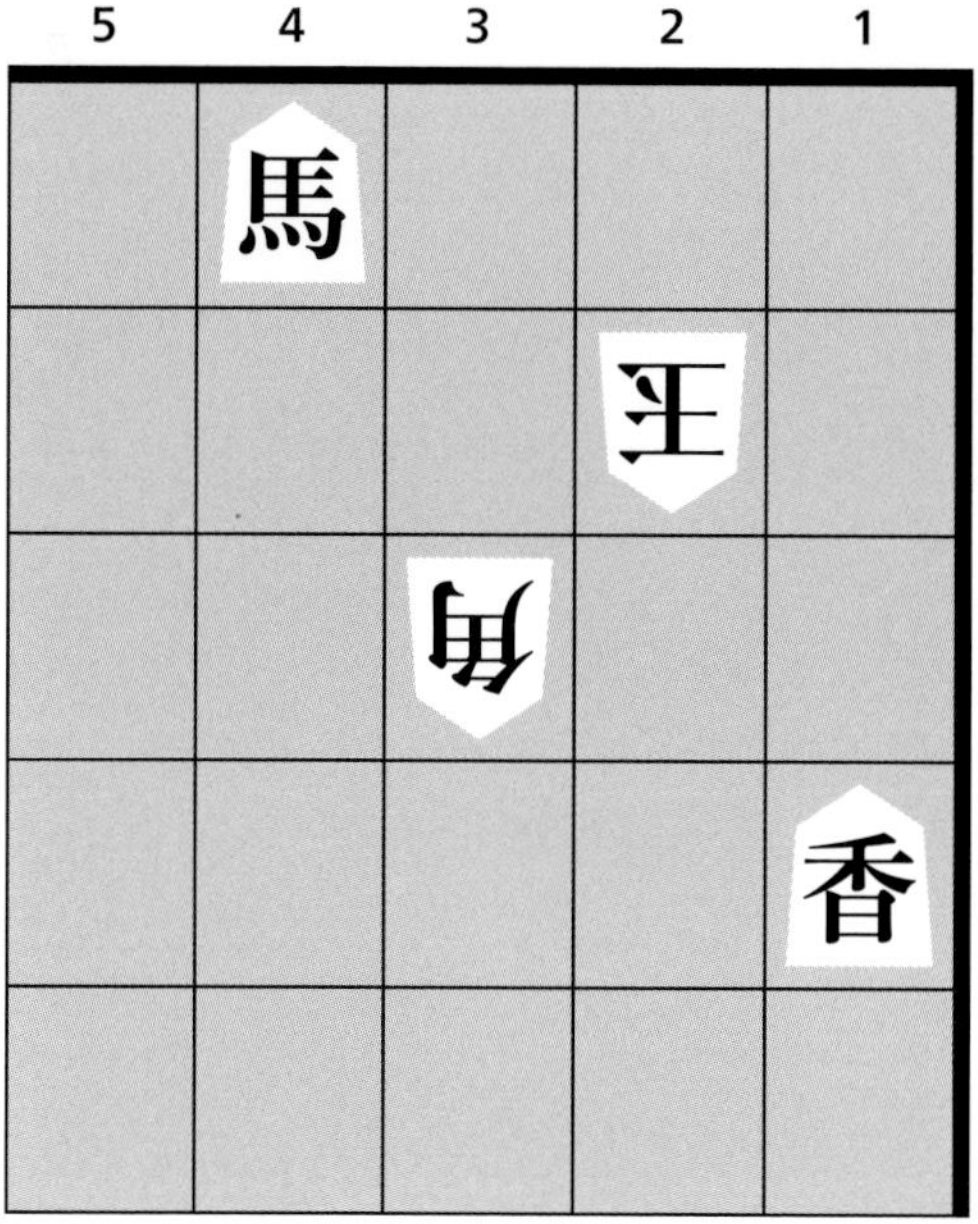

先手　持駒　香

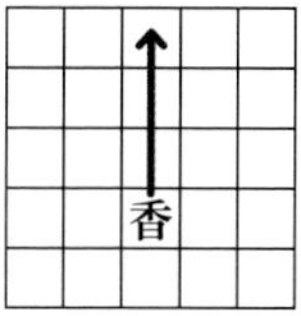

香は、まっすぐ前に進む駒です。

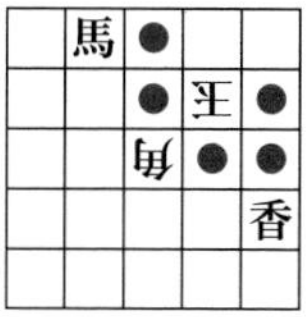

盤上の駒を使った王手を考えましょう。

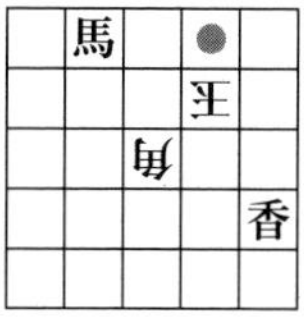

玉が逃げられる場所を考えましょう。

考えてみましょう

第1条 自分の駒は1四香、4一馬です。相手の駒は2二玉、そして3三角ですね。持ち駒は香ですね。

第2条 玉の動けるマス目を見てみましょう。1四香と4一馬がきいていない、2一に移動させないように考えることが答えにつながります。

第3条 香での王手は1二香成と1三香成ですね。敵陣に入ると成れること（13ページ）を利用します。馬での王手は2三馬、3一馬、3二馬ですね。

第4条 持ち駒の香での王手はいくつありますか。2三香、2四香、2五香の3通りですね。

さあ、どこに打つかわかりましたか?

2三香

解説

4一馬と1四香との連携を確認しましょう。2三香を玉で取った場合は、4一馬が同馬となり玉は取られてしまいます。2一玉と逃げても、2三香で取られてしまいます。

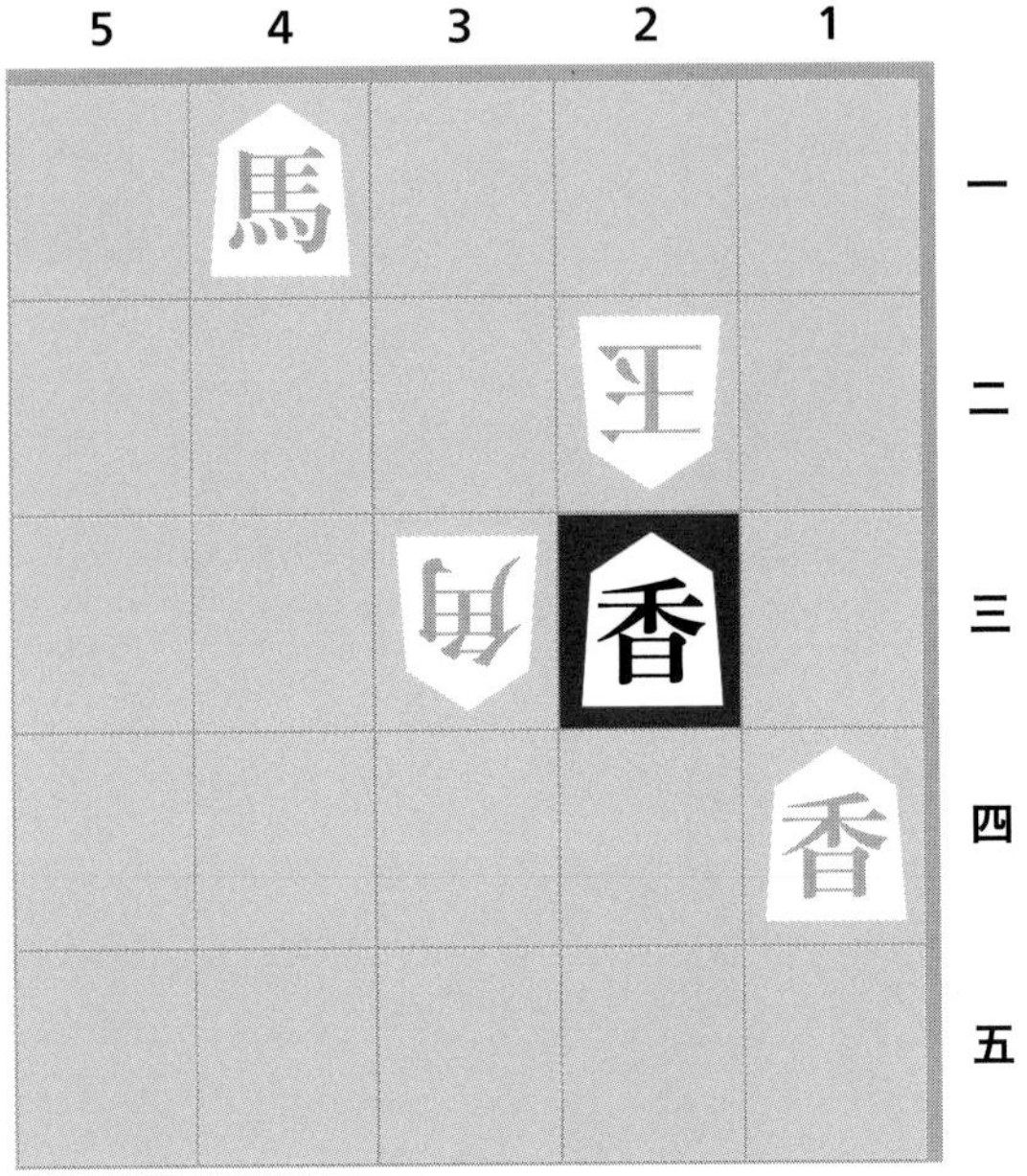

この状態が「詰み」。玉が移動できないことを確認してください。

違う手も考えてみましょう

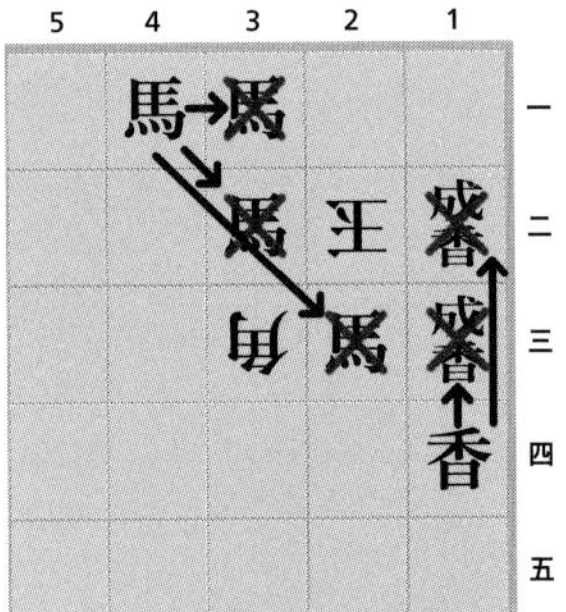

持駒 香

第3条 香の成った王手

1二香、1三香は玉で取られます。馬の王手2三馬、3一馬、3二馬は、玉で取られて失敗です。

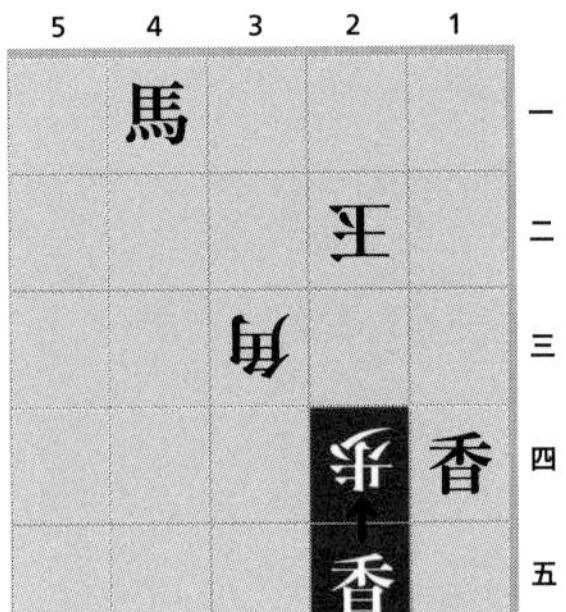

第4条 持ち駒・香での

2五香は、相手に2四歩と合駒をされてしまいます。2四香は角で取られてしまい失敗ですね。

羽生九段のひとこと

☗2四香は☖同角と取られてしまいます。この場合も☗2三香と近づけるのが正解です。

❖通常、香は盤の下段から間を空けて打つほうが有効です。

歩兵で王手をかけよう①

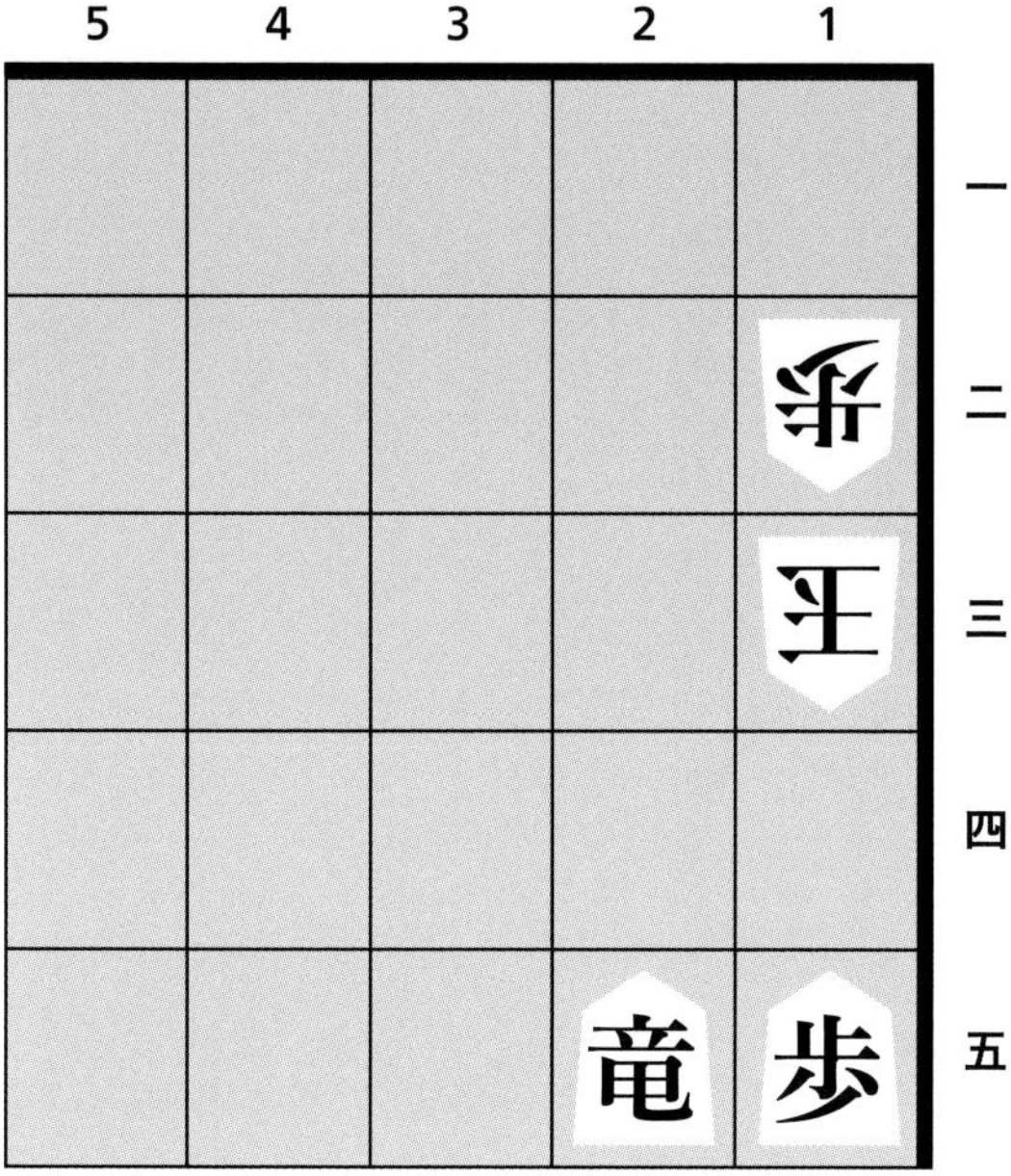

先手　持駒なし

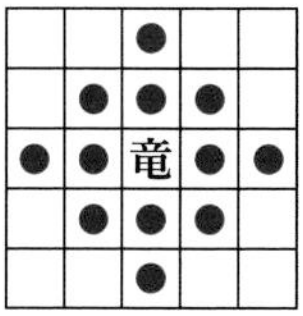

竜の移動できる場所を確認しましょう。

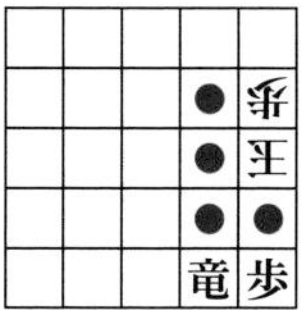

竜で王手をかけられるか考えましょう。

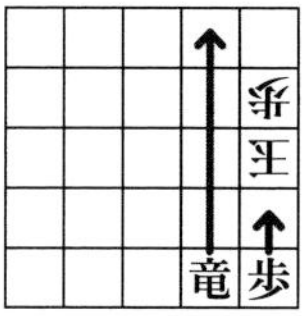

玉が移動できる場所を考えましょう。

考えてみましょう

第1条 自分の駒は1五歩、2五竜です。竜は飛車が敵陣へ入り、成った駒です。相手の駒は、1二歩、1三玉です。

第2条 玉は1四、2二、2三、2四へ移動しても、2五竜で取られてしまいます。また、1二歩が玉の後ろをふさいでいます。

第3条 盤上の駒での王手を考えてみましょう。竜での王手、1四竜、2二竜、2三竜、2四竜が考えられましたか。1五歩でも考えましょう。1四歩と進めてみます。打ち歩詰（25ページ）は禁じ手ですが、動かしての王手は問題ありません。

第4条 この問題では持ち駒はありません。

さあ、どこに指すかわかりましたか？

第9問
正解

1四歩

解説

1四玉は、竜で取られます。2二玉も2三玉も2四玉も竜で取られてしまいます。強い駒の竜ではなく、歩で詰ませたことを覚えてください。こんな連携もあるのです。

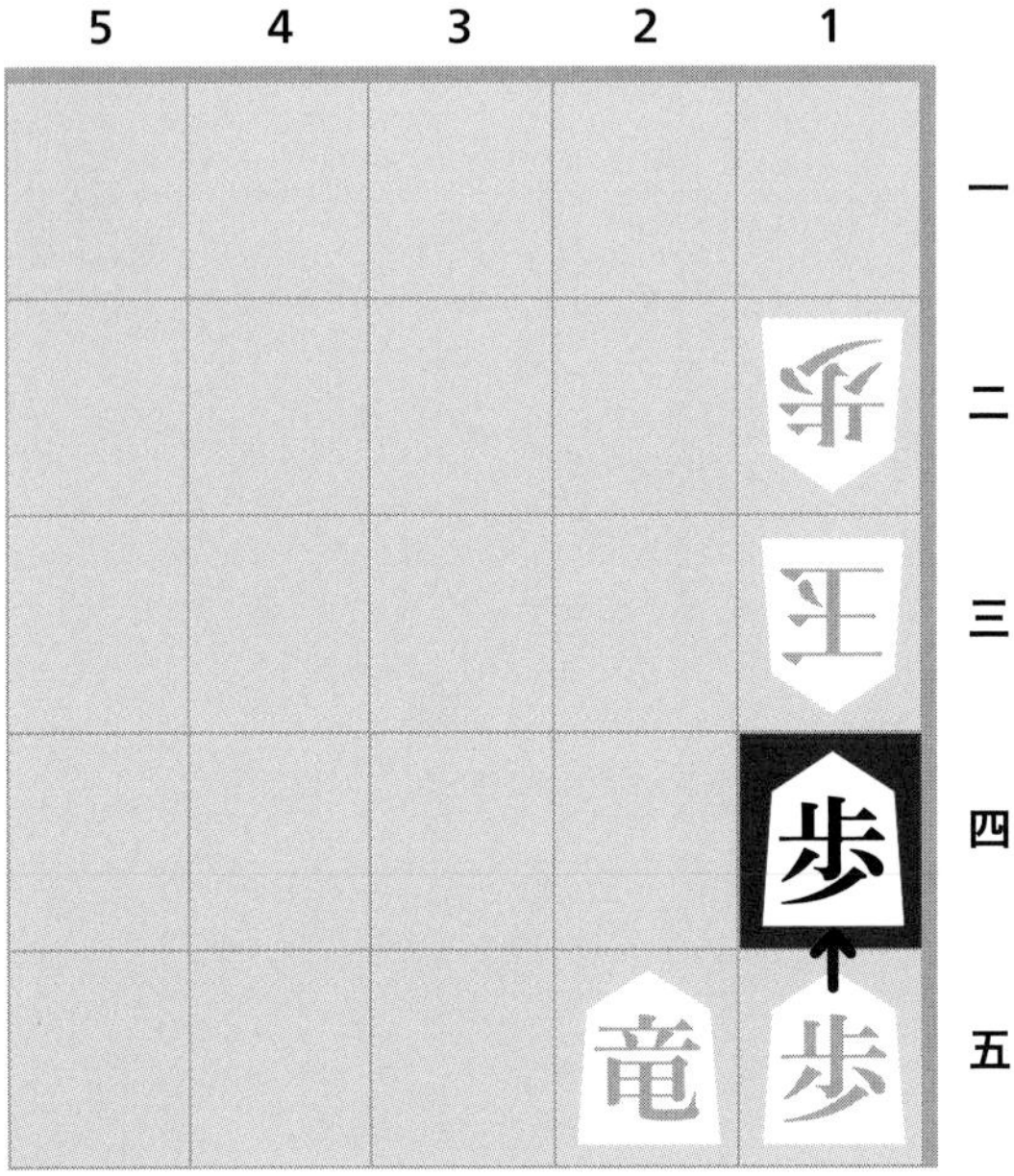

この状態が「詰み」。玉が移動できないことを確認してください。

「違う手も考えてみましょう」

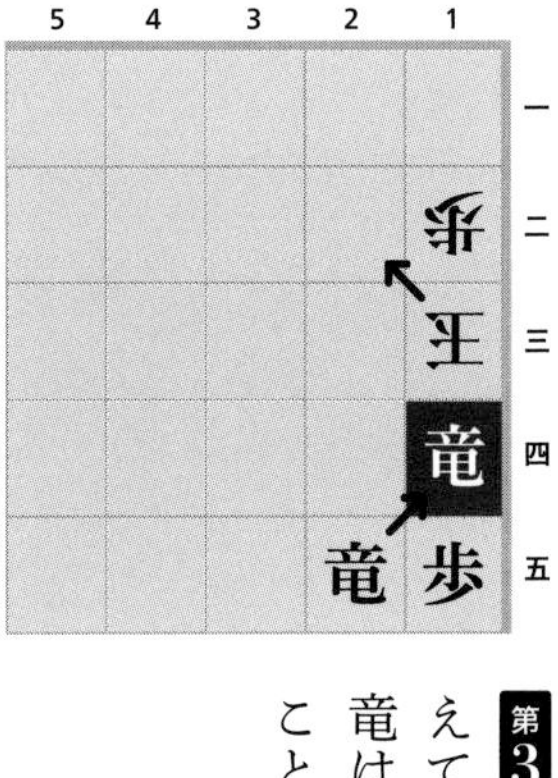

第3条 竜での王手を考えてみましょう。1四竜は、2二玉と逃げることができ、失敗です。

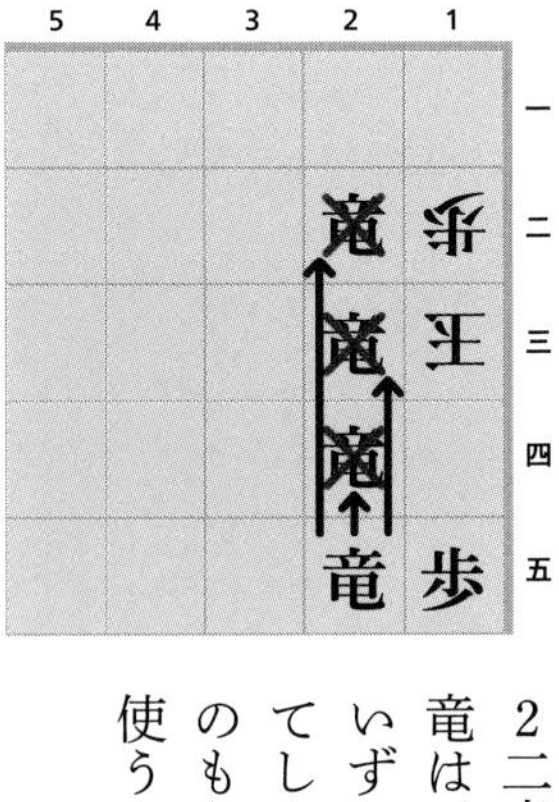

2二竜、2三竜、2四竜はどうでしょうか。いずれも同玉で失敗してしまいますね。盤上のもう1つの駒、歩を使うのが正解でした。

羽生九段のひとこと

☗1四竜は☖2二玉と逃げられてしまいます。
☗1四歩で逃げ場がないことを確認してください。

❖最後に持ち駒の歩を打って詰めることは、「打ち歩詰」の禁じ手です。

歩兵で王手をかけよう②

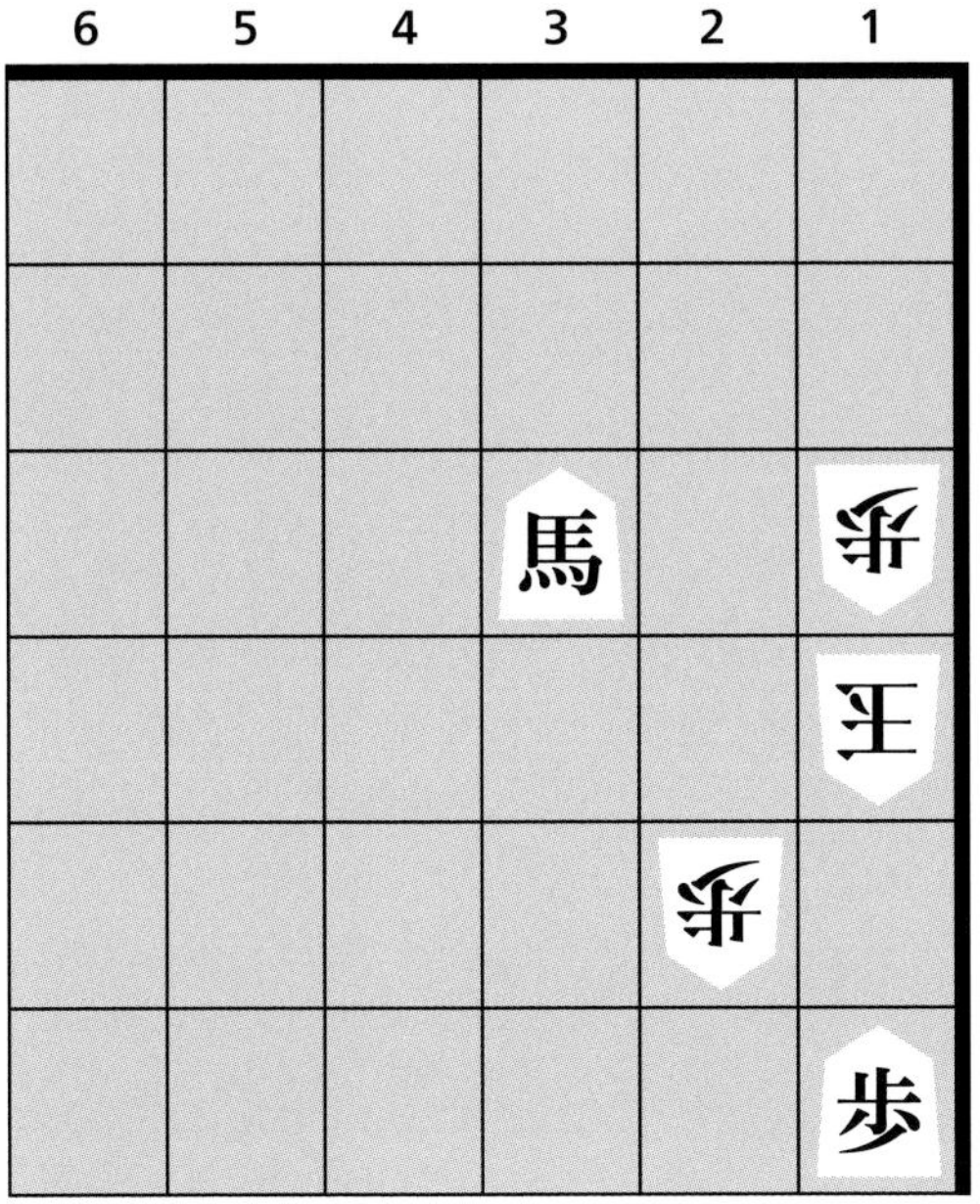

先手　持駒なし

考えてみましょう

第1条 自分の駒は3三馬と1六歩ですね。角が成った馬と歩の連携です。相手の駒は、1三歩、1四玉、2五歩です。

第2条 玉の動ける1五、2三、2四は、すべて3三馬がきいているので、動けない状態ですね。

第3条 まず、3三馬で王手を考えてみましょう。1五馬、2三馬、2四馬、離れたところからの3二馬が考えられますね。次に歩で王手を考えてみましょう。1五歩と1マス進みます。

第4条 この問題では持ち駒はありません。

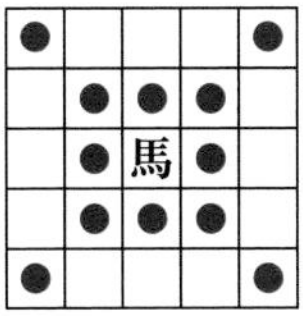

馬の移動できる場所を確認しましょう。

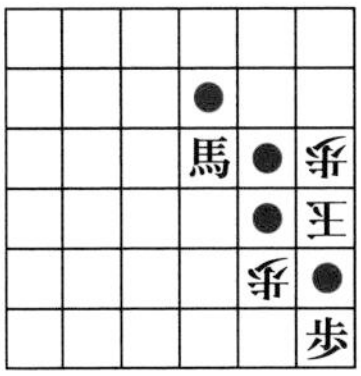

自分の駒で王手をかけられるか考えましょう。

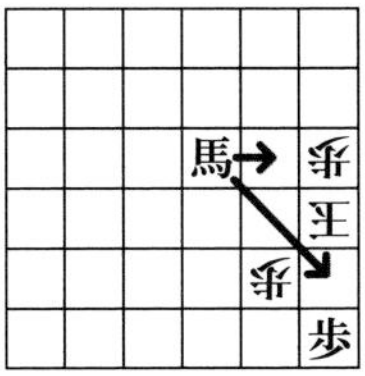

玉が移動できる場所を考えましょう。

さあ、どこに指すかわかりましたか?

1五歩

解説

前の第9問同様に歩で王手をします。1五歩は、3三馬がきいているので、同玉とできません。逃げる場所もないことを確認しましょう。馬と歩の連携も覚えておきましょう。

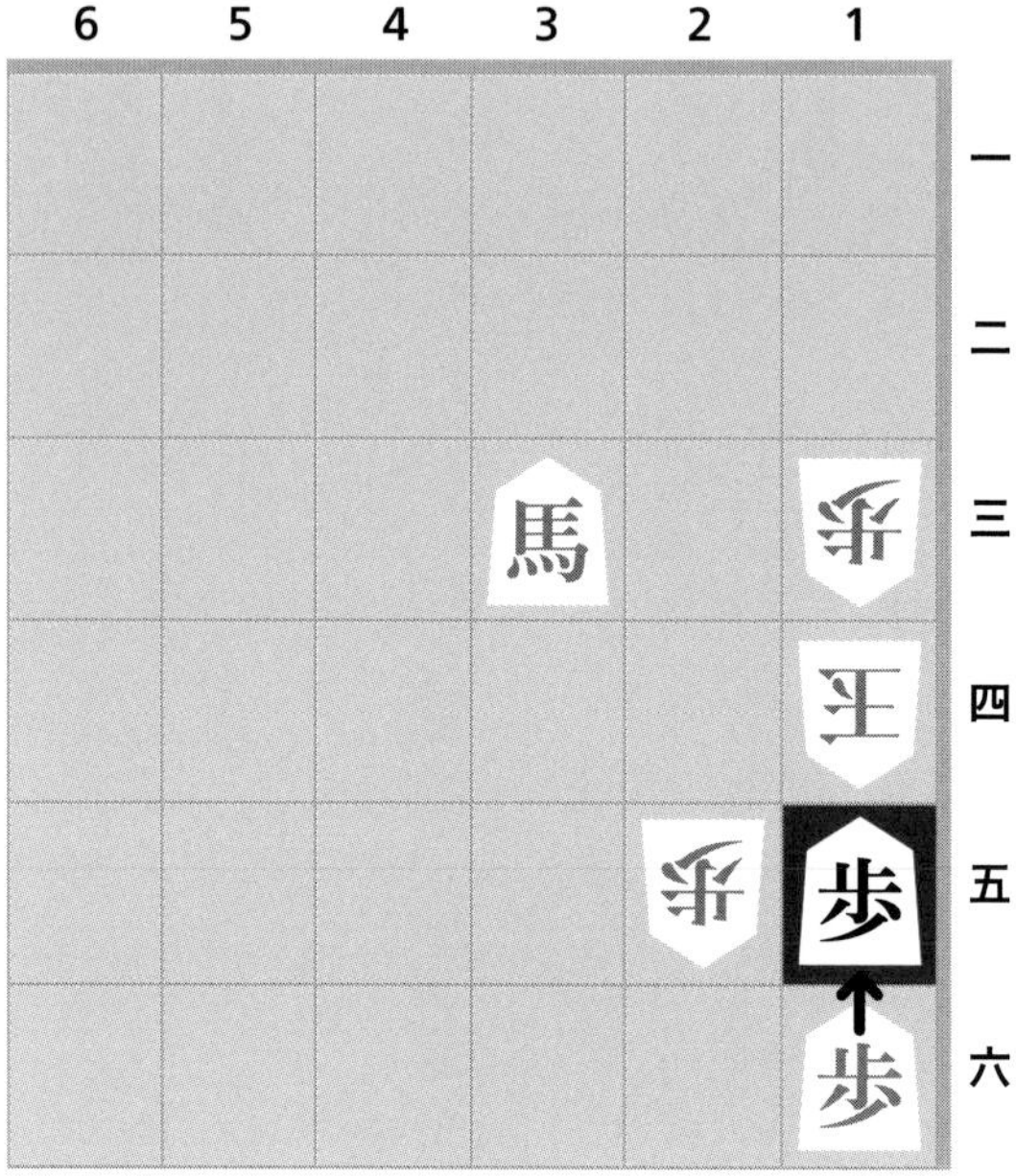

この状態が「詰み」。玉が移動できないことを確認してください。

違う手も考えてみましょう

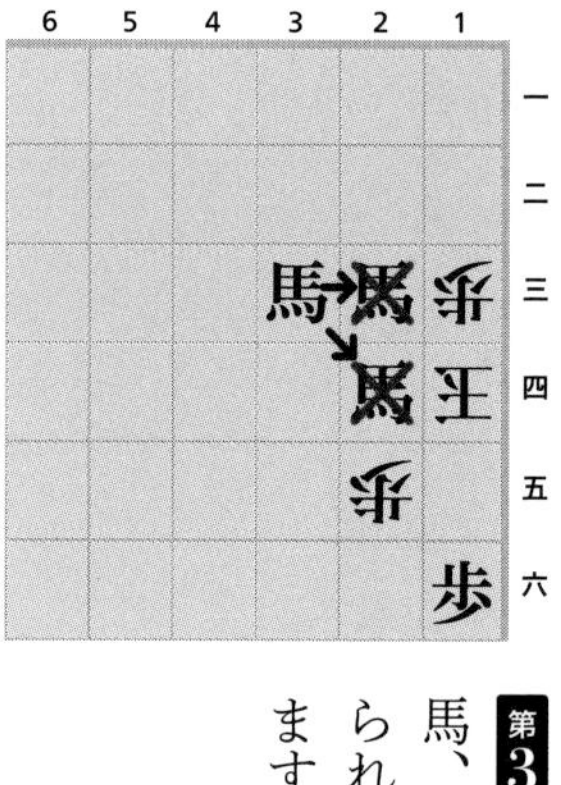

第3条 馬での王手2三馬、2四馬は、玉で取られて失敗してしまいます。

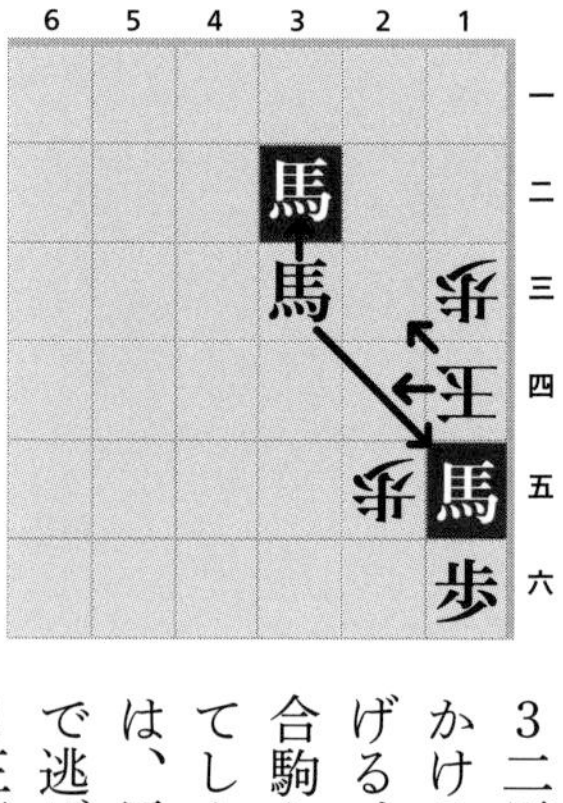

3二馬と離れて王手をかけると、2四玉と逃げる、2三へ香などの合駒をされるで失敗してしまいます。1五馬は、馬が移動したことで逃げるマスができ、2三玉と逃げられてしまいますね。

羽生九段のひとこと

☗1五馬は☖2三玉と逃げられます。☗1五歩で逃げ場がないことを確認してください。

❖歩を進めて（突いて）の王手は、「突き歩詰」といいます。

角行で王手をかけよう①

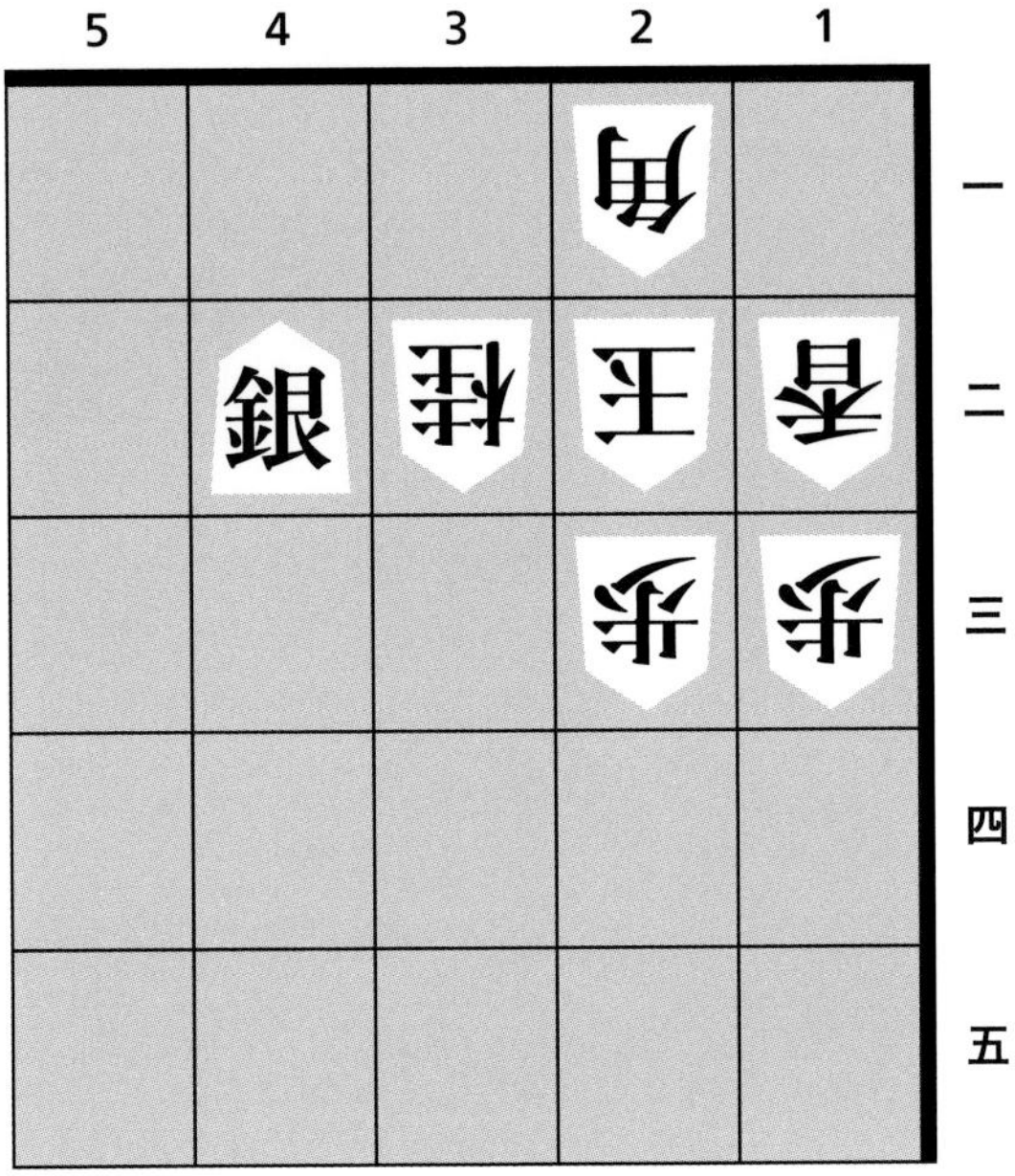

先手　持駒　角

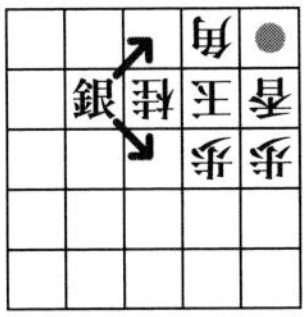

玉が逃げられる場所を考えましょう。

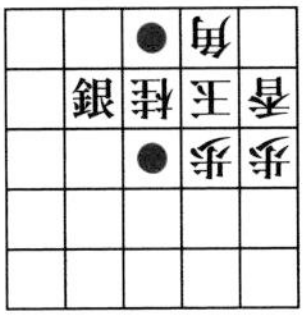

銀で王手をかけられるか考えましょう。

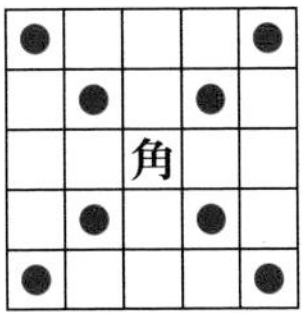

角はななめに遠くまで移動できます。

考えてみましょう

第1条 自分の駒は4二銀と持ち駒の角です。相手の駒は玉、角、桂、香、歩2枚と計6枚もあります。角のななめの動きを利用しましょう。

第2条 玉の移動できるマスは1一、3一、3三ですね。3一と3三は、4二銀がきいていますね。1一へ逃がさないように考えましょう。

第3条 銀で王手してみましょう。3一銀不成と3三銀成、3三銀不成があります。成ると元に戻れないので、成らずに使うこともあります。

第4条 持ち駒の角で王手をしてみましょう。1一角、3一角、3三角、4四角、5五角と5通りありますね。

さあ、どこに打つかわかりましたか？

第11問
正解

3三角

解説

3三角には、4二銀があるので同玉はできません。1一玉と逃げようとしても3三角に取られてしまいますね。銀と角の連携での王手でした。

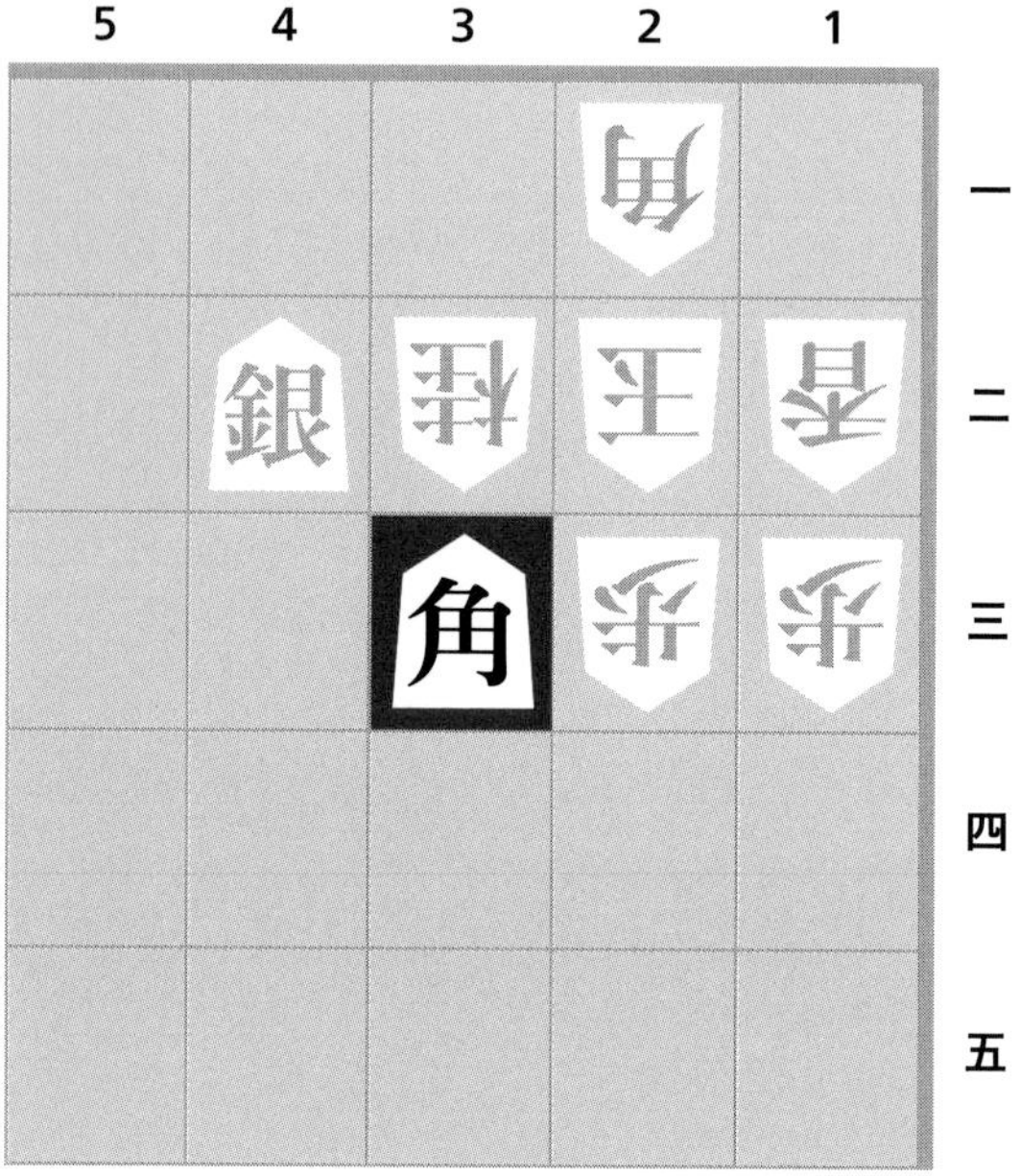

この状態が「詰み」。玉が移動できないことを確認してください。

違う手も考えてみましょう

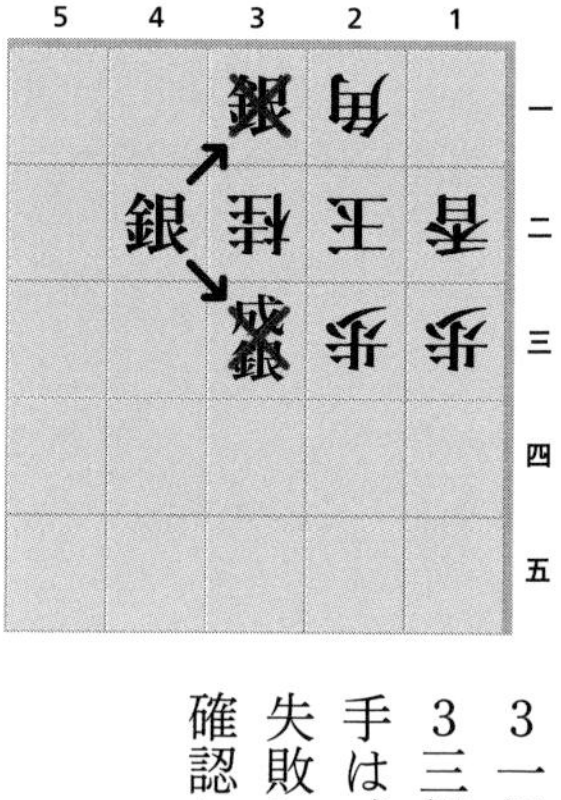

第3条 4二銀を使った3一銀不成、3三銀成、3三銀不成の3つの王手は、いずれも同玉で失敗してしまうことを確認しましょう。

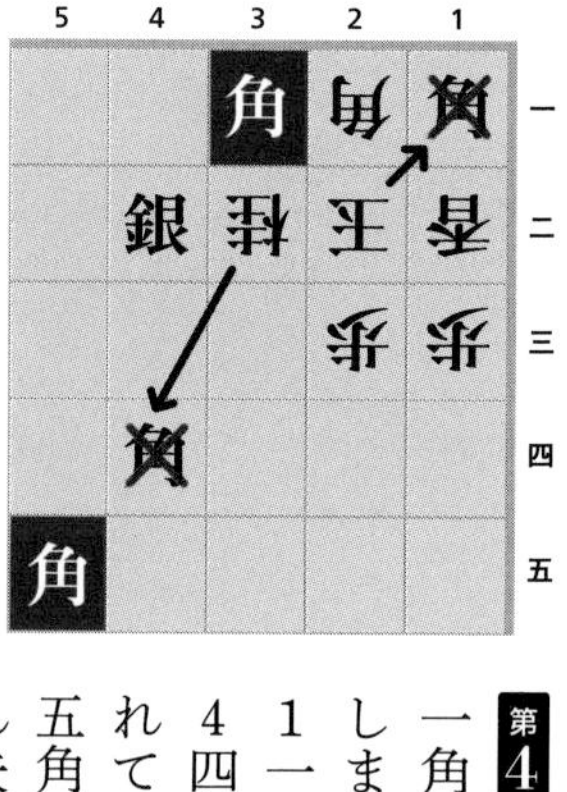

第4条 持ち駒・角の1一角は同玉で取られてしまいます。3一角は1一玉と逃げられます。4四角は3二桂に取られてしまいますね。5五角は4四歩と合駒され失敗です。

羽生九段のひとこと

☗4四角は△同桂で失敗です。☗3三角で角のききの強力さがわかると思います。

角行で王手をかけよう②

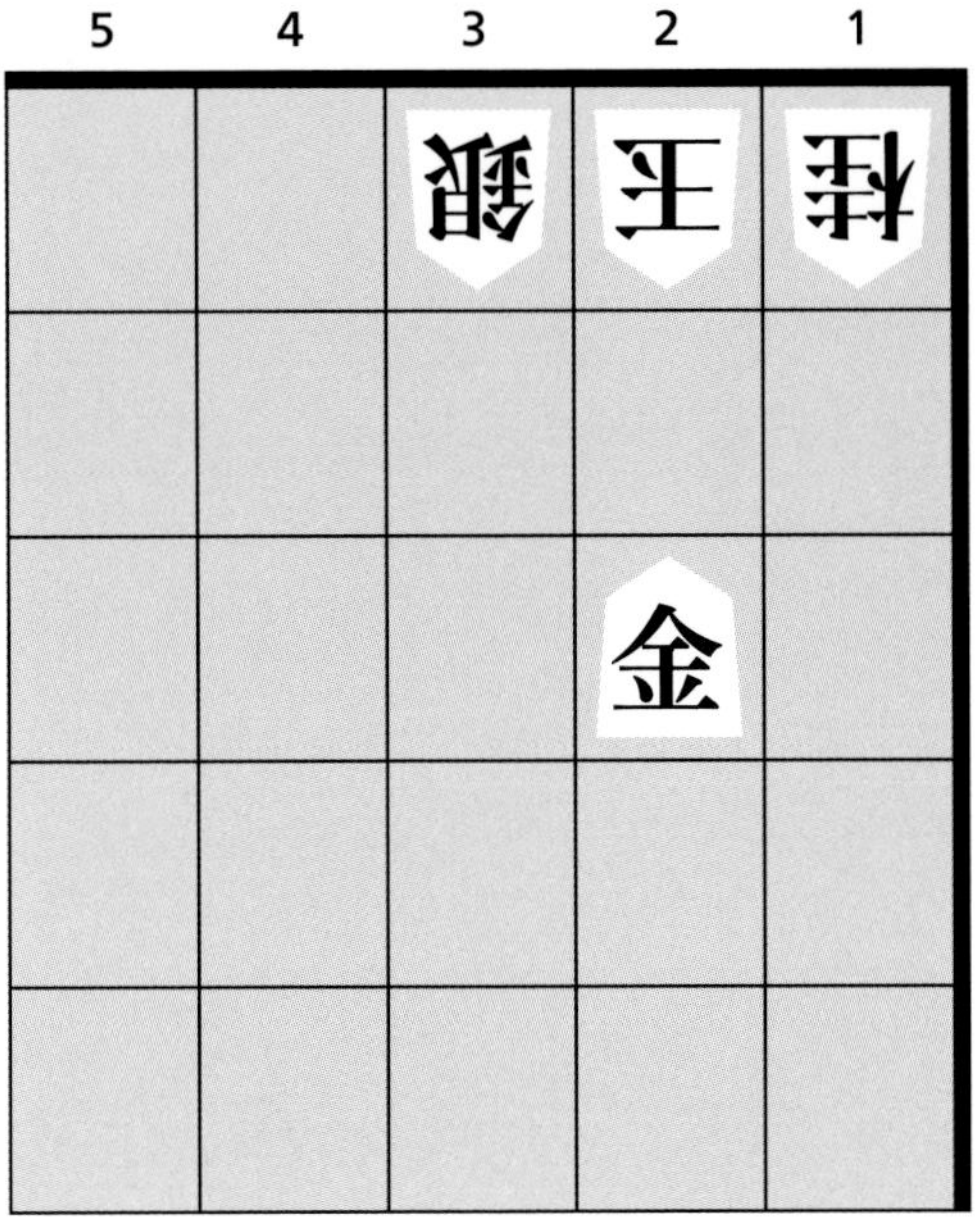

先手　持駒　角

考えてみましょう

第1条 自分の駒は2三金と持ち駒の角です。2三金が玉をおさえていますね。相手の駒は1一桂、2一玉、3一銀です。各駒の動きを確認しましょう。

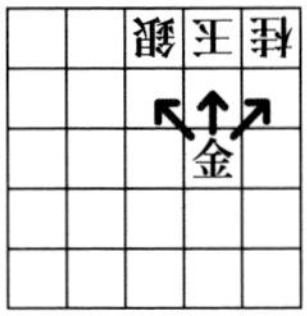

玉は金に取られるため、動けません。

第2条 玉の動ける場所を確認しましょう。1二、2二、3二は、いずれも2三金がきいていて、動けない状態ですね。

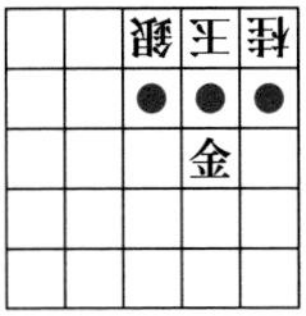

金で王手をかけられるか考えましょう。

第3条 盤上の駒で王手をしてみましょう。2三金での王手は、1二金、2二金、3二金ですね。

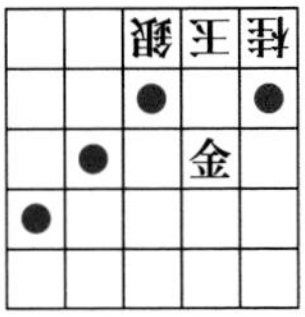

角のななめの動きで王手を考えましょう。

第4条 持ち駒の角で王手を考えてみましょう。左からは3二角、4三角、5四角がありますね。右からは1二角しかありません。

さあ、どこに打つかわかりましたか？

1二角

きき が 長い 角 を あえて 短く 使います。2三金 との 連携 です。桂 は 相手 の 駒 を 飛び越えて きますが、その 前 が 弱点 です。歩 などの 駒 を 進 めて 桂 を 取る ことが できます。

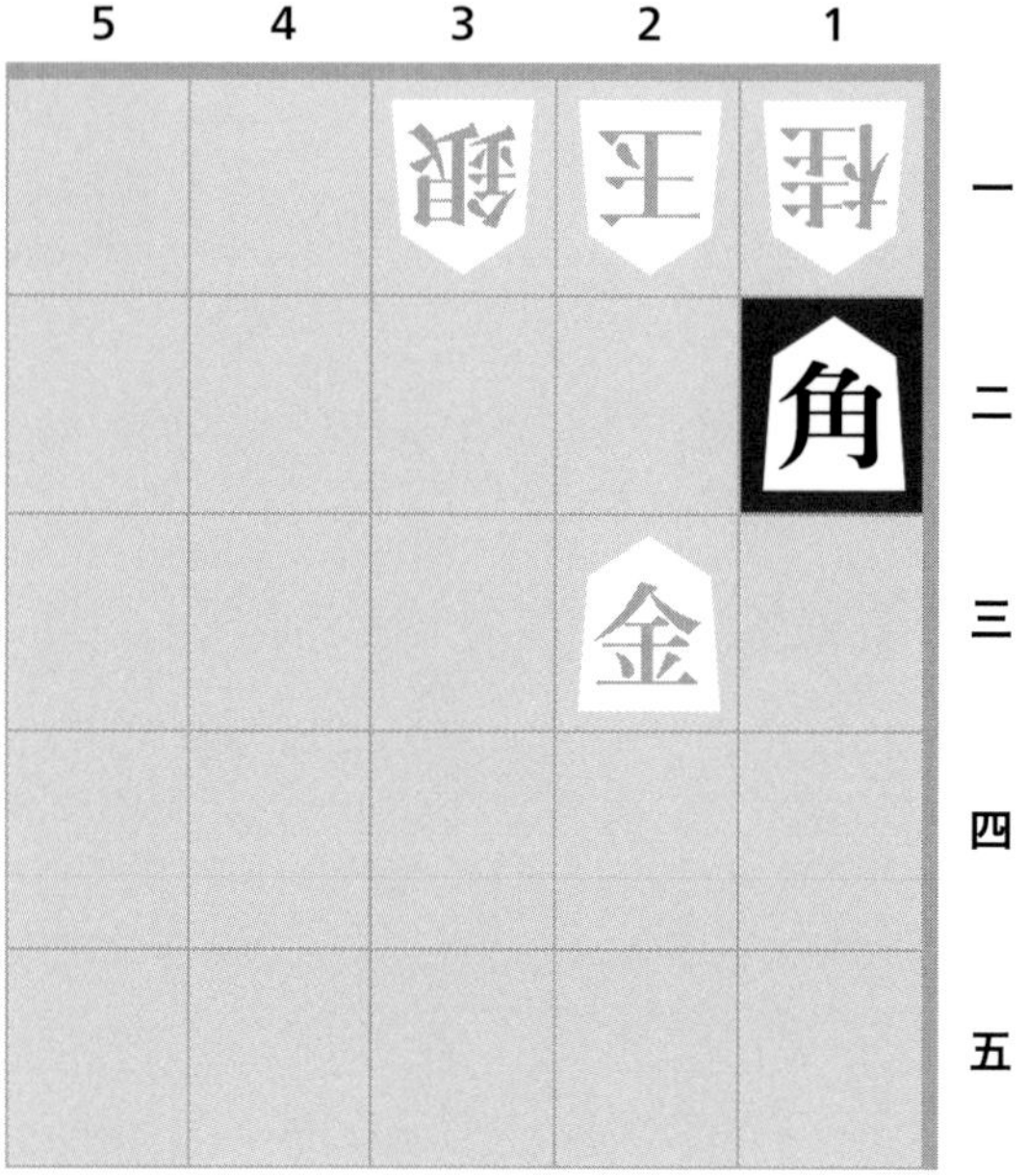

この状態が「詰み」。玉が移動できないことを確認してください。

	5	4	3	2	1	
一			香	王	桂	
二					角	
三				金		
四						
五						

違う手も考えてみましょう

持駒：角

	5	4	3	2	1	
一			香	王	桂	
二			※	※	※	
三				金		

第3条 盤上 の 2三金 の 王手 1二金、2二金、3二金 は、どれ も 同玉 で 失敗 です。2二金、3二金 は、3一銀 にも 取られて しまいます。

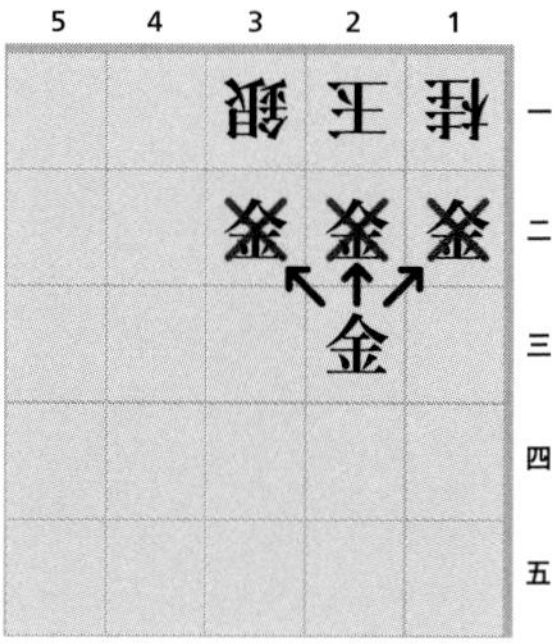

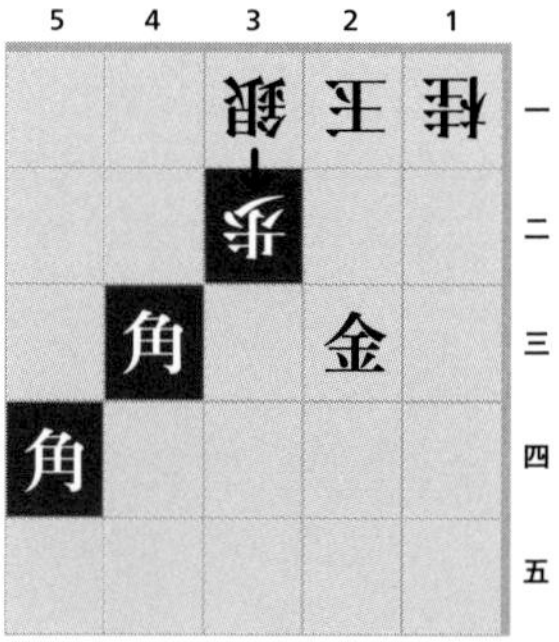

第4条 3二角 は 同銀 で 失敗 ですね。次 に 4三角、5四角 と 離して 打ってみては どうでしょうか。3二歩 と 合駒 を されて、失敗 して しまいます。

羽生九段のひとこと

♦ 4三角 は △3二歩 と 合駒 され 詰み に なりません。
♦ 1二角 で 玉 の 身動き が とれず 詰み と なります。

♦角は遠くから使うことが多いですが、近くに打つこともあります。

飛車で王手をかけよう①

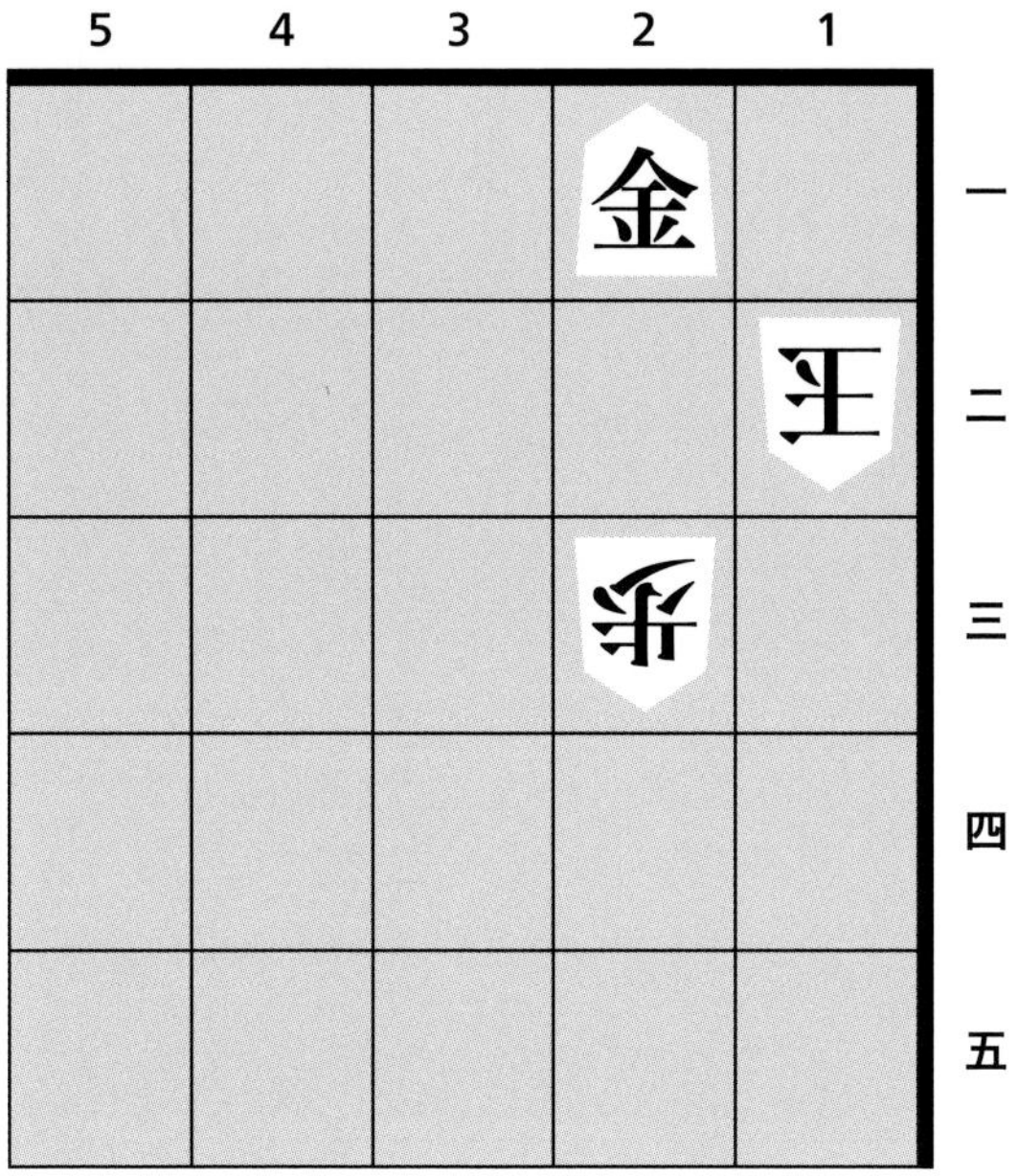

先手　持駒　飛

考えてみましょう

第1条 自分の駒は、2一金と持ち駒の飛ですね。飛は十字に動きますね。確認しましょう。相手は、1二玉、2三歩ですね。

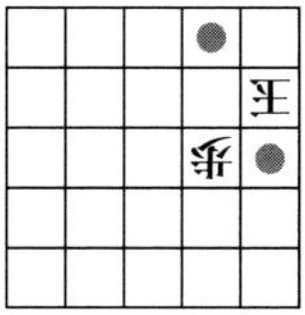

玉の移動できる場所を考えましょう。

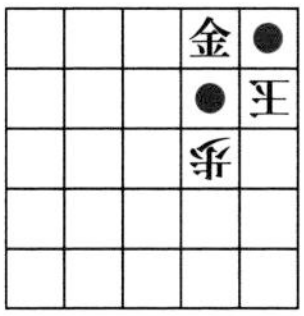

金で王手をかけられるか考えましょう。

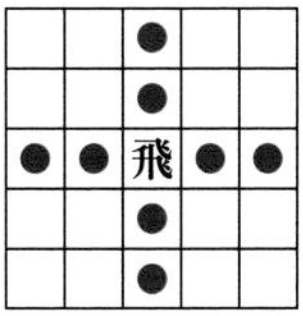

飛は十字に遠くまで移動できます。

第2条 玉の移動できるマスは、1一玉、1三玉、2一玉（金を取る）、2二玉ですね。そのうち1一玉と2二玉は、金で取られてしまいますね。

第3条 盤上の2一金を使って王手をかけてみましょう。1一金、2二金と2通りありますね。

第4条 飛を使いましょう。横から2二飛、3二飛、4二飛、5二飛の王手が考えられますね。縦は1一飛、1三飛、1四飛、1五飛ですね。

さあ、どこに打つかわかりましたか？

1一飛

解説

1一飛で、玉が1三へ逃げられないことを確認してください。玉は飛のききで逃げられず、飛を取ろうとしても、2一金が取られるのを防いでいます。

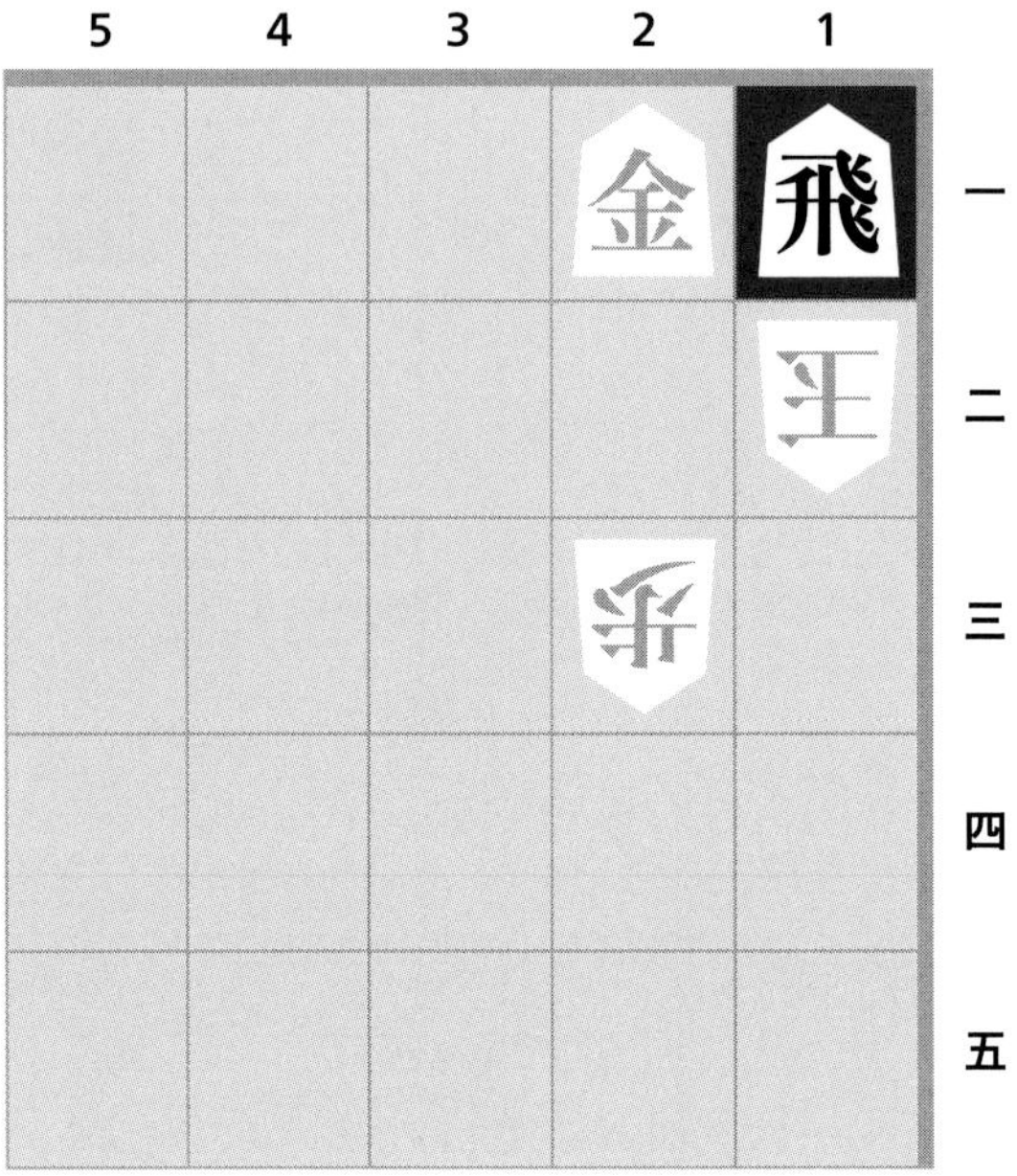

この状態が「詰み」。玉が移動できないことを確認してください。

違う手も考えてみましょう

持駒 飛

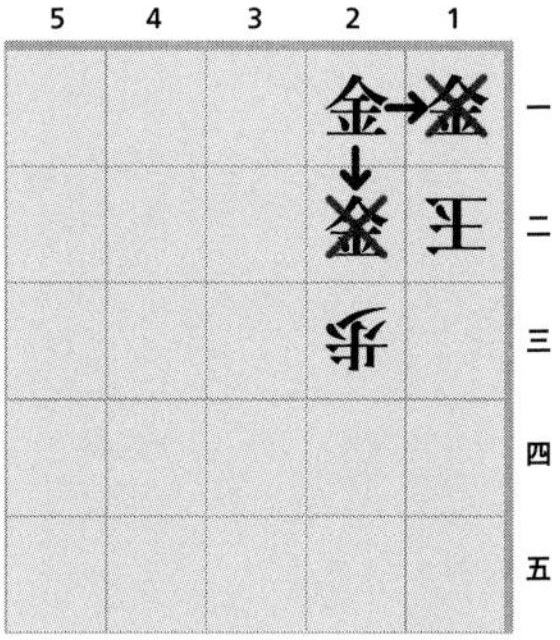

第3条 盤上の金での王手1一金、2二金は、どちらも玉で取られてしまい失敗ですね。

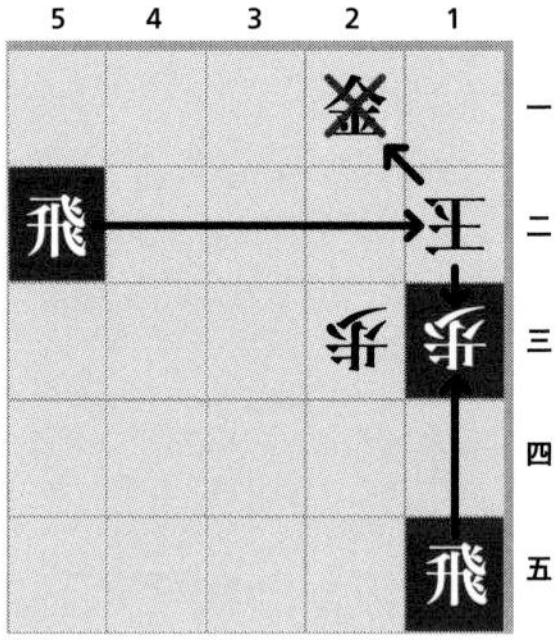

第4条 持ち駒・飛の2二飛、3二飛、4二飛、5二飛は、1三玉と逃げられてしまいます。1三飛は同玉で失敗、1四飛、1五飛は、2一玉の金取りや、1三歩の合駒で失敗です。

羽生九段のひとこと

▲2二飛は△1三玉で捕まりません。▲1一飛が逃げ道を防ぐ一手となり、詰みの形です。

飛車で王手をかけよう②

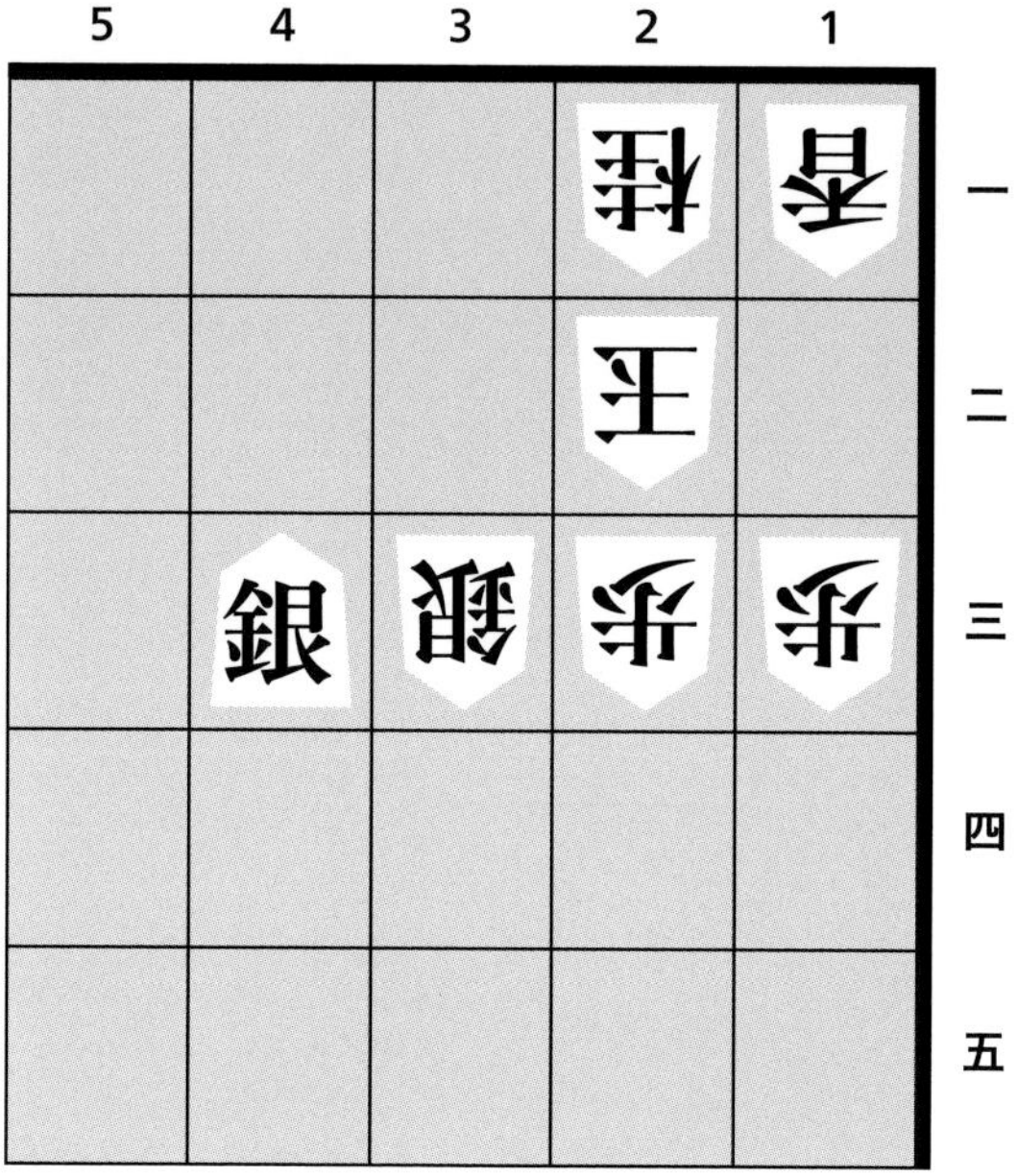

先手　持駒　飛

考えてみましょう

第1条 自分の駒は4三銀で、持ち駒は飛ですね。相手の駒は1一香、1三歩、2一桂、2二玉、2三歩、3三銀で、6枚もありますね。

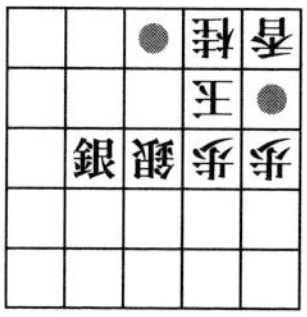

玉が逃げられる場所を考えましょう。

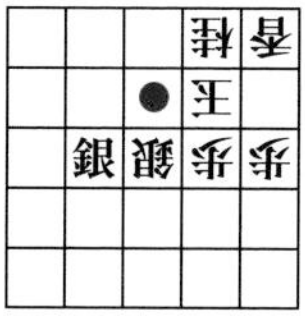

銀で王手をかけられるか考えましょう。

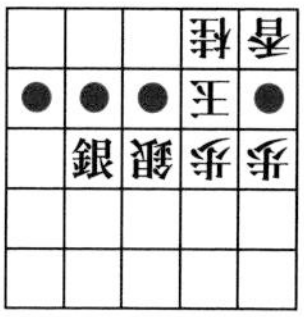

飛は遠くから王手できます。

第2条 相手の駒が多いことは、逆に玉の移動できるマスが少ないと考えることができますね。4三銀のため、玉が移動できるのは1二、3一だけですね。

第3条 4三銀での王手を考えてみましょう。いくつありますか。3二銀成だけですね。

第4条 持ち駒の飛を使ってみましょう。王手はいくつありますか。1二飛、3二飛、4二飛、5二飛と4通りですね。

さあ、どこに打つかわかりましたか？

3二飛

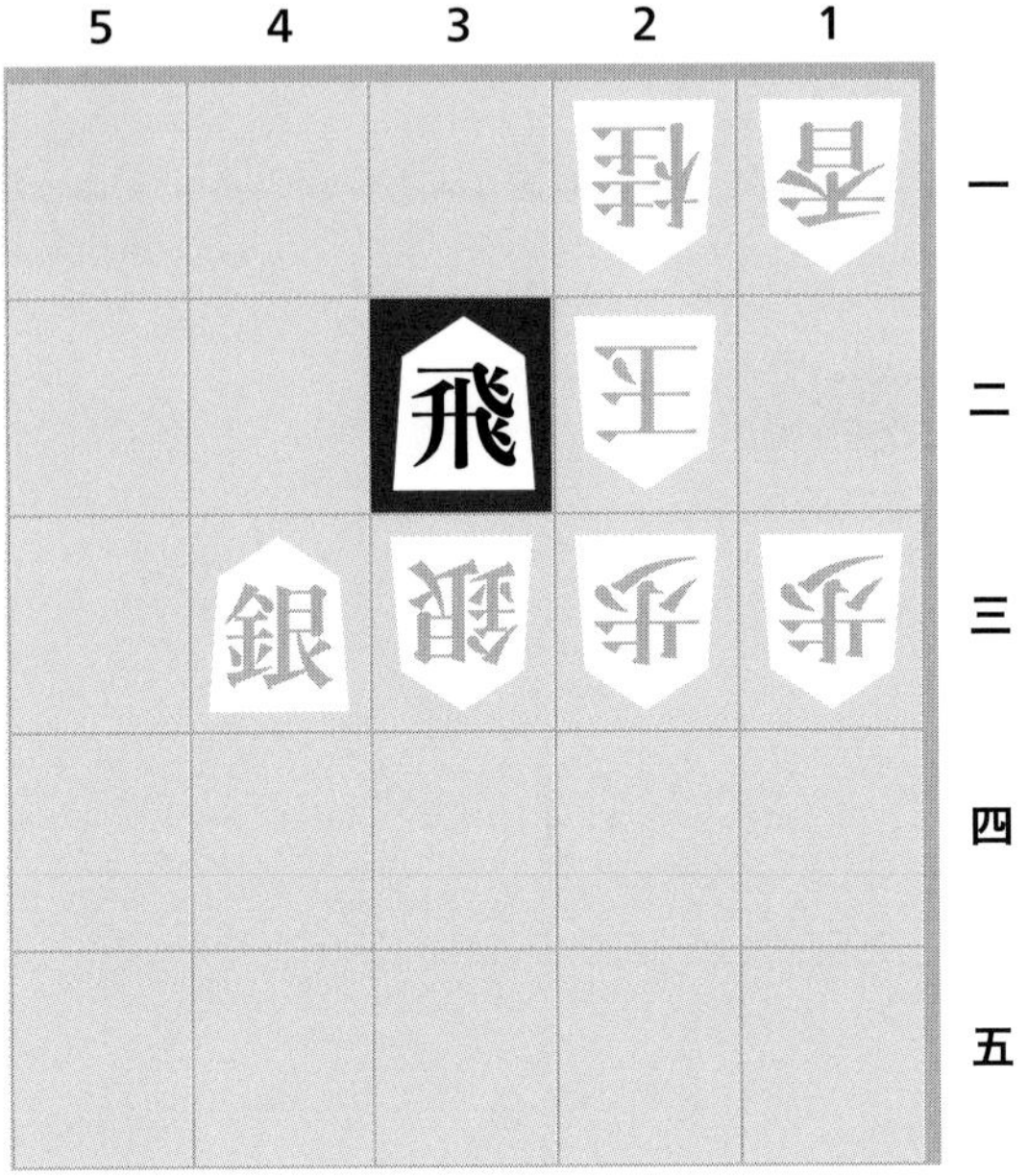

この状態が「詰み」。玉が移動できないことを確認してください。

解説

３二飛には４三銀がきいていますので同玉とできませんし、３一と１二にも飛がきいていますので逃げることはできません。飛の縦横のききをしっかりと確認しましょう。

違う手も考えてみましょう

持駒：飛

第3条 盤上の４三銀で３二銀成と王手をかけても、玉で取られる、または１二玉と逃げられて、失敗してしまいます。

第4条 持ち駒・飛での１二飛は、玉または香で取られてしまいますね。４二飛は、銀で取られて失敗ですね。５二飛は、４二歩の合駒で失敗です。

羽生九段のひとこと

▲４二飛は△同銀で失敗です。▲３二飛と近づけることによって逃げる場所がなくなります。

❖1つの王手でもいろいろな可能性を考えることが大切です。

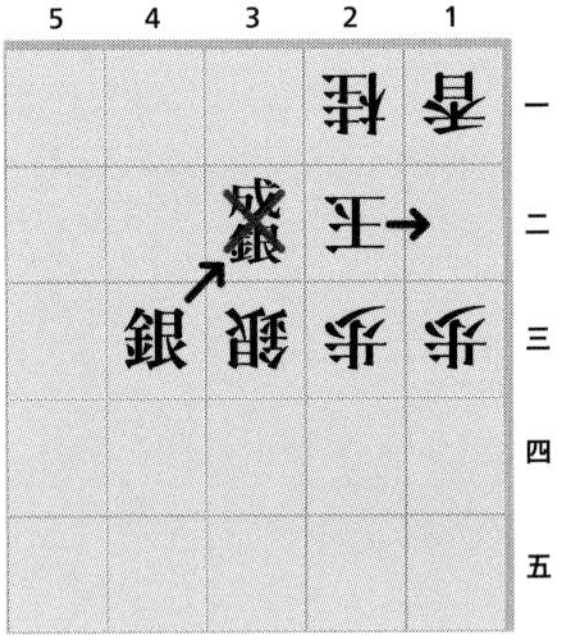

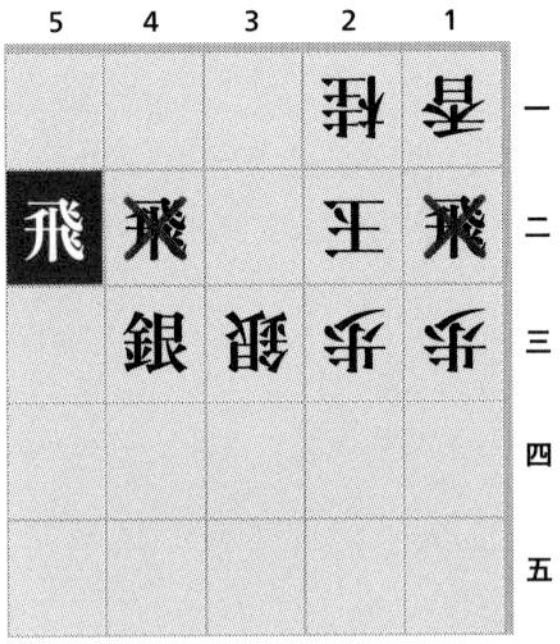

第4章

羽生九段出題チャレンジ問題

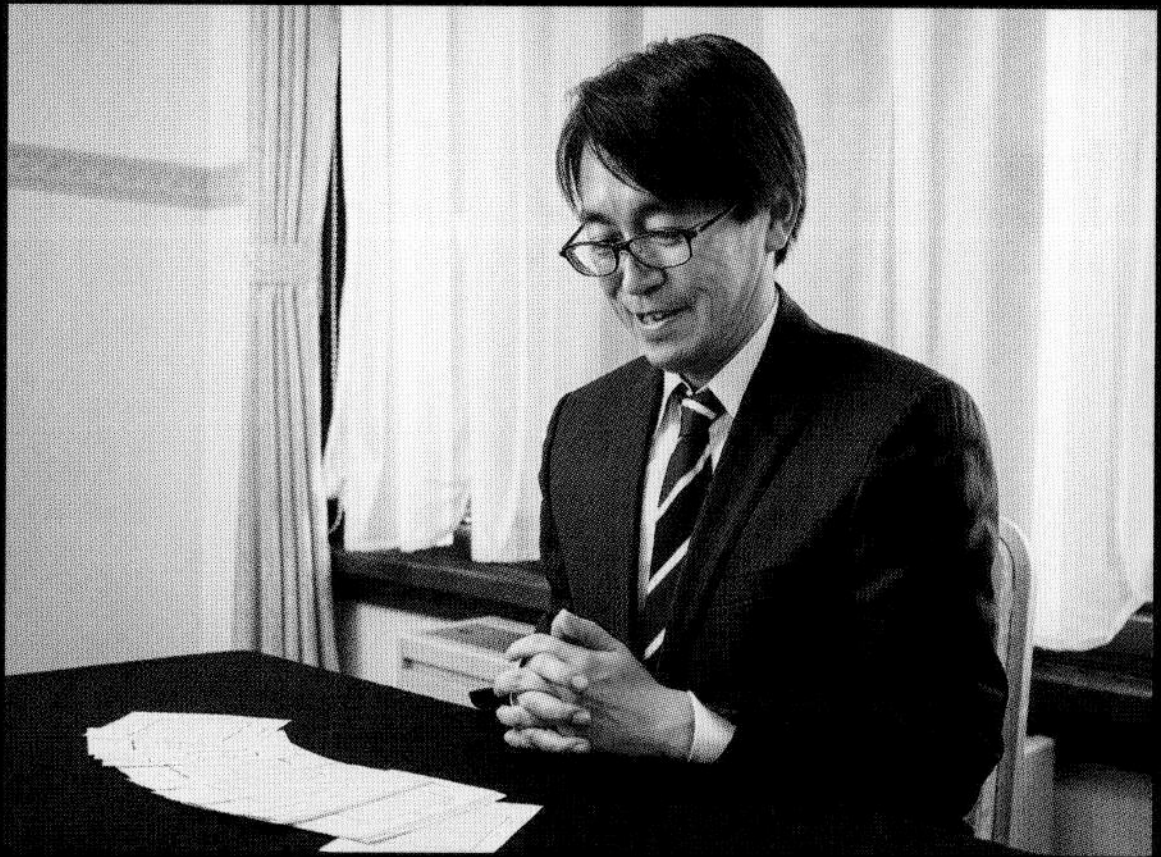

一手詰チャレンジ問題

第3章は使う駒が決まっていましたが、第4章はどの駒を使うか指定されていません。ここからは、どんどんと「五箇条の秘伝」を使って解いていきましょう！

●「五箇条の秘伝」を確認しましょう

第3章で紹介した、詰将棋を【解答に導く、五箇条の秘伝】を覚えていますか（38ページ）。下段を読んで、おさらいしてください。

この解法に従って解いていきましょう。

解説文をしっかりと読んでください。「五箇条の秘伝」はすべての詰将棋に応用可能ですし、マスターすれば、本来のこの本の目的である、考えることの大切さを実感し、そして実践したことになります。

解けなかった問題は解説をしっかりと読み（対局後の感想戦と同じ意味をもちます）、再チャレンジしてみてください。全問正解したときには、大きな喜びを感じることと思います。

解答に導く、五箇条の秘伝

第1条 ▼ 場面（出題）を俯瞰《ふかん》して観る！
（自分と相手の現状を把握する！）

第2条 ▼ 相手（玉将）の状態を観る！
（相手のことを考える！）

第3条 ▼ 自分の盤上の駒で王手をする！
（可能性にチャレンジする！）

第4条 ▼ 持ち駒を使って王手する！
（特技を生かす！）

第5条 ▼ 詰めた盤面をしっかりと確認する！
（達成感を実感する！）

動かす駒を考えてみましょう

と 桂

先手 持駒なし

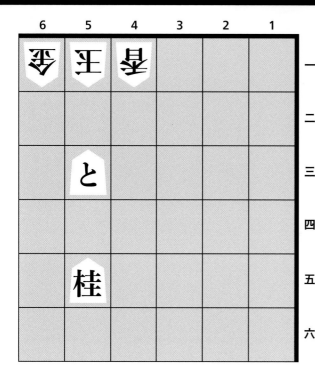

考え方のヒント

第1条 自分の駒は、5三と金（歩の成った金）、5五桂の2枚です。持ち駒はなし。相手の駒は、4一香、5一玉、6一金の3枚です。ききをしっかりと確認しましょう。

第2条 玉の動けるマスを確認しましょう。4二、5二、6二は、と金で取られてしまいますね。

第3条 玉に近い5三と金での王手は、4二と金、5二と金、6二と金の3通りですね。しかし、いずれも玉で取られてしまいます。また、4二と金は香、5二と金、6二と金は、金で取られてしまいます。

第4条 この問題では持ち駒はありません。

さあ、どこに指すかわかりましたか？

6三桂不成

解説

桂の動きを確認しましょう。6三に相手の駒のききはないので、これで詰みとなります。と金と桂で玉を詰める方法は、実戦でも多く見受けられます。

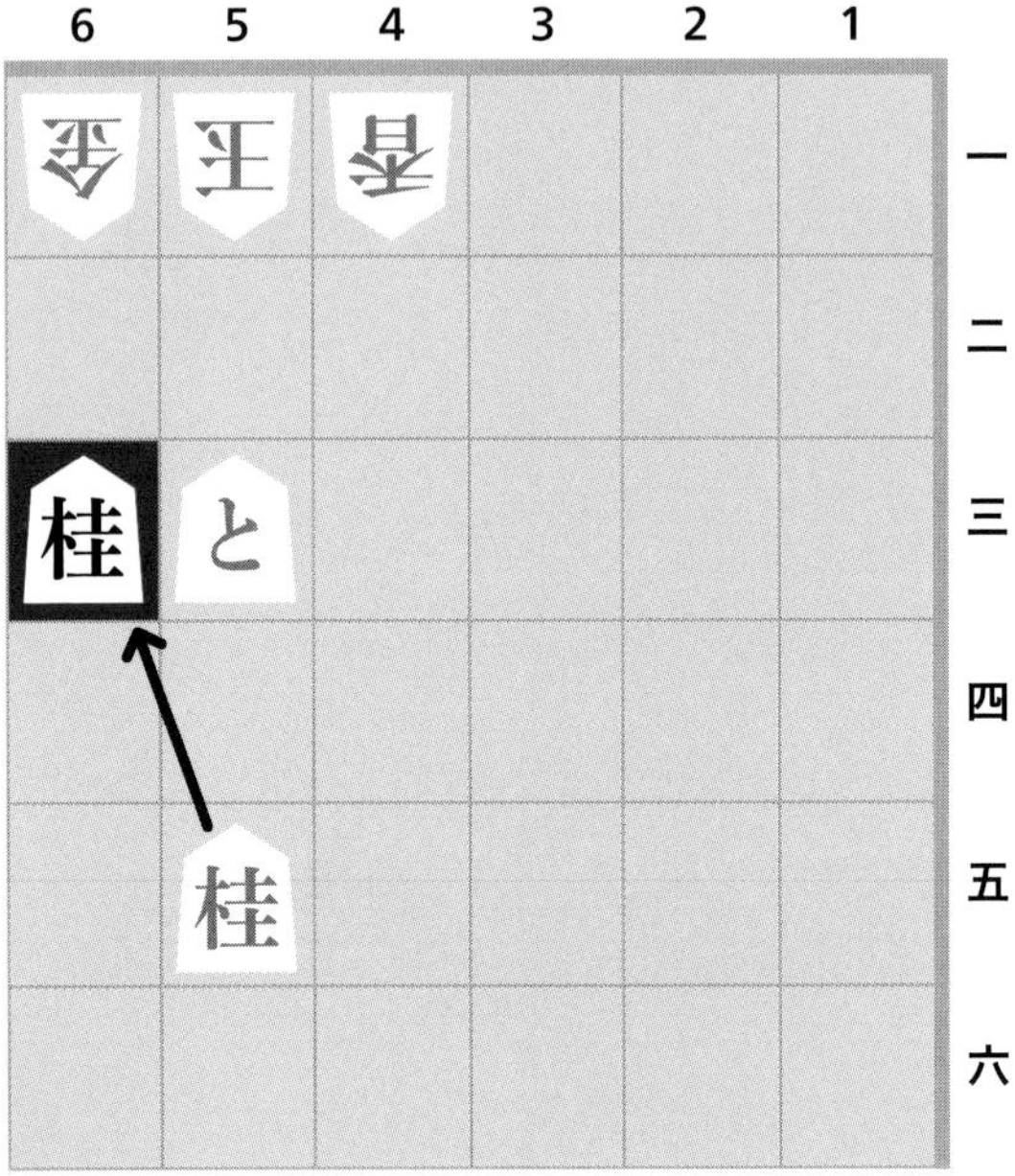

この状態が「詰み」。玉が移動できないことを確認してください。

「違う手も考えてみましょう」

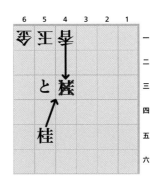

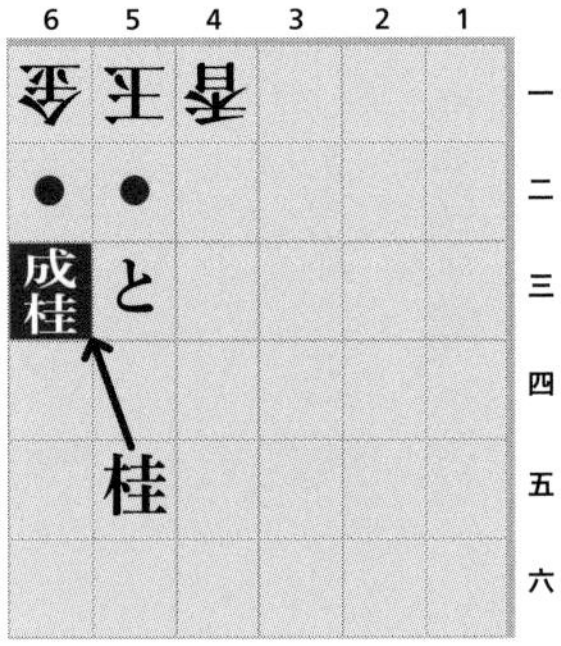

5五桂を使った王手を考えてみましょう。4三と6三への2通りですね。

4三桂不成は王手となりますが、香で取られてしまいますね。

6三桂不成と6三桂成の手がありますが、桂が成ってしまうと王手にならないことも確認しましょう。桂を不成で活用することも覚えましょう。

羽生九段のひとこと

- 4三桂不成は△同香と取られてしまいます。
- 6三桂不成と反対に行くのが正解です。

❖桂を使って詰めることを「つるし桂」といいます。

挑戦した日

月　日

□

▲正解だったらチェックを入れましょう。

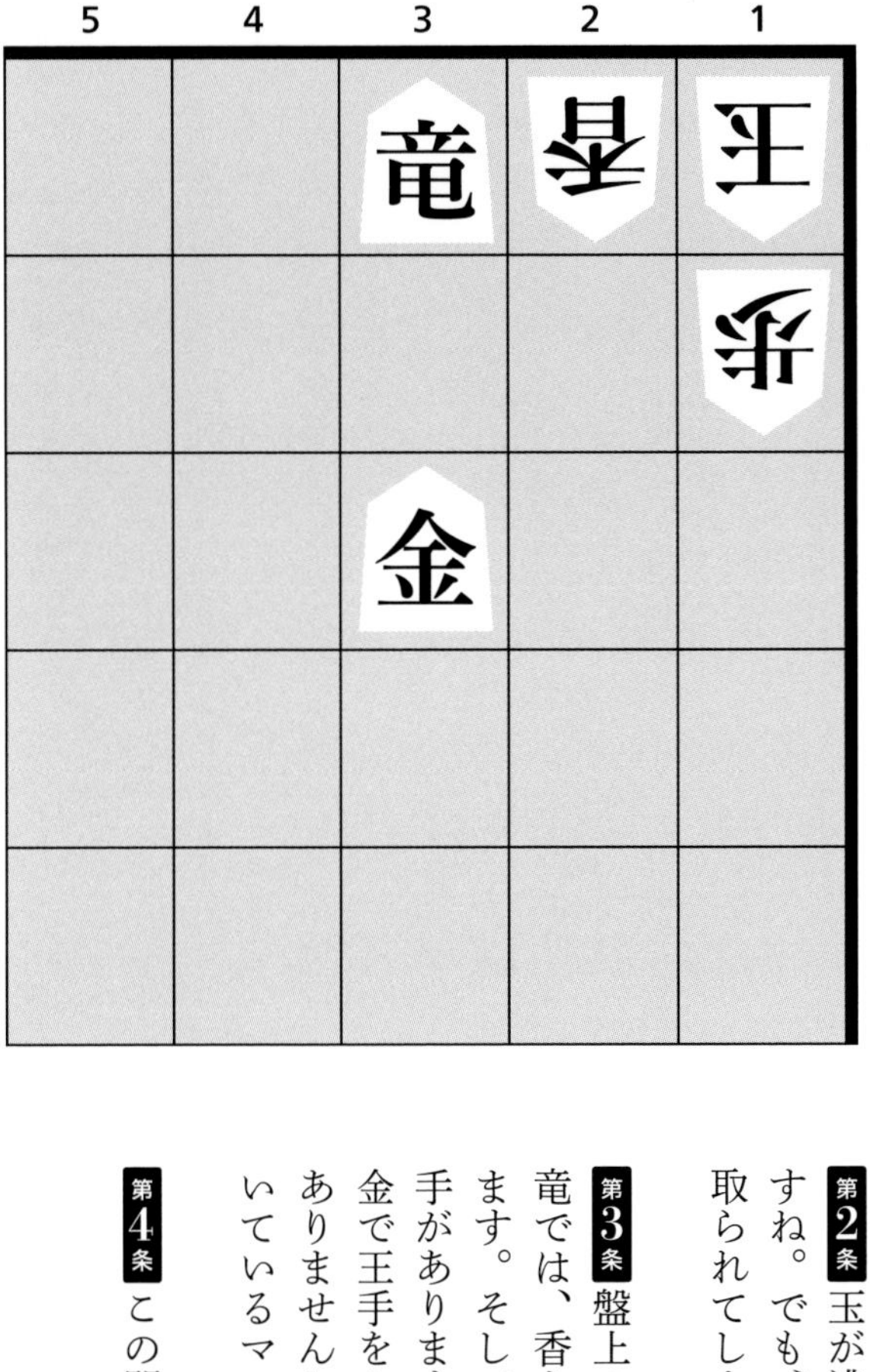

動かす駒を考えてみましょう

先手　持駒なし

竜
金

考え方のヒント

第1条 自分の駒は、3一竜（飛の成った駒）、3三金です。持ち駒はなし。相手の駒は、1一玉、1二歩、2一香です。玉が穴に入っているようですね。玉を駒で囲って守る戦法で「穴熊《あなぐま》」といいます。

第2条 玉が逃げられる場所は、2二だけですね。でも、そこへ行くと竜、または金で取られてしまいますね。

第3条 盤上の駒で王手を考えてみましょう。竜では、香を取って2一竜での王手があります。そして、2二竜もあり、2通りの王手がありますね。金で王手をかけてみましょう。2二金しかありませんね。相手の2一香と1一玉のきいているマスに金を進めます。

第4条 この問題では持ち駒はありません。

さあ、どこに指すかわかりましたか？

2二金

解説

2二金への同玉には、3一竜がきいていますね。2二金への同香では、3一竜が横に動けるようになり、1一玉を取ることができます。3一竜と2二金の連携を覚えてください。

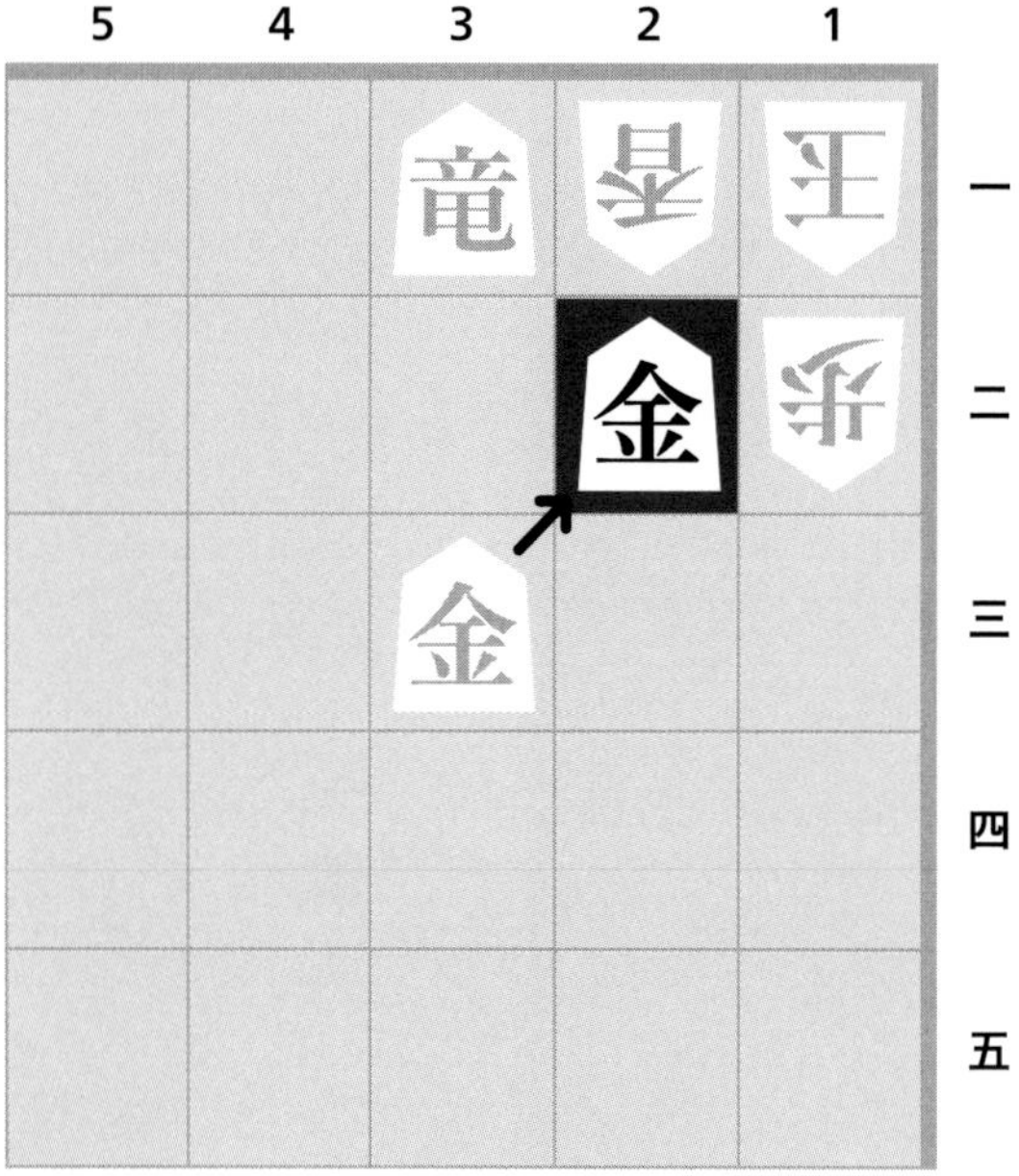

この状態が「詰み」。玉が移動できないことを確認してください。

「違う手も考えてみましょう」

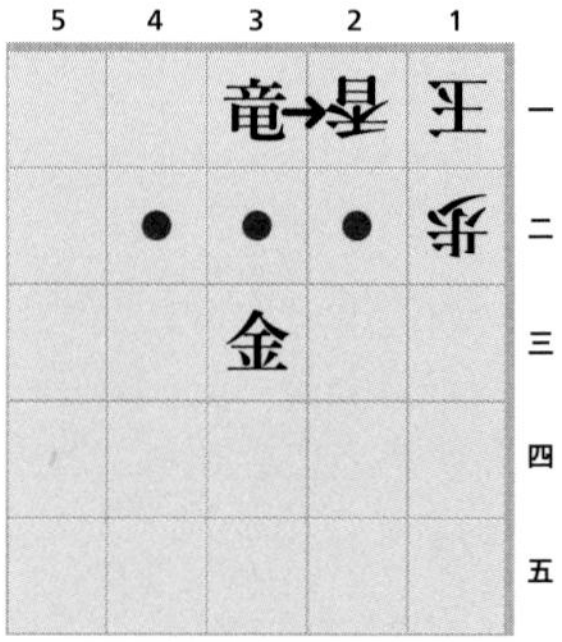

香を取って2一竜で王手してみましょう。相手の玉で竜は取られてしまいます。3三金も2一にはきいておらず、失敗となりました。

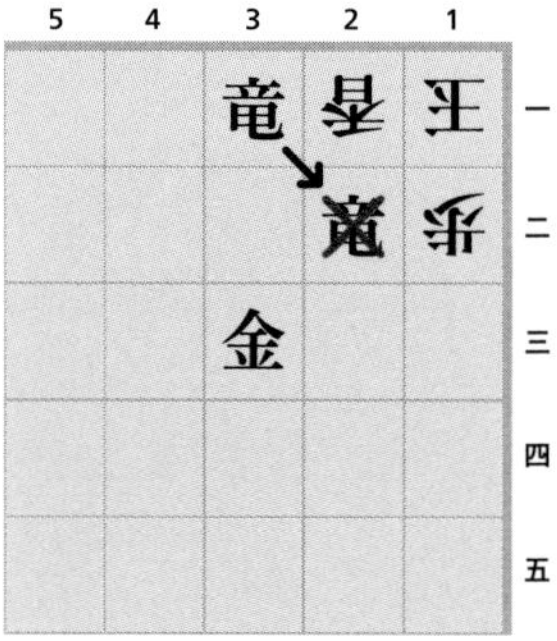

2二竜の王手はどうでしょうか。竜を香で取られて、続けて2二金と王手をかけたとしても、玉で取られてしまいます。

羽生九段のひとこと

☗2一竜☖同玉☗2三香（持ち駒にした香）は☖3一玉で捕まりません。☗2二金が正解です。

❖玉と1マスあけた場所に竜がいることを「一間竜《いっけんりゅう》」と呼びます。

第17問

挑戦した日

月　　日

□

▲正解だったらチェックを入れましょう。

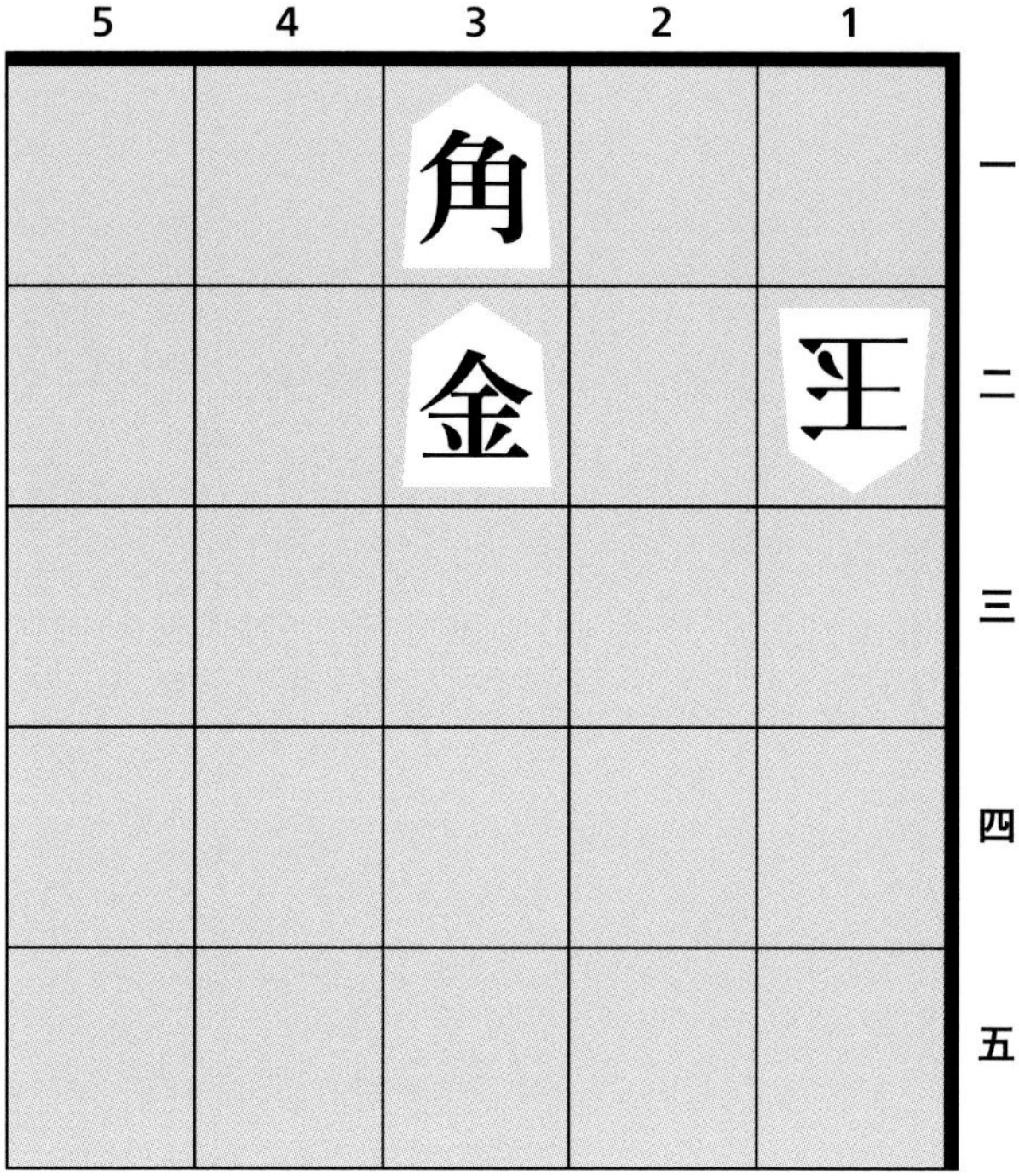

動かす駒を考えてみましょう

先手　持駒なし

角　金

考え方のヒント

第1条 自分の駒は3一角、3二金ですね。相手の駒は1二玉。持ち駒はありませんので、盤上の駒を活用しましょう。うまく連携をして詰ませましょう。大駒《おおごま》（飛車と角行をまとめて大駒といいます）の使い方が鍵です。

第2条 1二玉は5か所に移動できますが、そのうち取られないマスは、1一と2三ですね。2三のスペースの空いたほうへ逃げられないようにすることがコツです。

第3条 まずは、金で王手を考えてみましょう。2二金が考えられますね。これには同玉はできません。3一角がきいています。次は、角で王手を考えてください。角の王手は1三角成、2二角成があります。角を馬にして使う方法ですね。

第4条 この問題では持ち駒はありません。

さあ、どこに指すかわかりましたか?

２二角成

解説

玉はどう対応しますか。取る、逃げる、合駒をする、味方の駒で取る、すべてできないことを確認しましょう。角を馬に成らせて、金との連携で詰んだことを覚えておきましょう。

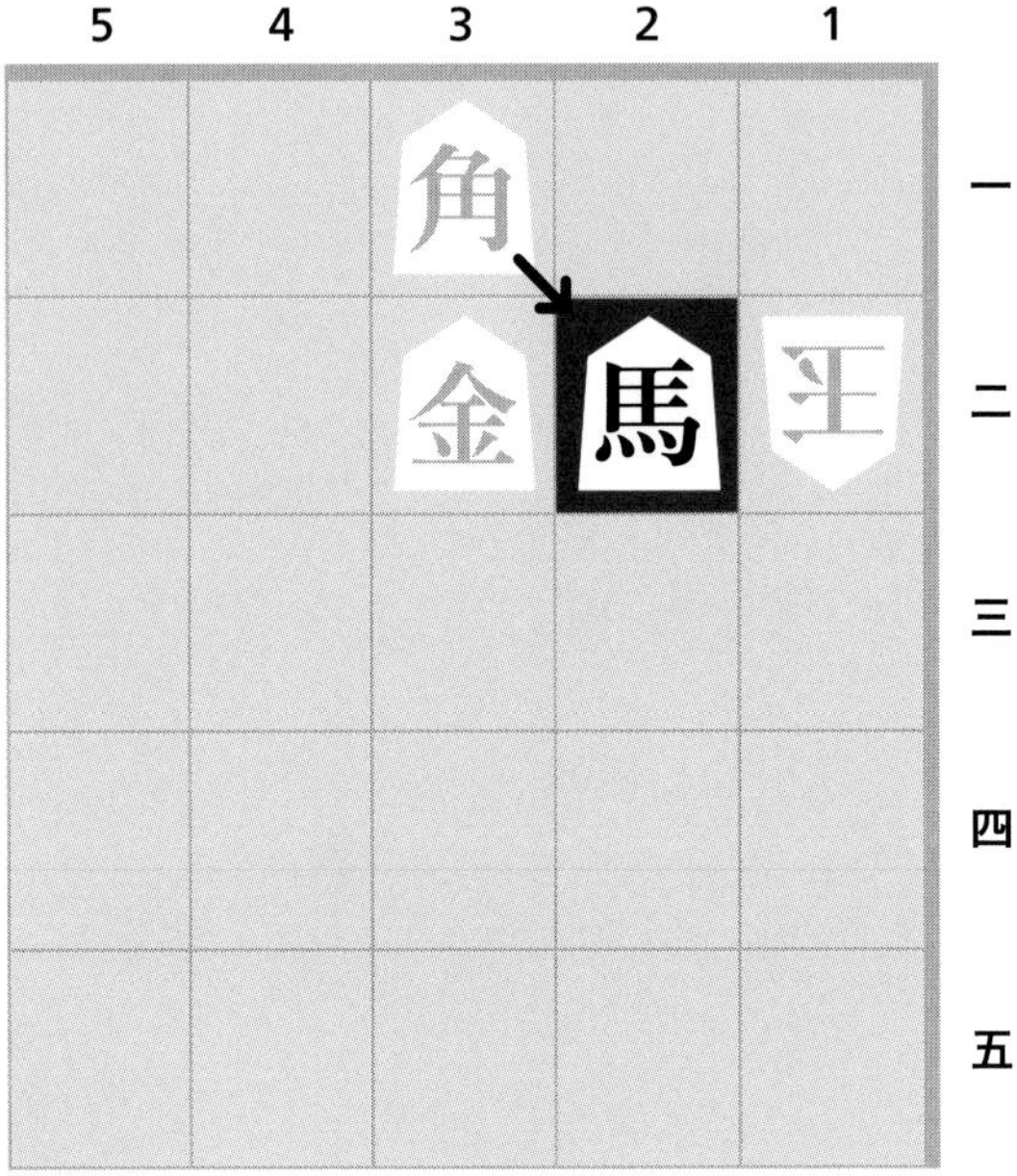

この状態が「詰み」。玉が移動できないことを確認してください。

	5	4	3	2	1	
一			角			
二			金	馬	王	
三						
四						
五						

違う手も考えてみましょう

２二金は、３一角のため同玉とはできません。しかし、１三玉と逃げられてしまいます。２二金によって、３一角の１三へのききを遮断してしまい逃げられてしまいました。

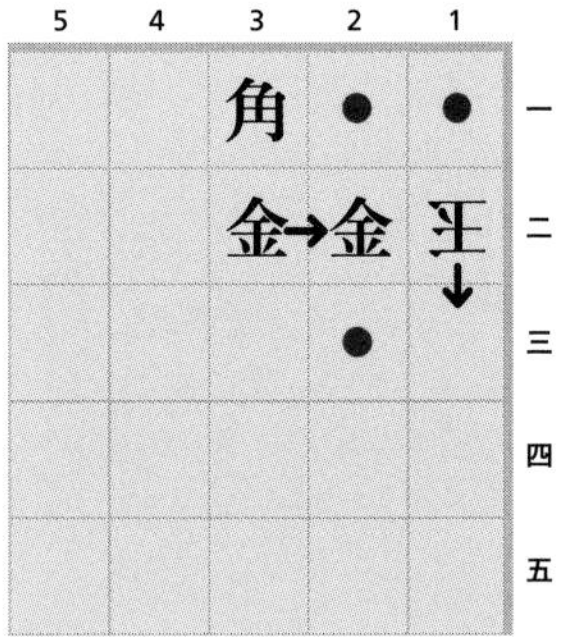

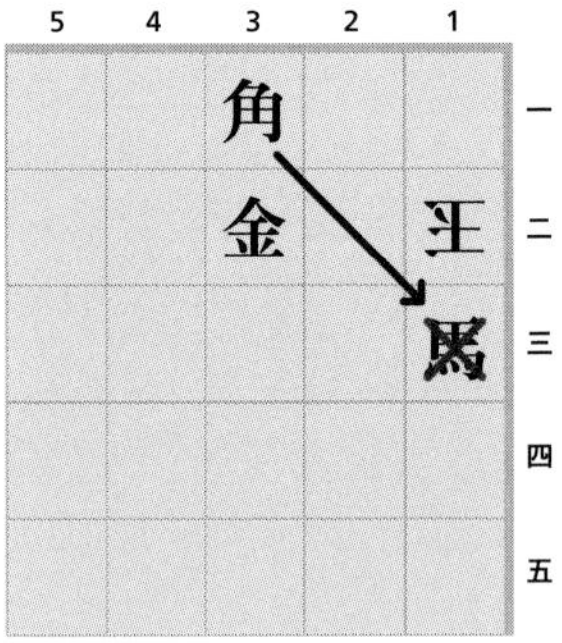

１三角成での王手を考えます。しかし、３二金がきいている範囲の外のため、１三玉と取られてしまい失敗です。

羽生九段のひとこと

▲２二金は△１三玉と逃げられます。▲２二角成がすべての逃げ場を奪う一手となります。

❖成る、成らないは自分で判断でき、成ると元の駒には戻れません。

動かす駒を考えてみましょう

桂 飛

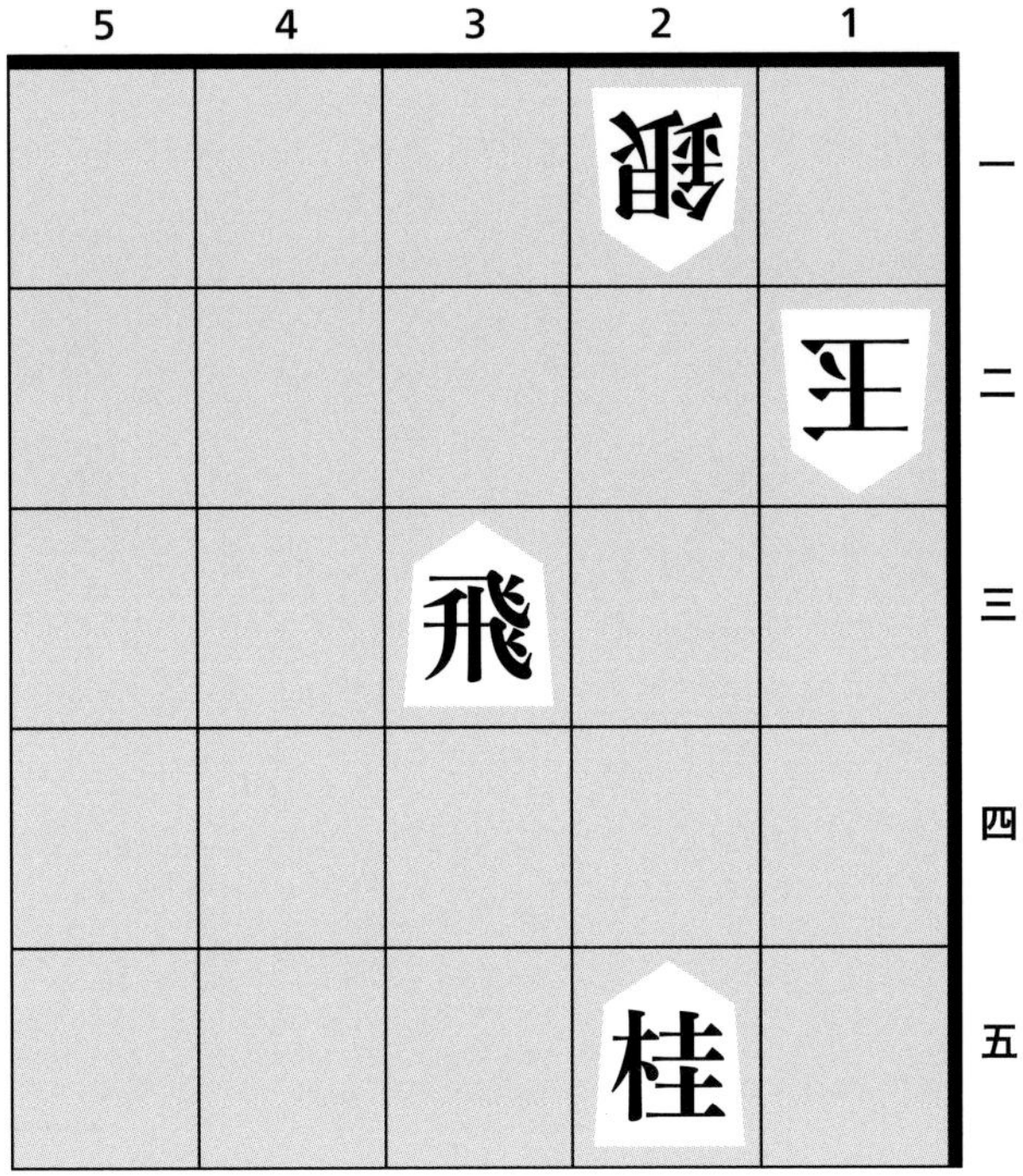

先手　持駒なし

考え方のヒント

第1条 自分の駒は2五桂、3三飛。相手の駒は1二玉、2一銀の2枚です。大駒（ここでは飛のこと）を生かす問題です。持ち駒はないので、盤上の駒を活用しましょう。

第2条 玉の逃げられる場所はどこですか。1一、1三、2二、2三ですね。そのうち、1三は桂と飛の両方がきいていて、2三は飛がきいていて移動できませんね。

第3条 盤上の駒で王手かけてみましょう。桂では1三桂成ですね。これには、飛のききがあるので、同玉とはできません。飛の王手は1三飛不成、1三飛成、2三飛成、3二飛成、3二飛不成が考えられますね。1三飛不成、1三飛成には桂がきいているので、同玉とはできません。

第4条 この問題では持ち駒はありません。

さあ、どこに指すかわかりましたか？

1三飛成

解説

1三には桂馬がきいていましたね。玉の王手への対応（31ページ）すべてができないことを確認しましょう。1一にも竜がきいているため行けません。桂が竜を守っています。

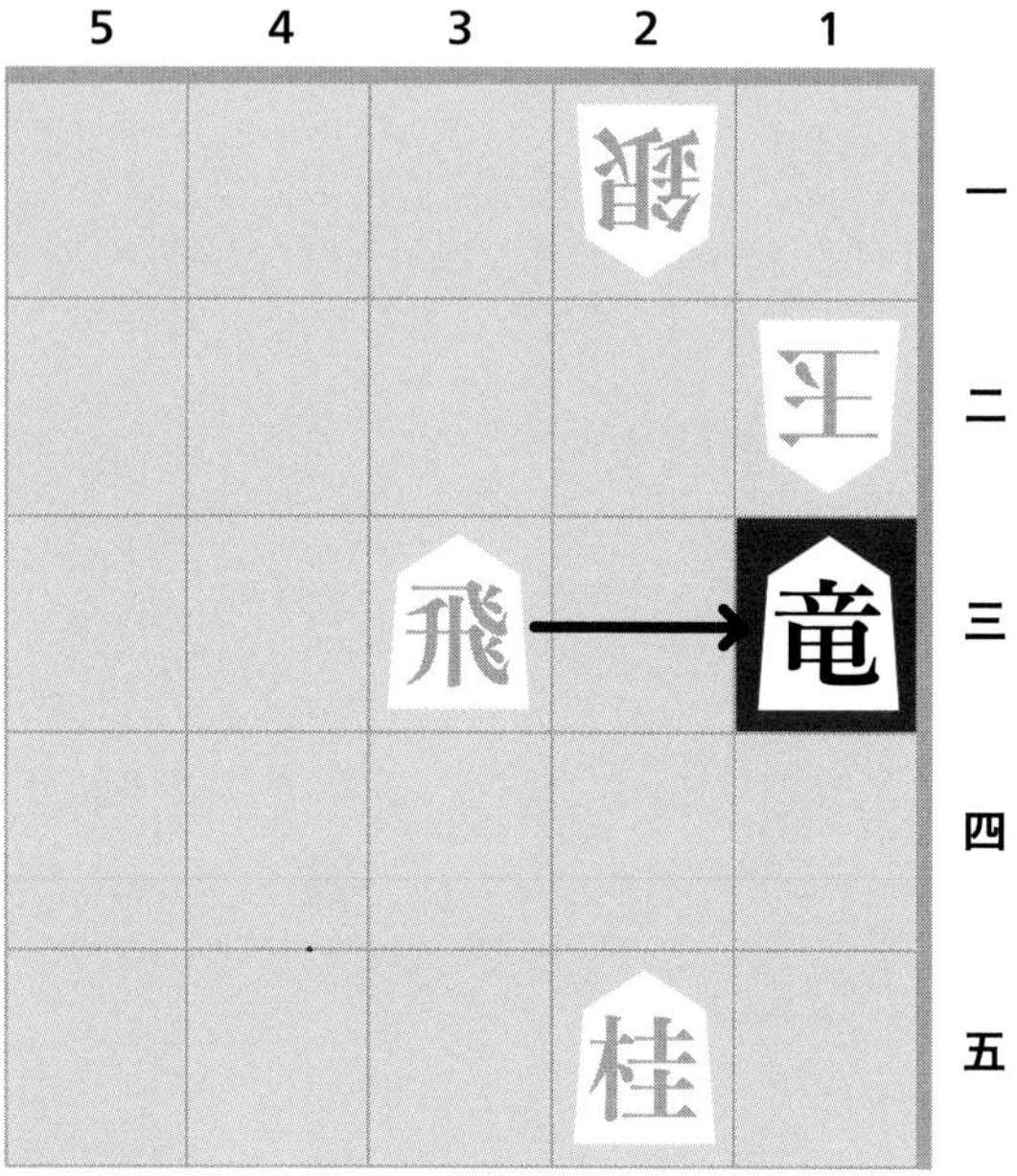

この状態が『詰み』。玉が移動できないことを確認してください。

```
   5    4    3    2    1
                  馬    一
                  王    二
       飛 →    竜        三
                       四
                  桂    五
```

違う手も考えてみましょう

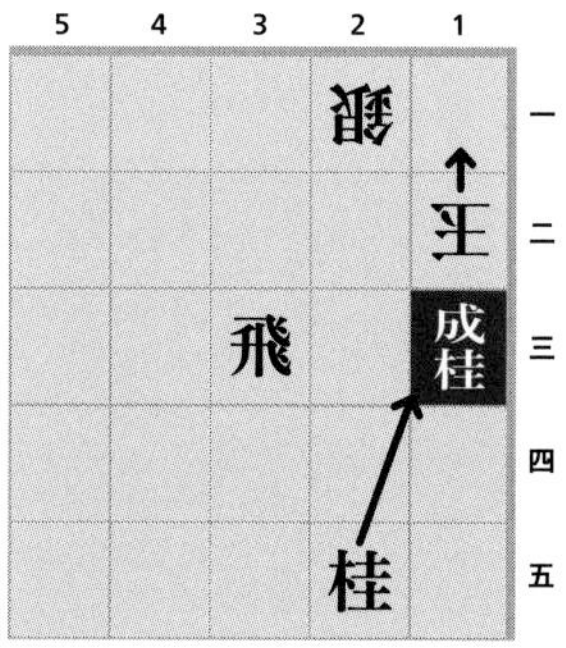

1三桂成には3三飛がきいており、同玉とはできません。しかし、玉は1一へと逃げることができ、失敗です。

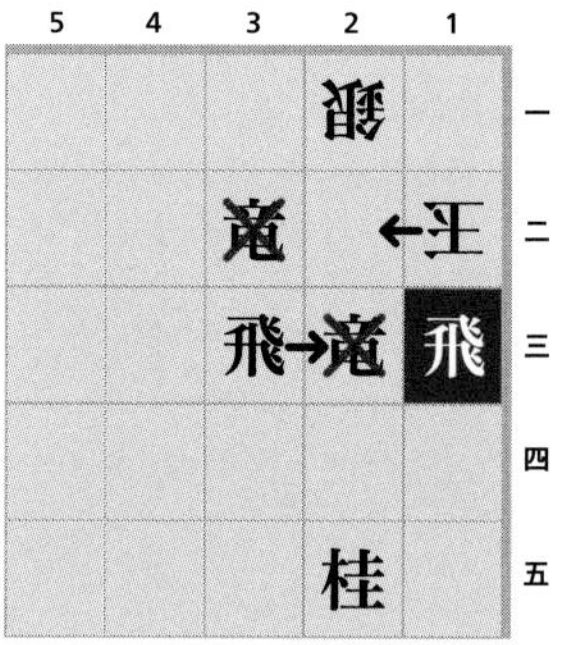

```
   5    4    3    2    1
                  馬    一
            王          
            飛    成桂   三
                       
                  桂    五
```

飛の王手、1三飛不成には、桂が1三にきいていて同玉とはできません。しかし、2二玉と逃げられて失敗です。2三飛成は桂がきいていないので、同玉で失敗ですね。3二飛成、3二飛不成も同銀で失敗です。

```
   5    4    3    2    1
                  馬    一
       竜    ← 王         二
       飛 → 竜    飛    三
                       四
                  桂    五
```

羽生九段のひとこと

⬛1三桂成は△1一玉で詰みとなりません。
⬛1三飛成とすれば1一の逃げ場もなくなります。

❖飛から竜になったときの動きを確認しておきましょう。

動かす駒を考えてみましょう

銀 銀 金

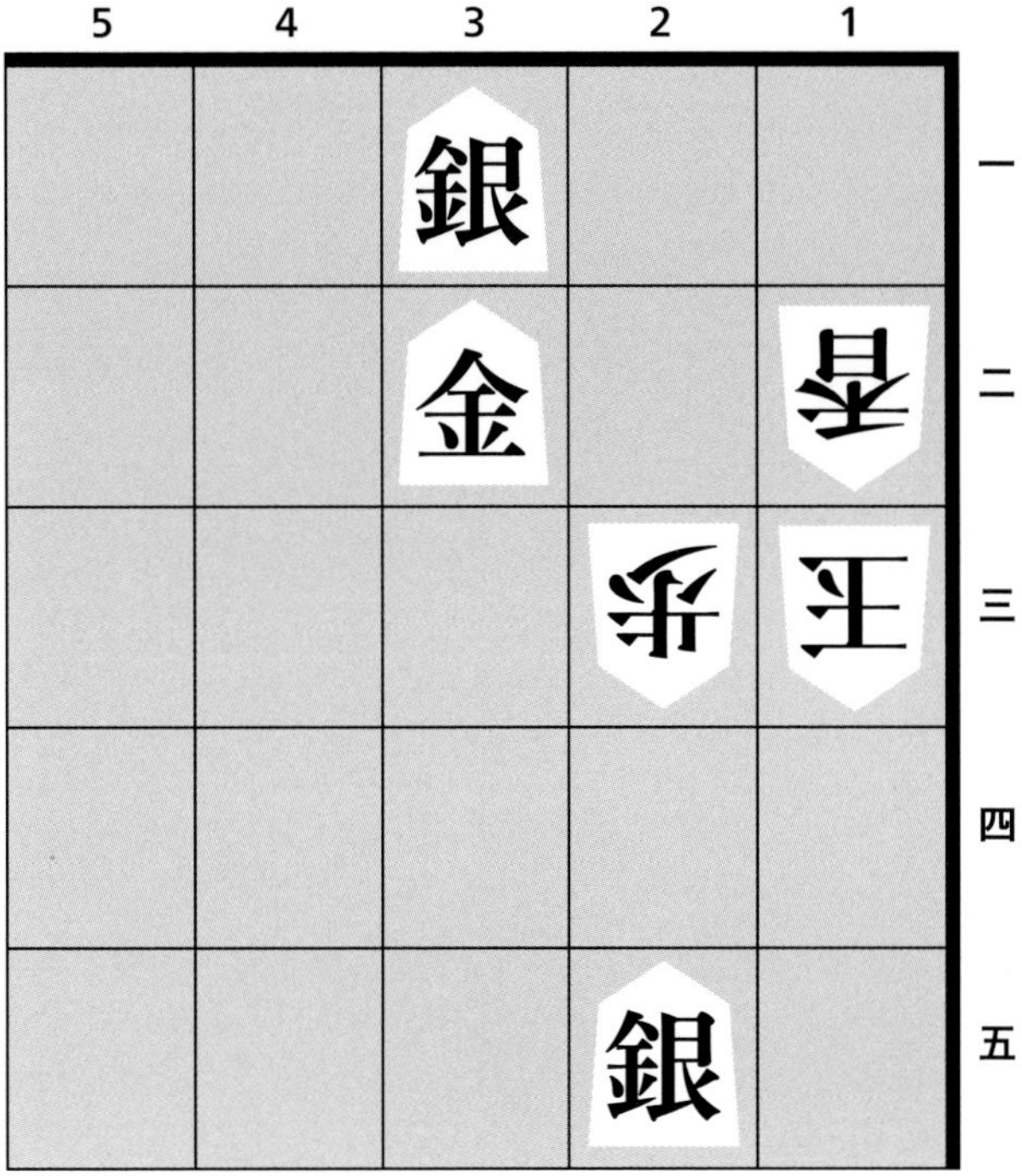

先手　持駒なし

考え方のヒント

第1条 自分の駒は2五銀、3一銀、3二金で、持ち駒はありません。相手の駒は、1二香、1三玉、2三歩ですね。金銀で上と下から玉をおさえています。

第2条 玉の移動できるマスを確認しましょう。1四、2二、2四ですが、いずれも金銀がきいているので動けない状態です。

第3条 盤上の駒で王手を考えてみましょう。2五銀ではいくつありますか。1四銀と2四銀ですね。次に3二金での王手を考えてみましょう。これは王手ができませんね。最後、3一銀での王手は2二銀不成です。

第4条 この問題では持ち駒はありません。

さあ、どこに指すかわかりましたか?

２二銀不成

玉は、１四、２四へは逃げられませんね。２二玉で銀を取ろうとしても、３二金がきいているので、逃げられませんね。

	5	4	3	2	1	
			銀			一
			金	銀	歩	二
				香	王	三
						四
				銀		五

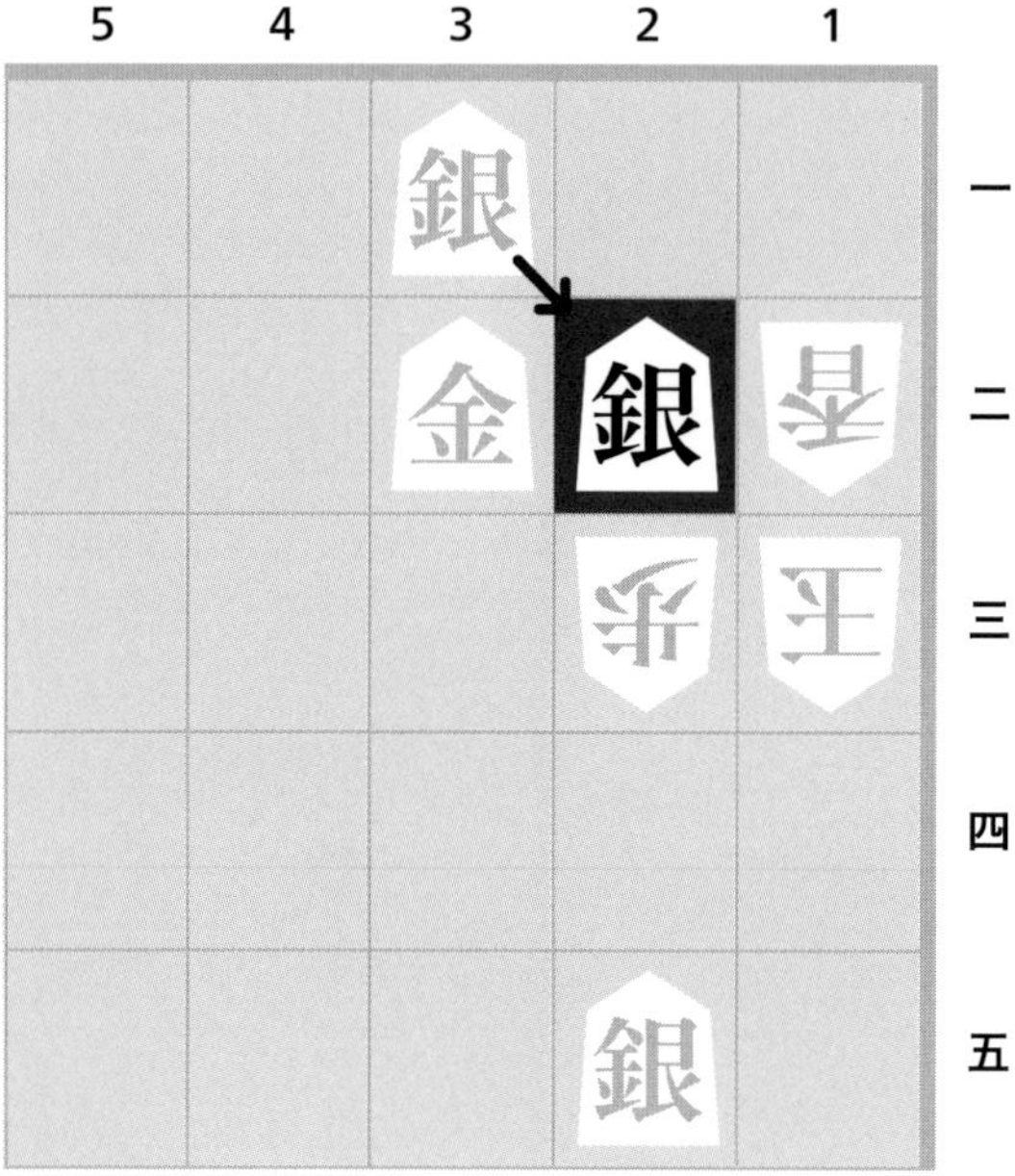

この状態が「詰み」。玉が移動できないことを確認してください。

違う手も考えてみましょう

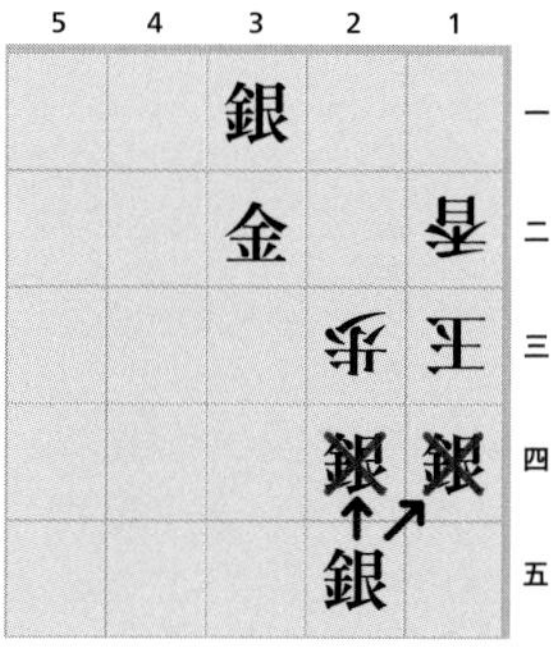

２五銀での王手１四銀と２四銀は、いずれも同玉、または２四歩の同歩で失敗ですね。

	5	4	3	2	1	
			銀			一
			金		歩	二
				香	王	三
					銀↑銀		四
							五

３一銀を、２二銀成としてしまうと、ななめ後ろへ移動できなくなります。王手にならないので注意しましょう。

	5	4	3	2	1	
			銀			一
			金	成銀	歩	二
				香	王	三
						四
				銀		五

羽生九段のひとこと

▲２二銀成は王手ではないので失敗です。▲２二銀不成で王手かつ、詰みとなります。

❖銀は成らずに使うことが有効な場合があります。

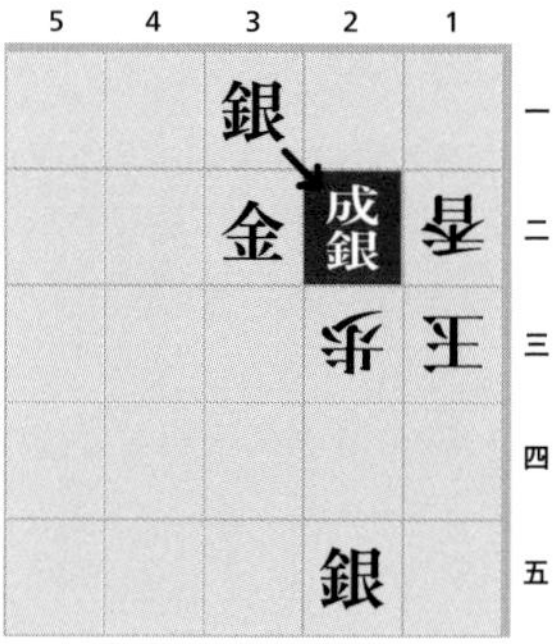

動かす駒を考えてみましょう

竜　金　桂

先手　持駒　桂

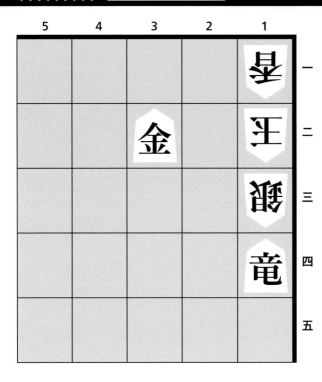

考え方のヒント

第1条 自分の駒は、1四竜、3二金です。持ち駒に桂があります。相手の駒は1一香、1二玉、1三銀ですね。

第2条 玉の移動できるマス目を確認しましょう。2一、2二、2三ですが、2一と2二は3二金がきいていて行けません。2三には1四竜がきいていますね。

第3条 盤上の駒で王手をしてみましょう。まずは竜で考えてみましょう。銀を取って1三竜の王手と、2三竜の王手ですね。次に金での王手を考えてみましょう。2二金だけですね。

第4条 持ち駒の桂で王手を考えてみましょう。桂が玉にとどくのはどこでしょうか。

さあ、どこに打つかわかりましたか？

2四桂

解説

1三銀が2四桂を取りに動くと、防ぐ駒がなくなり1四竜が玉を取ることができます。竜と金がきいて玉が身動きできないことを確認しましょう。

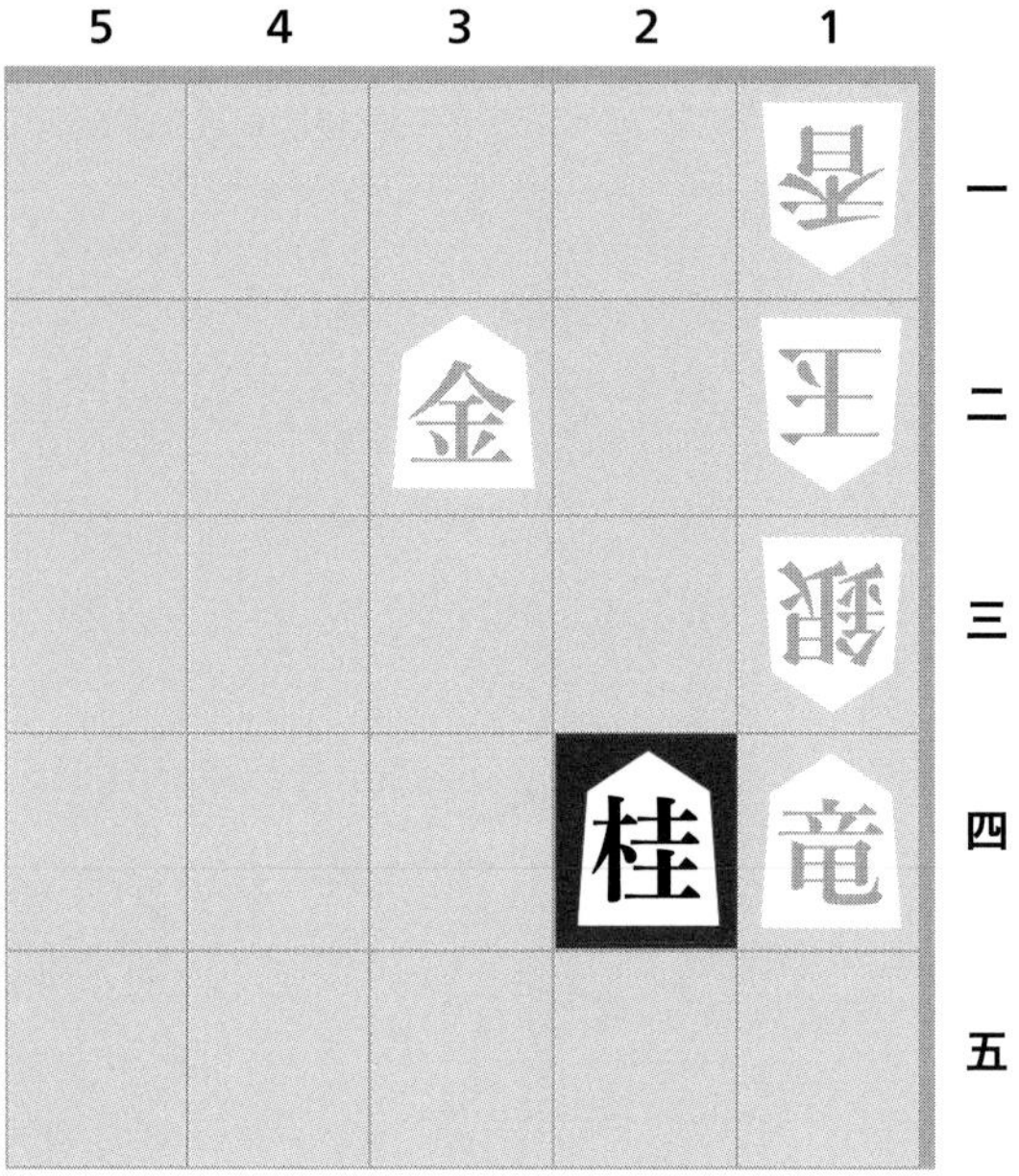

この状態が「詰み」。玉が移動できないことを確認してください。

「違う手も考えてみましょう」

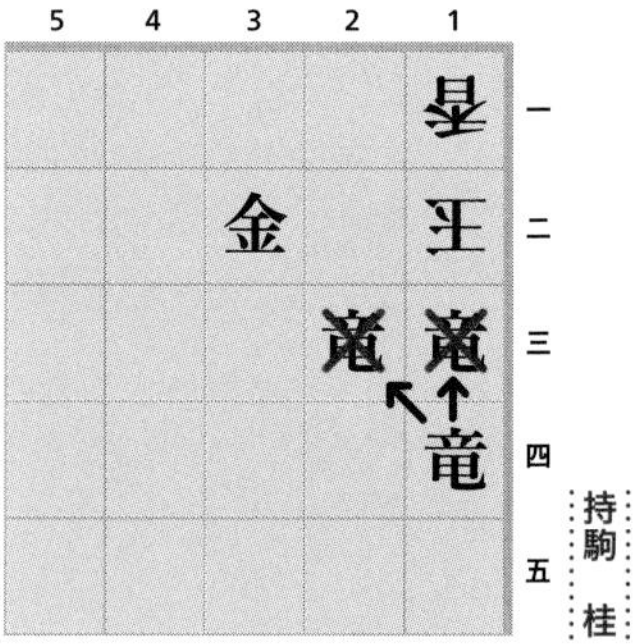

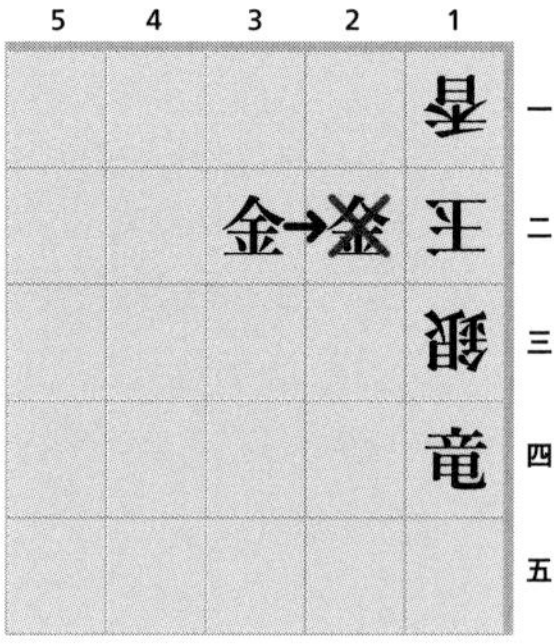

第3条 盤上の竜と金での王手はどうなるでしょうか。

銀を取っての王手1三竜は、同玉で失敗です。2三竜も同玉で失敗であることを確認しましょう。

2二金は、1四竜があるので、1三銀は動けず取られませんが、玉で取られて失敗となります。

羽生九段のひとこと

☗2二金は☖同玉でうまくいきません。☗2四桂と持ち駒を使ってピッタリの詰みとなります。

❖この問題は桂を使う場合、2四桂以外では王手にならないことを確認しましょう。

動かす駒を考えてみましょう

馬 金

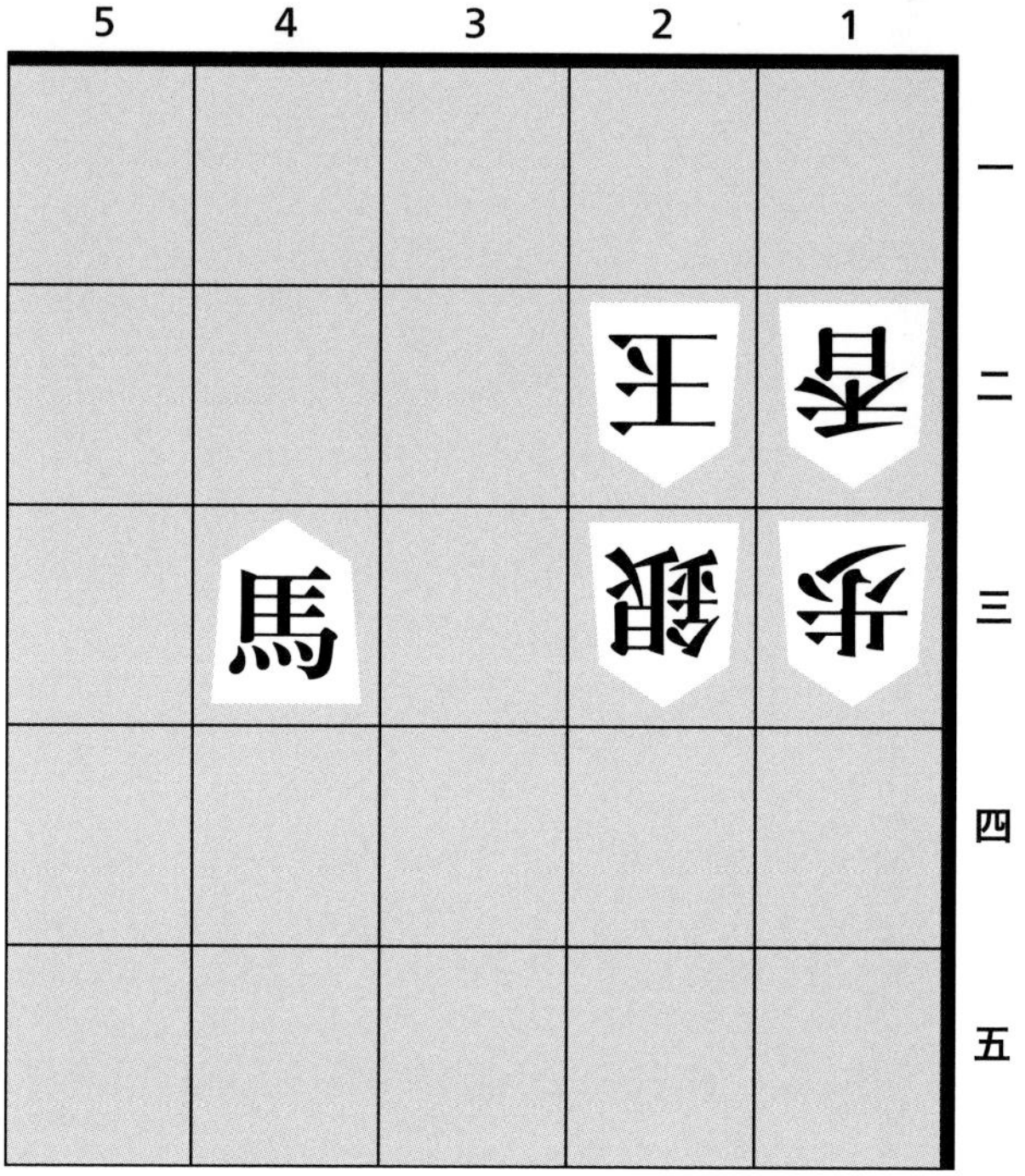

先手 持駒 金

考え方のヒント

第1条 自分の駒は、4三馬（角の成った駒）と持ち駒の金です。相手の駒は1二香、1三歩、2二玉、2三銀ですね。

第2条 玉の移動できる場所を確認しましょう。1一、2一、3一、3二、3三ですね。2一、3二、3三は4三馬で取られてしまいますね。

第3条 盤上の駒で王手を考えてみましょう。2一馬、3二馬、3三馬と4四馬ですね。馬の動ける場所を確認しましょう。

第4条 持ち駒の金で考えましょう。王手になるのは2一金、3二金、3三金ですね。

さあ、どこに打つかわかりましたか？

2一金

解説

これは金を下（尻）向きに使うので、「尻金《しりきん》」ともいわれる手筋です。金がきいて1一に逃げられないようにしていること、4三馬がきいていることを確認しましょう。

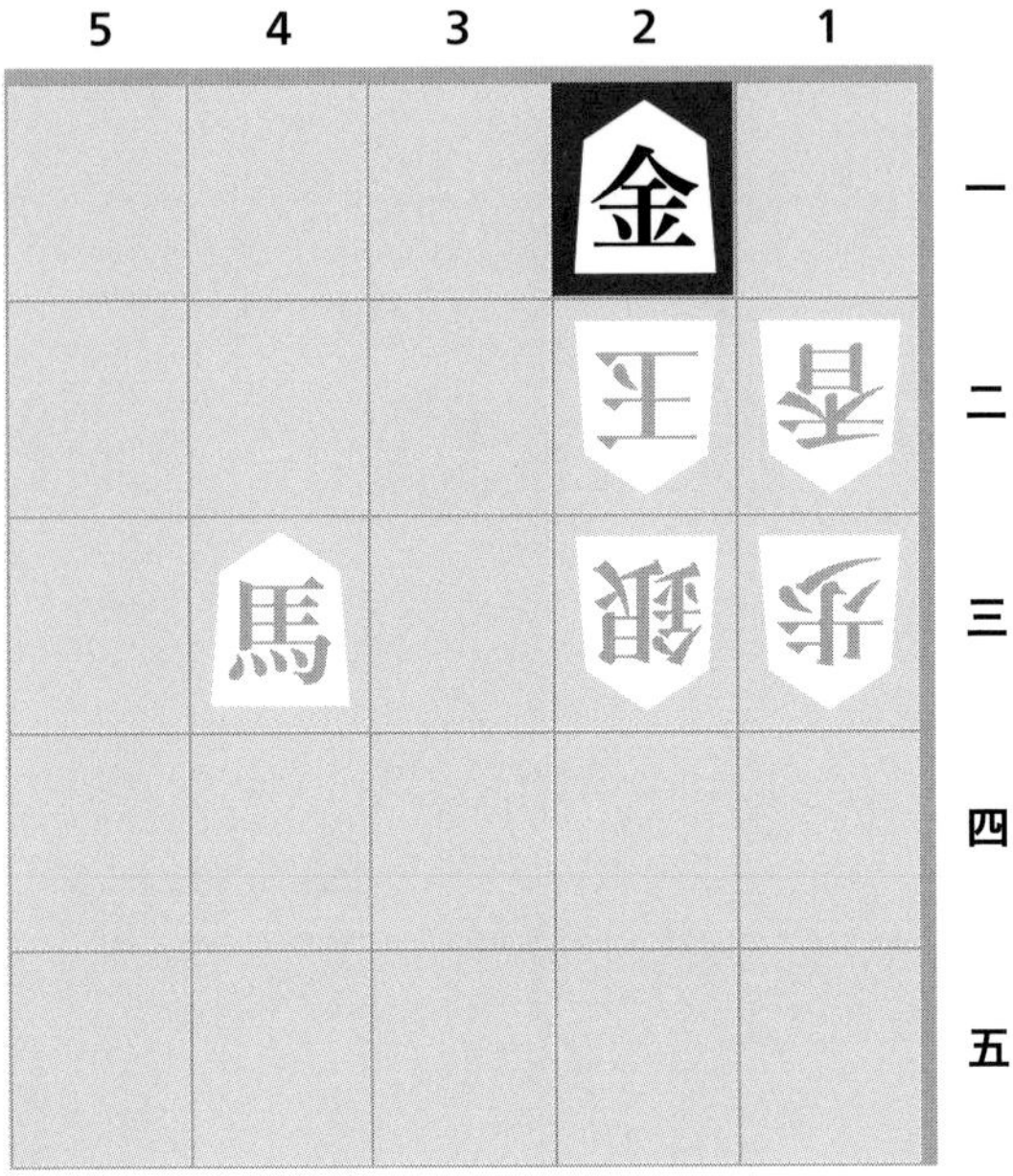

この状態が「詰み」。玉が移動できないことを確認してください。

「違う手も考えてみましょう」

持駒 金

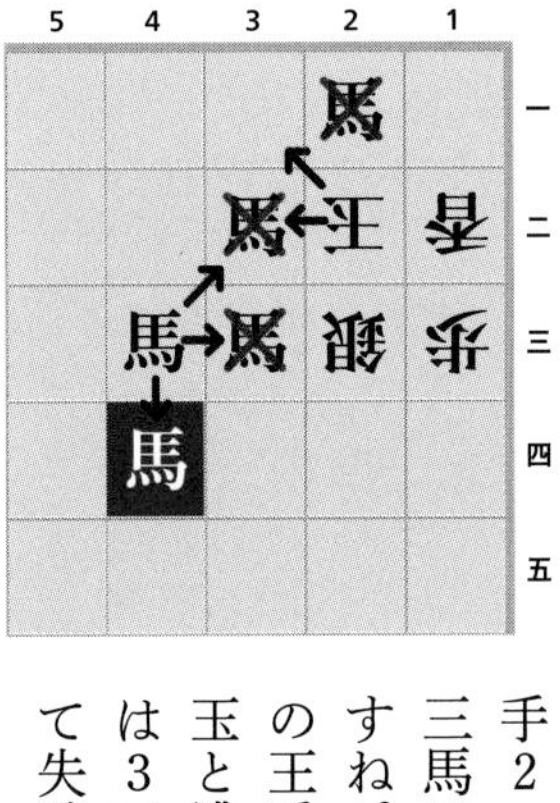

第3条 盤上の馬での王手2一馬、3三馬、3三馬は、同玉で失敗ですね。4四馬と離しての王手は3一玉、3二玉と逃げられて、または3三歩と合駒をされて失敗です。

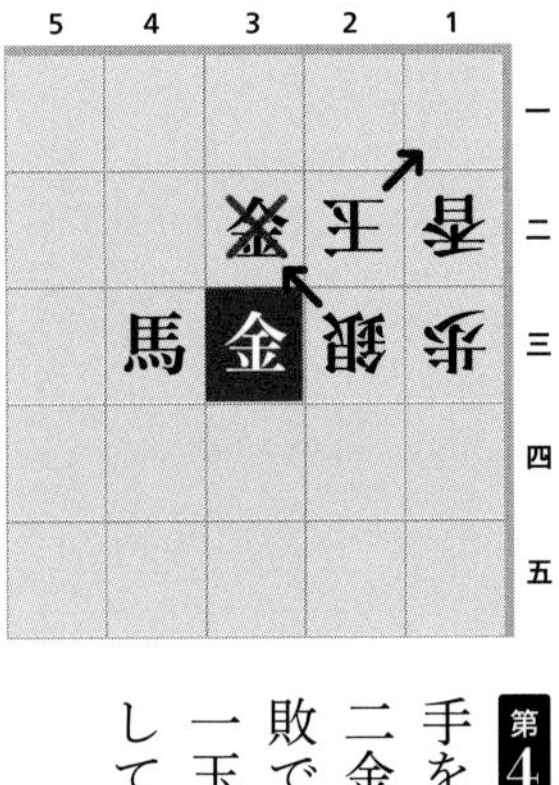

第4条 持ち駒・金の王手を考えましょう。3二金は銀で取られて失敗ですね。3三金は1一玉と逃げられて失敗してしまいます。

羽生九段のひとこと

☗3三金は☖1一玉で詰みになりません。☗2一金ですべての逃げ場所をおさえることができます。

挑戦した日　月　日

□

▲正解だったらチェックを入れましょう。

動かす駒を考えてみましょう

飛
金

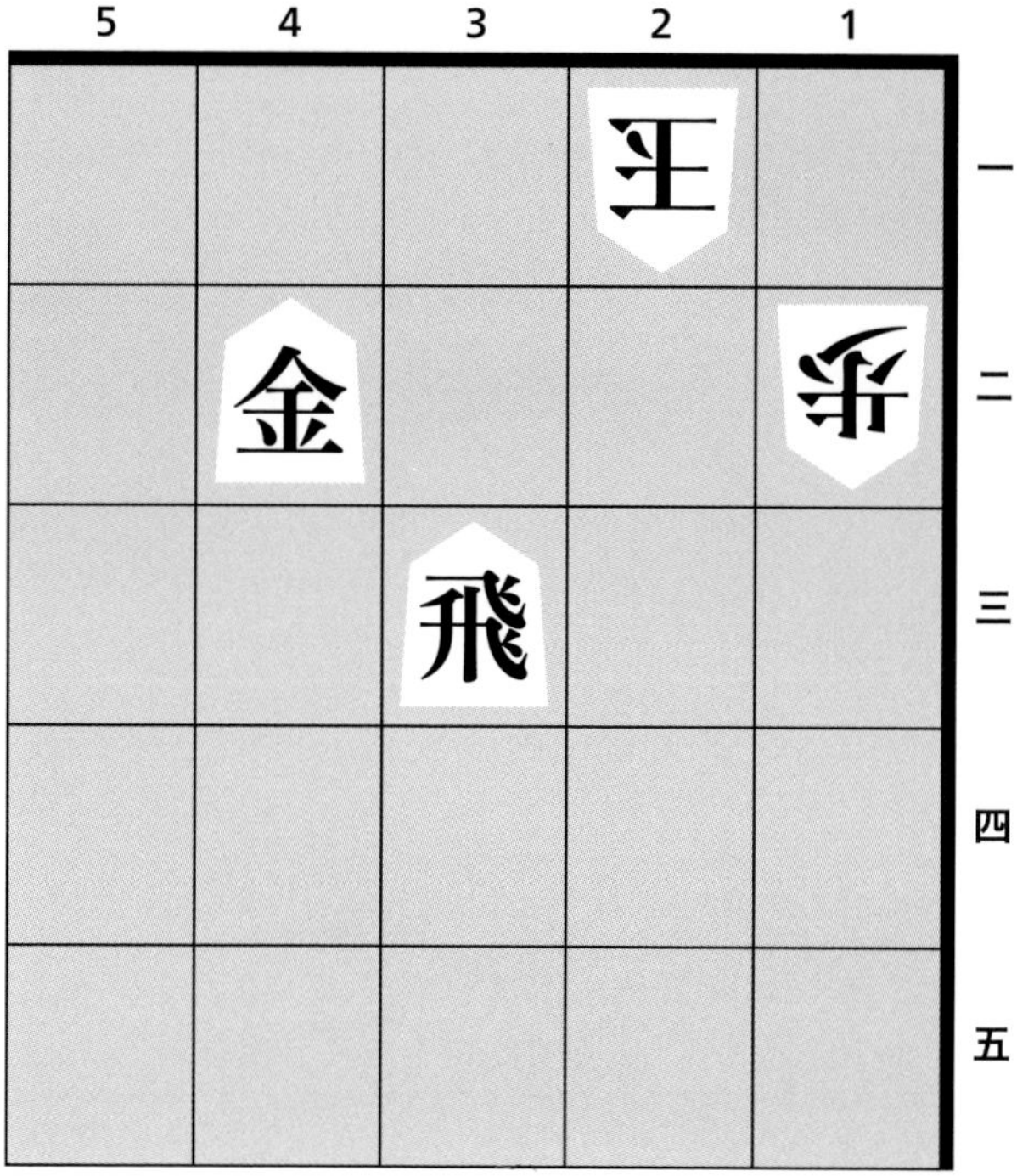

先手　持駒なし

考え方のヒント

第1条 自分の駒は3三飛、4二金です。相手の駒は1二歩、2一玉ですね。持ち駒はありません。盤上の駒で詰ませてください。

第2条 玉の移動できる場所を確認しましょう。1一、2二、3一、3二ですね。3一と3二は金にも飛にも取られるので移動できませんね。

第3条 まず、4二金で王手をしてみましょう。3一金と3二金が考えられますね。どちらも3三飛がきいていますね。飛での王手を考えてみましょう。2三飛不成または2三飛成、3一飛不成または3一飛成、3二飛成ですね。成るか成らないかを考えましょう。

第4条 この問題では持ち駒はありません。

さあ、どこに指すかわかりましたか？

3一飛成

解説

飛が竜に成ったため、玉が1一と2二へ逃げられないことを確認しましょう。金のきいているマスで、飛を竜に成らせることが重要です。

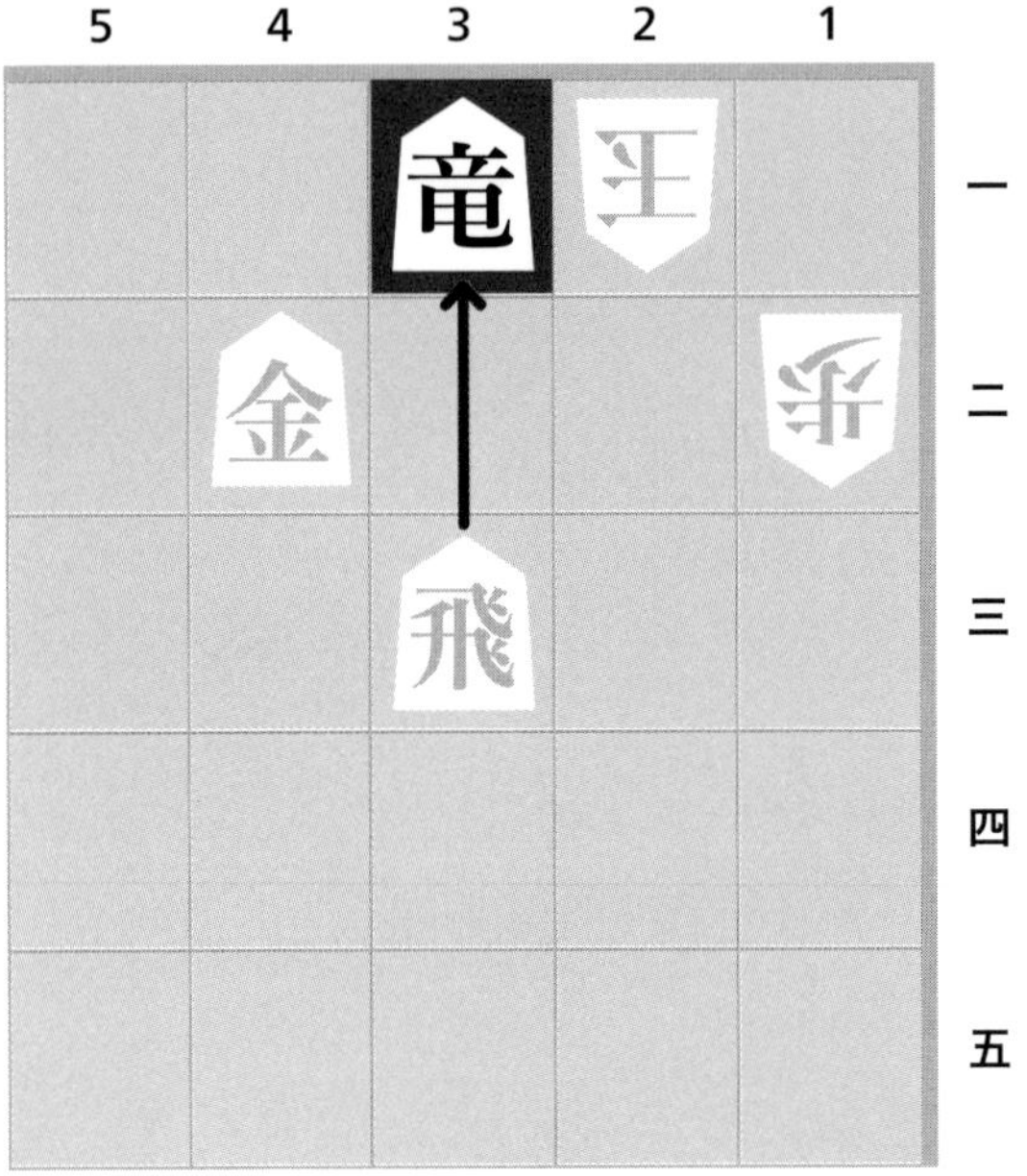

この状態が「詰み」。玉が移動できないことを確認してください。

「違う手も考えてみましょう」

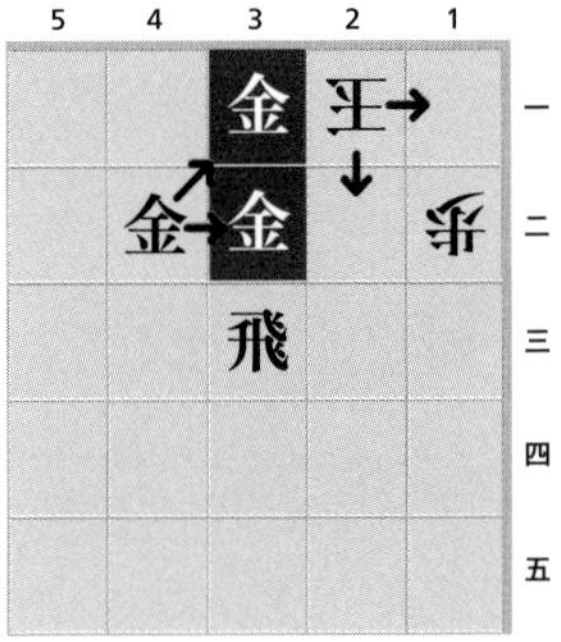

4二金の王手、3一金では、1一または2二へ逃げられてしまいます。3二金も1一へ逃げられてしまいますね。

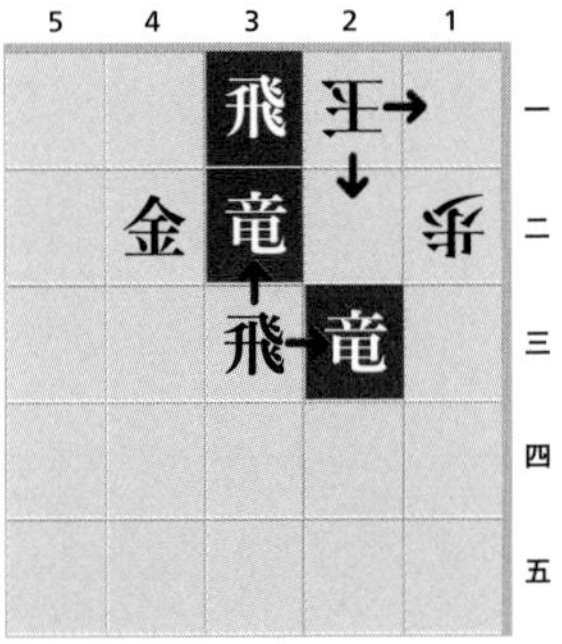

飛の王手、2三飛不成は1一玉と逃げられ、または2二歩の合駒で失敗です。2三飛成と3二飛成は1一玉と逃げられてしまいますね。3一飛不成は2二玉と逃げられて失敗です。

羽生九段のひとこと

☗3二金は☖1一玉にとどきません。☗3一飛成で竜が強力で詰みとなります。

❖どの駒が活躍するかを考えることも、詰将棋の楽しみのひとつです。

第23問

挑戦した日

月　　　日

▲正解だったらチェックを入れましょう。

羽生九段に挑戦！

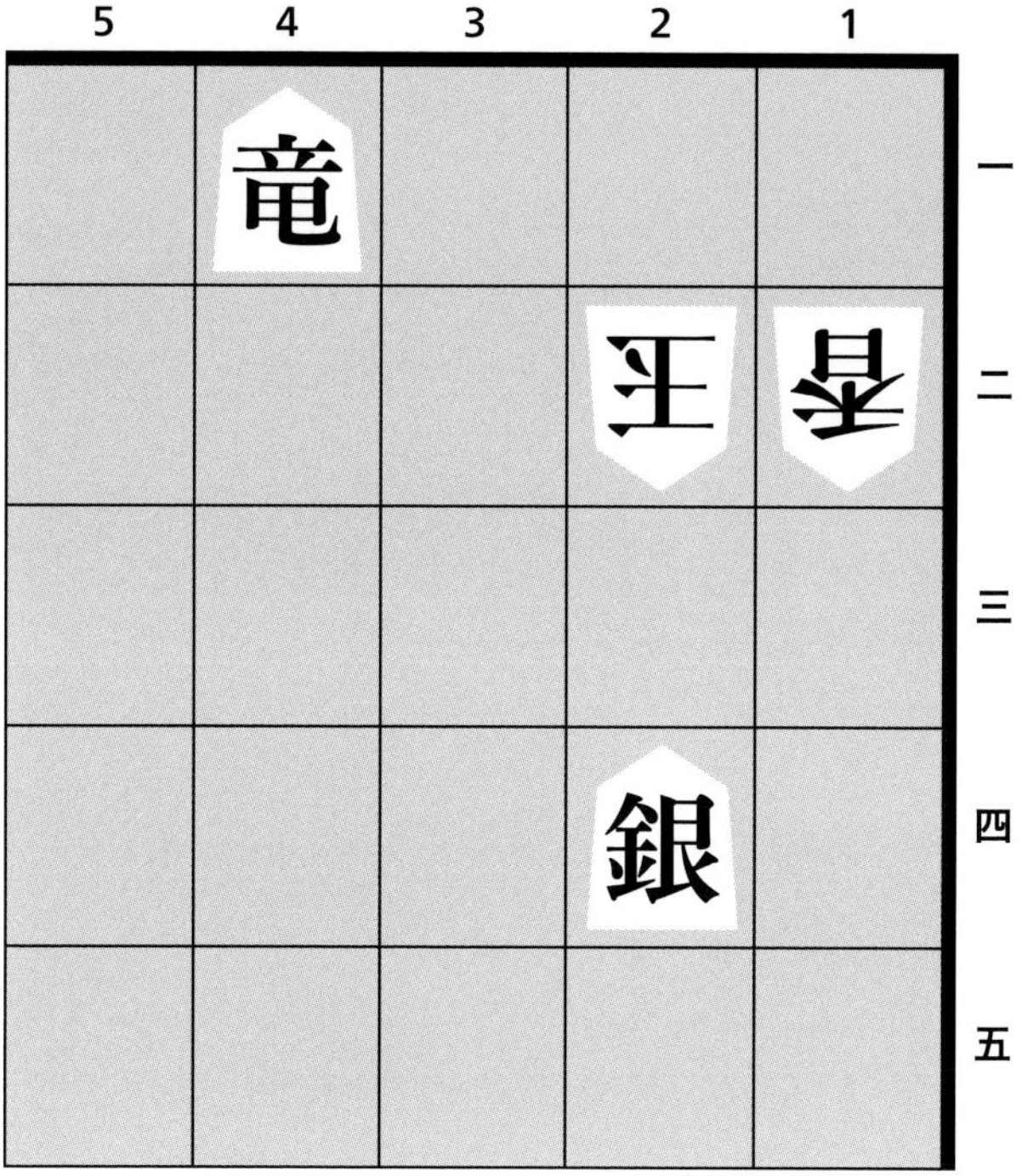

動かす駒を考えてみましょう

▲先手　持駒　香

銀　竜　香

	5	4	3	2	1	
一		竜				
二				王	昱	
三						
四			銀			
五						

考え方のヒント

第1条 自分の駒は2四銀、4一竜の2枚と持ち駒の香です。相手の駒は1二香、2二玉ですね。

第2条 玉の移動できる場所を確認しましょう。1一、1三、2一、2三、3一、3二、3三と7か所ですね。じつはすべて竜と銀で取られてしまいます。わかりますね。

第3条 盤上の銀で王手をしてみましょう。1三銀不成、1三銀成、2三銀不成、2三銀成、3三銀不成、3三銀成と6通り考えられたら素晴らしいです！次は、竜で王手をしてみましょう。1一竜、2一竜、3一竜、3二竜そして、4二竜、5二竜が考えられますね。

第4条 持ち駒を使ってみましょう。香での王手は1つしかありません。

さあ、どこに打つかわかりましたか？

2二香

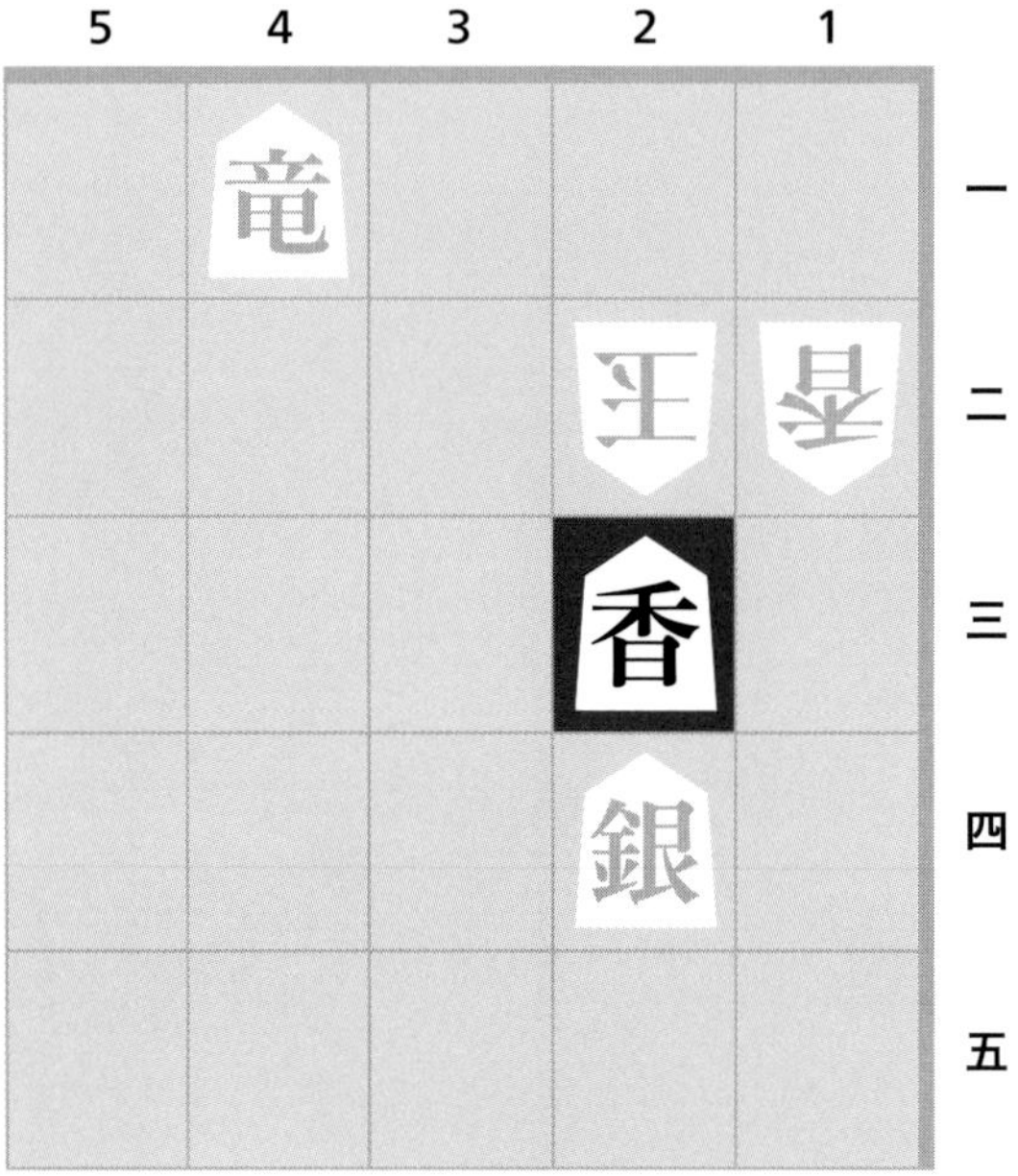

この状態が「詰み」。玉が移動できないことを確認してください。

解説

香を短く使うことも頭に入れておいてください。持ち駒が歩であった場合は、2二歩は禁じ手「打ち歩詰」で負けとなりますので気をつけてください。

違う手も考えてみましょう

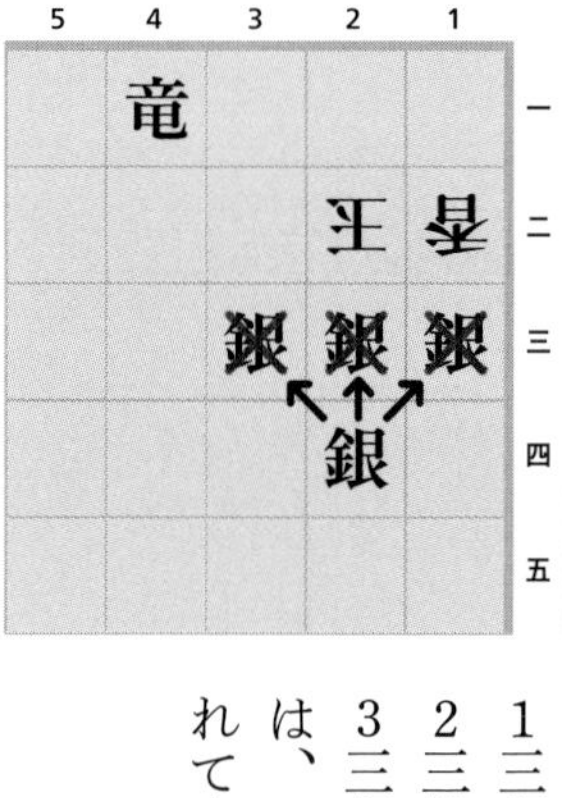

持駒　香

第3条　盤上の銀の王手

1三銀不成、1三銀成、2三銀不成、2三銀成、3三銀不成、3三銀成は、いずれも玉で取られて失敗ですね。

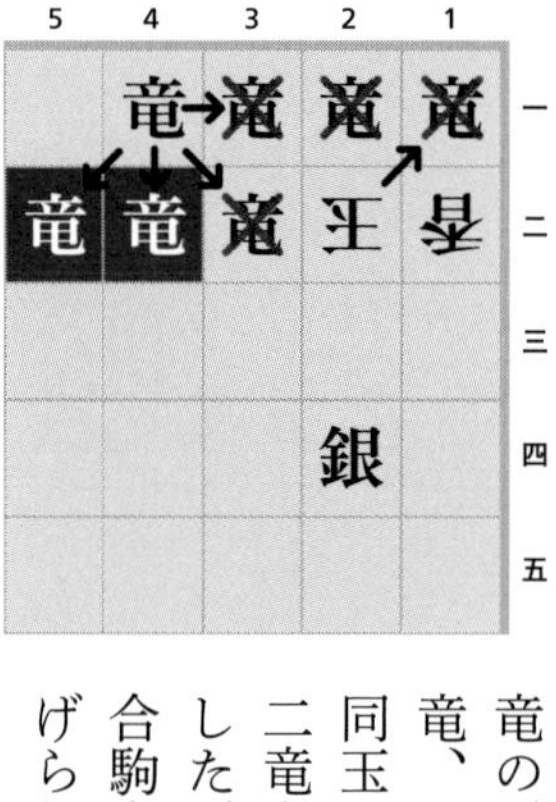

竜の王手1一竜、2一竜、3一竜は同玉で失敗ですね。4二竜または5二竜と離した王手は、3二の合駒または1一玉へ逃げられて失敗です。

羽生九段のひとこと

▲4二竜は△1一玉で詰みとなりません。▲2三香と持ち駒を使ってきれいな詰みとなります。

❖遠くに移動できる香を、歩の代わりに使うことがあります。

第24問

挑戦した日　　月　　日

□ ▲正解だったらチェックを入れましょう。

動かす駒を考えてみましょう

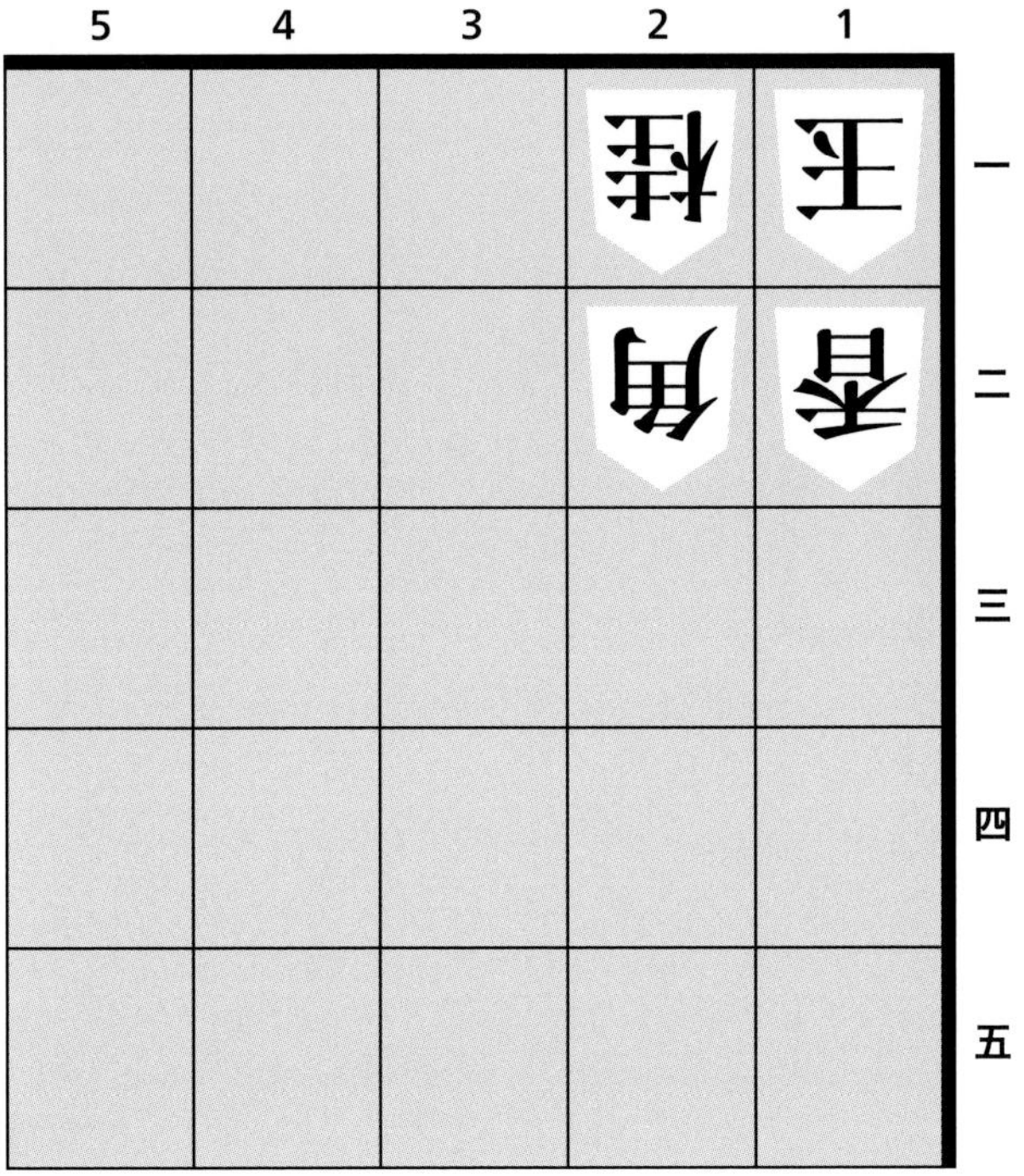

先手 持駒 桂

桂

考え方のヒント

第1条 自分の駒は、なんと盤上にはありません！ 相手の駒は１一玉、１二香、２一桂、２二角で「穴熊《あなぐま》」（71ページ第16問）になっていますね！ 持ち駒の桂がポイントになります。

第2条 玉の状態を見てみましょう。移動できるマスはありますか？ ひとつもないですね。

第3条 盤上の自分の駒で王手を…と、思っても１枚もないのでしたね。

第4条 持ち駒の桂を使って王手をかけてみましょう！ 桂は自他の駒を飛び越える唯一の駒でしたね。

さあ、どこに指すかわかりましたか？

2三桂

相手の2二角の前（2三）へ桂を打ちます。玉は取る、逃げる、合駒をする、味方の駒で取るのすべてができないことを確認しましょう。

	5	4	3	2	1	
				桂	王	一
				角	金	二
				桂		三
						四
						五

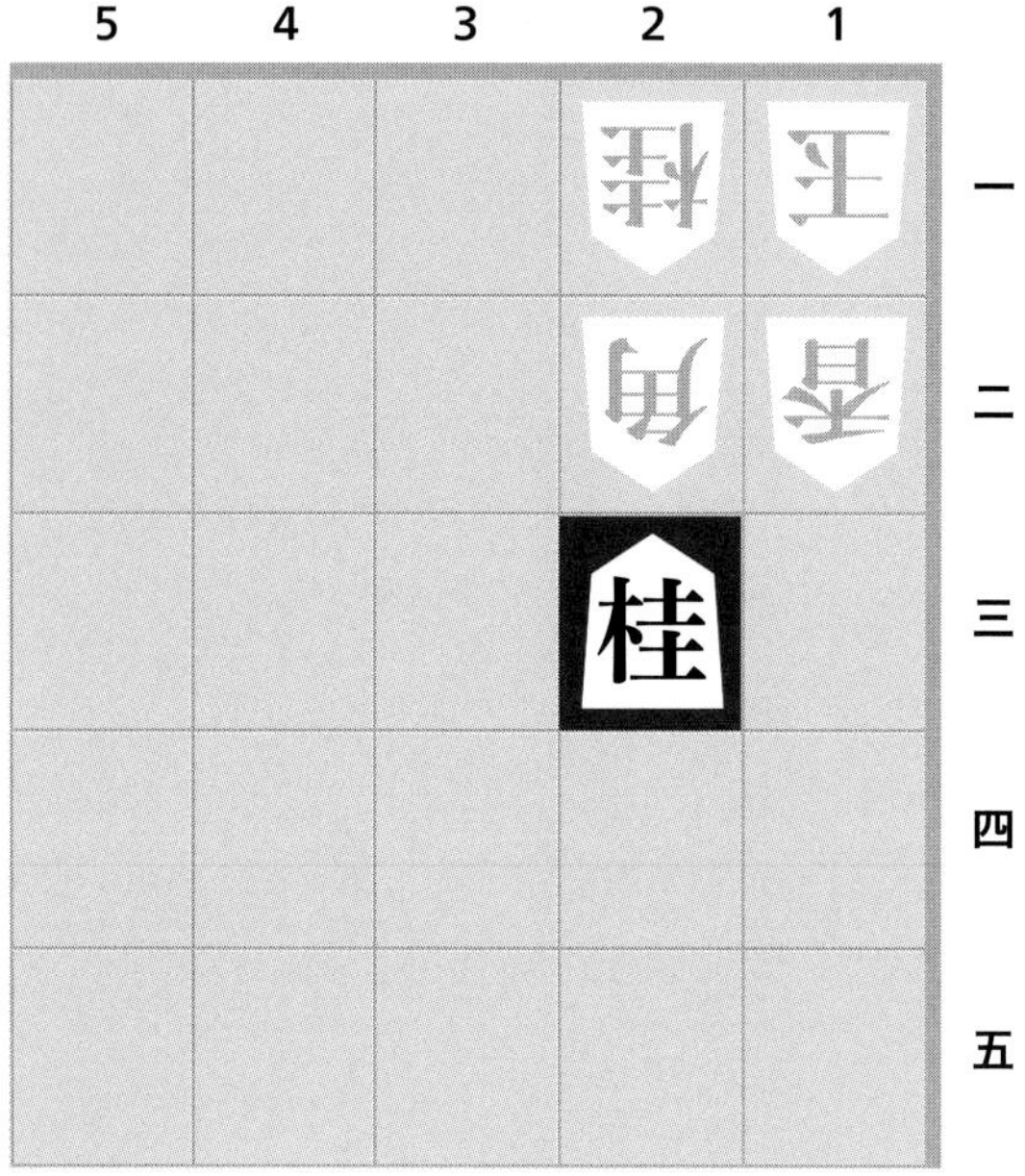

この状態が「詰み」。玉が移動できないことを確認してください。

違う手も考えてみましょう

第4条 2三桂以外は王手とならないため、違う手はありません。自他の駒を飛び越える桂の動きを確認しておきましょう。

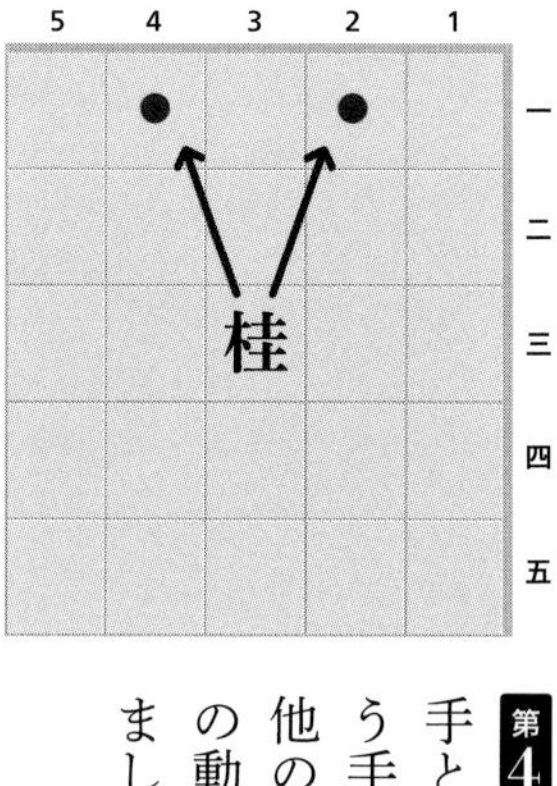

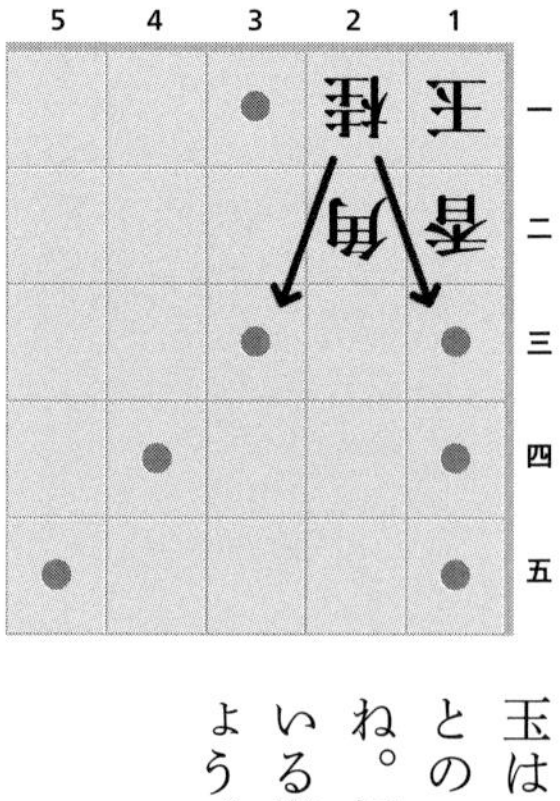

玉は「穴熊」で動くことのできない状態ですね。相手の駒のきいている場所を確認しましょう。

羽生九段のひとこと

通常は攻め駒が2枚以上ないと詰まないのですが、1枚でも詰みになる特殊なケースです。

❖「穴熊」の状態の玉には、桂がとても有効です。

動かす駒を考えてみましょう

銀　角　飛

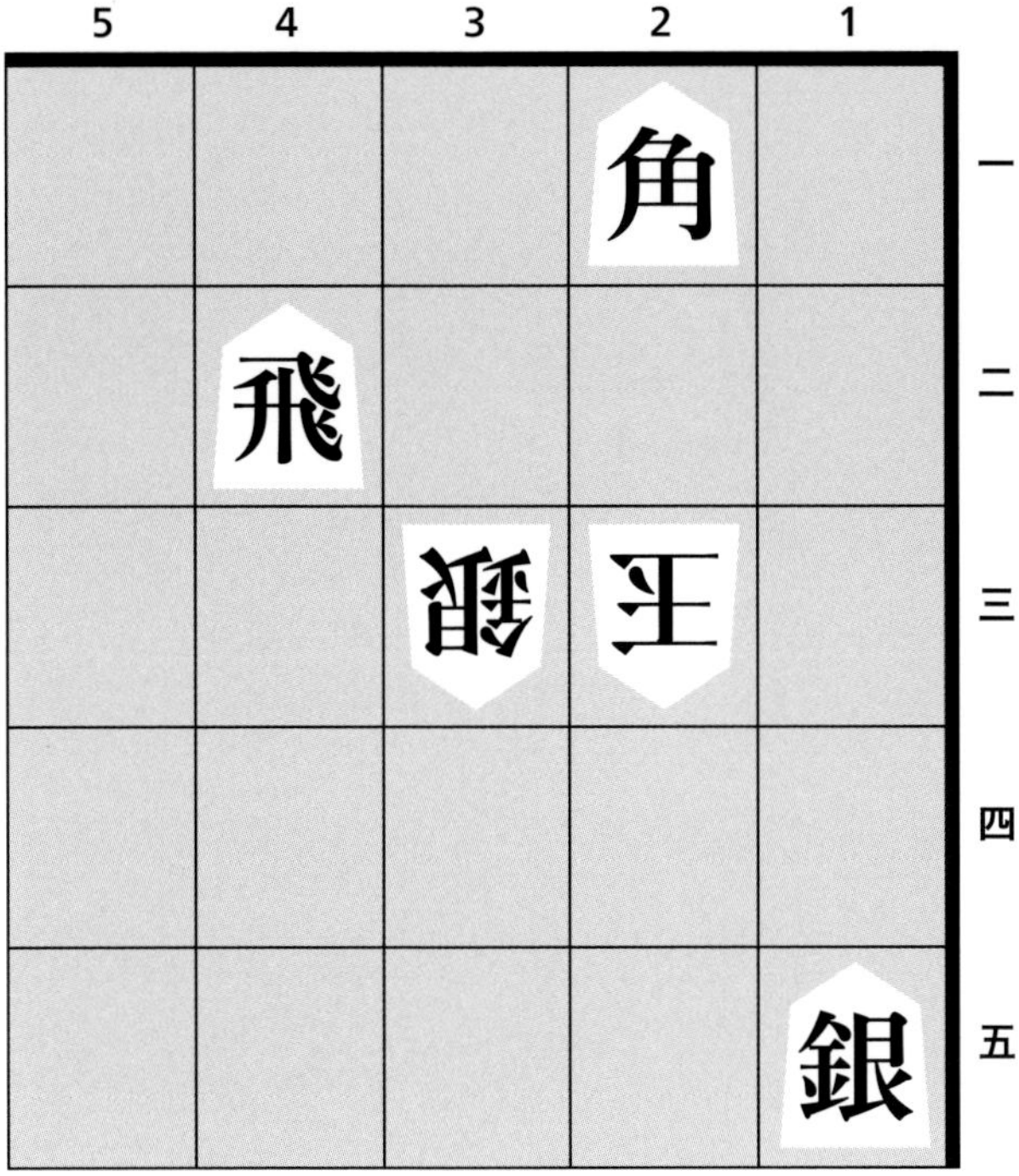

先手　持駒なし

考え方のヒント

第1条 自分の駒は1五銀、2一角、4二飛です。持ち駒はありません。相手の駒は2三玉、3三銀ですね。盤上には大駒の飛と角があります。どう使いますか。

第2条 玉の移動できる場所を確認しましょう。角、飛、銀で取られる場所をのぞくと、1三と3四が移動可能ですね。これを防ぐ手を考えることが解法への近道です。

第3条 盤上の駒、飛の王手を考えてみましょう。1二飛成、2二飛成、2二飛不成、3二飛成と4通りあります。
銀での王手は1四銀、2四銀ですね。
角では4つありますね。1二角成、1二角不成、3二角成、3二角不成ですね。

第4条 この問題では持ち駒はありません。

さあ、どこに指すかわかりましたか?

1二角成

解説

飛のきいているマスで角が馬に成って、1三と3四へ逃げられないようにした手ですね。馬が玉の脱出を防いでいます。

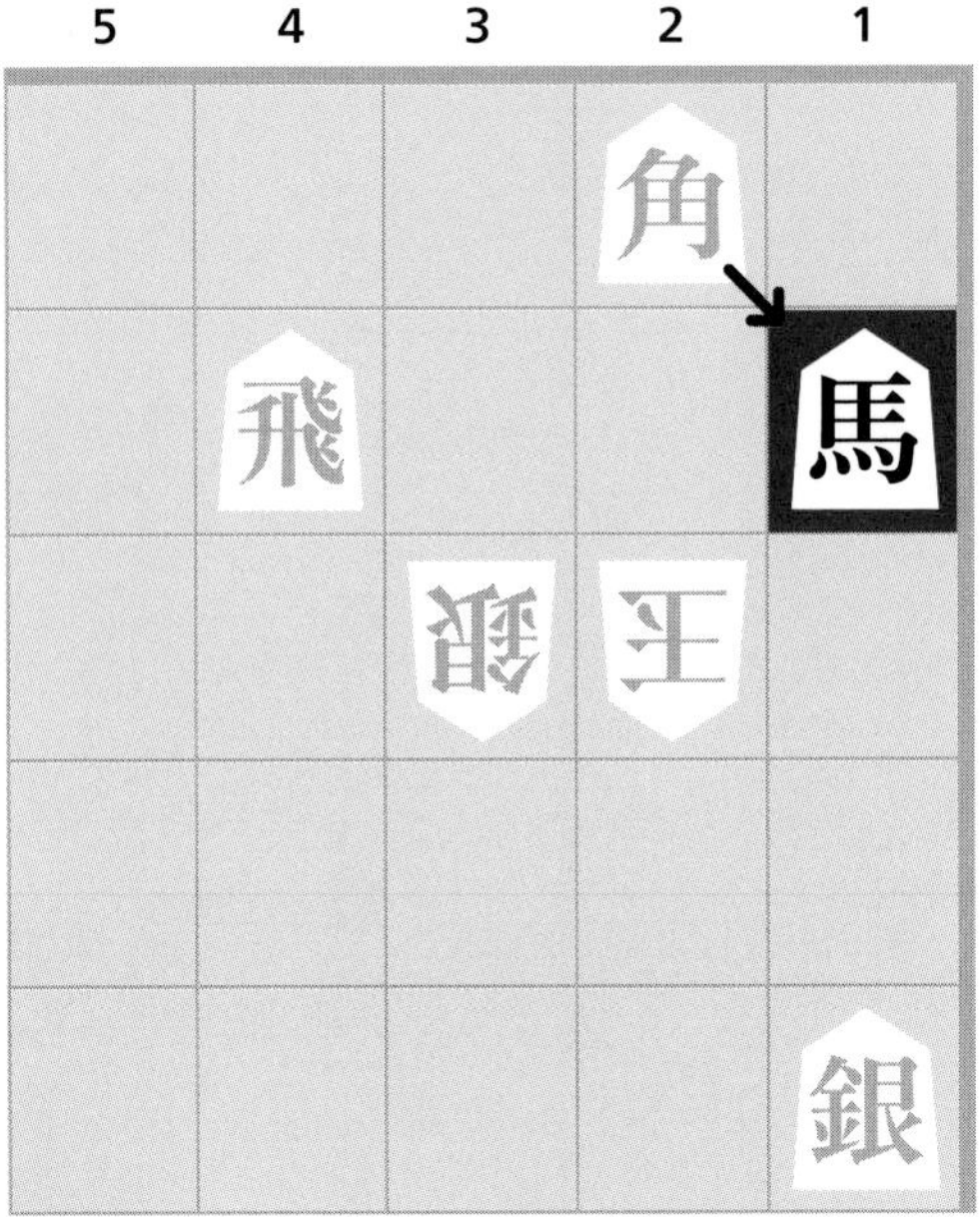

この状態が「詰み」。玉が移動できないことを確認してください。

「違う手も考えてみましょう」

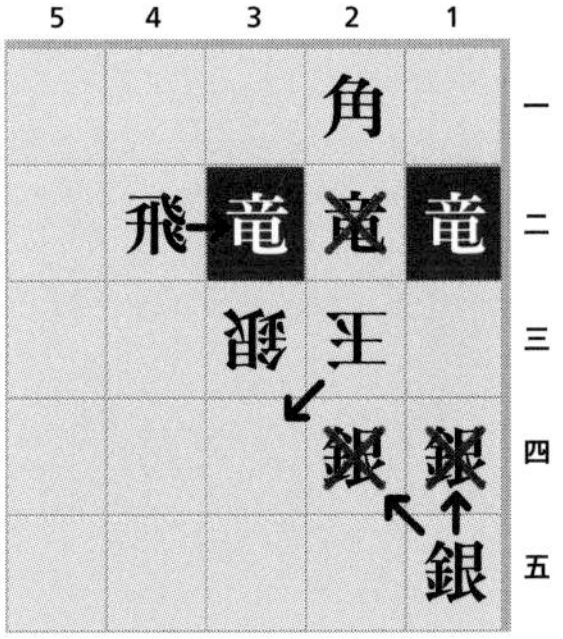

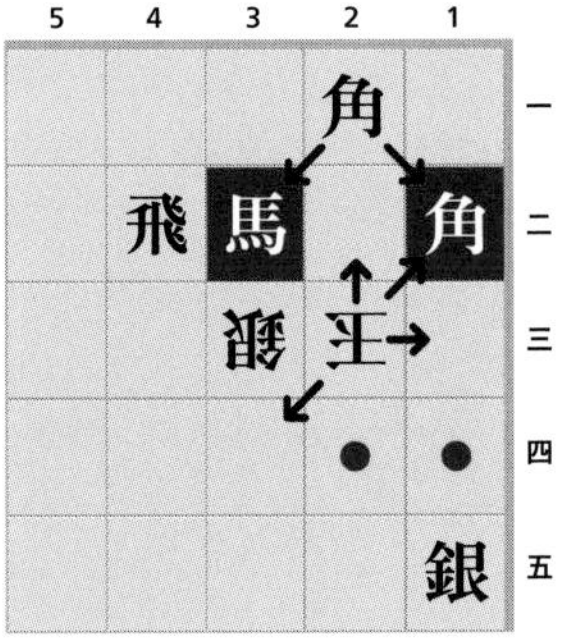

1二飛成と3二飛成は3四へ逃げられます。2二飛成と2二飛不成は3四へ逃げられる、または玉か3三銀で取られます。1四銀は同玉で失敗。2四銀は同玉、または3三銀に取られるか、3四へ逃げられます。1二角不成は1三へ、3二角不成は2二、1二、1三、3四へ、3二角成は1二、1三、3四へ逃げられてしまいます。

羽生九段のひとこと

☗1二飛成は☖3四玉で失敗です。☗1二角成で1三と3四の2つの逃げ場所を消しています。

挑戦した日

月　日

□

▲正解だったらチェックを入れましょう。

動かす駒を考えてみましょう

金 馬

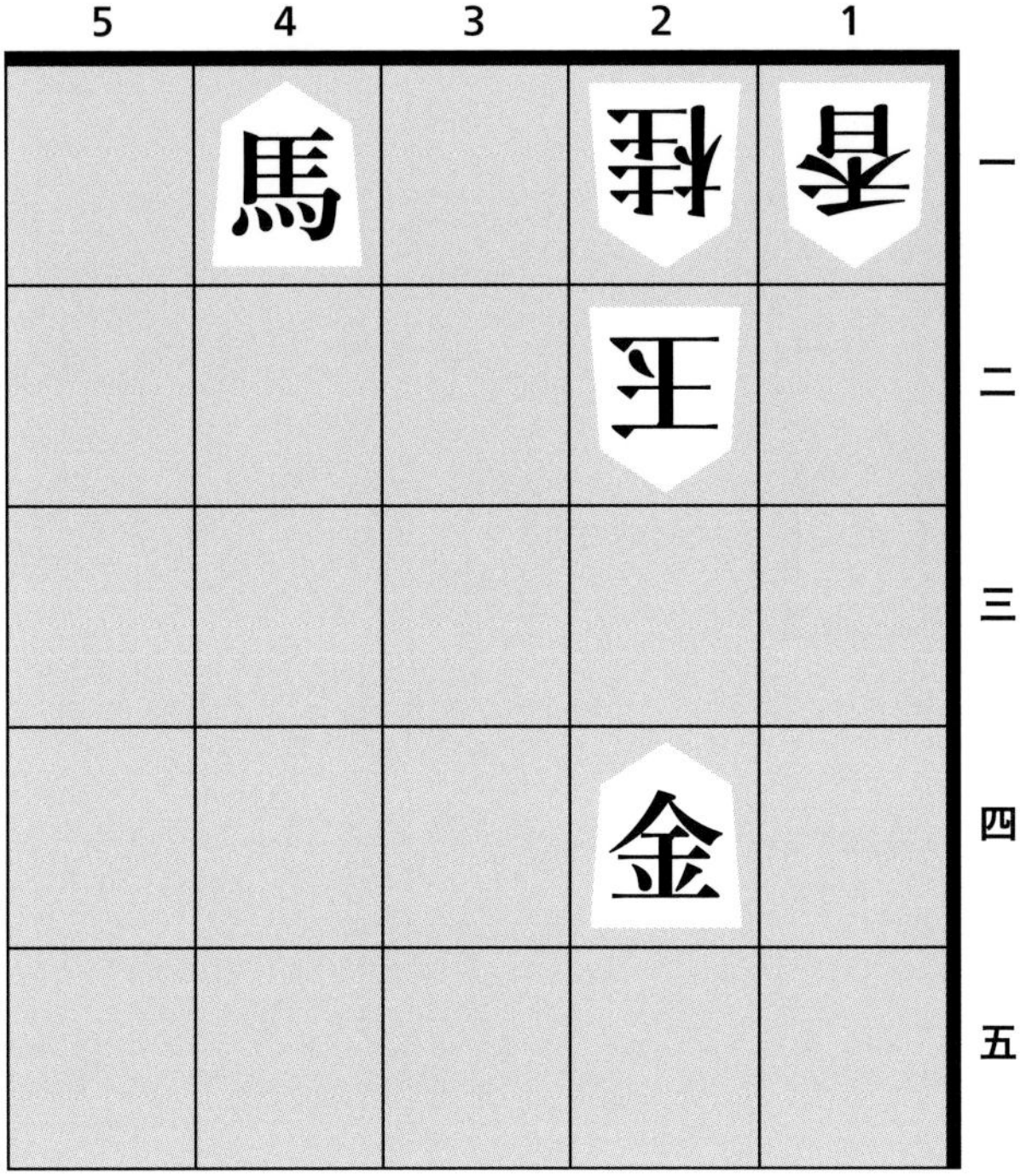

先手　持駒なし

考え方のヒント

第1条 自分の駒は2四金、4一馬です。持ち駒はありません。相手の駒は1一香、2一桂、2二玉ですね。

第2条 玉の移動できる場所を確認しましょう。1三、2三、3三は金が、3一、3二、2三は馬がきいています。移動できるのは1二だけとなりますね。

第3条 馬での王手を考えてみましょう。3一馬、3二馬、2三馬ですね。金での王手も考えてみましょう。1三金、2三金、3三金が考えられますね。

第4条 この問題では持ち駒はありません。

さあ、どこに指すかわかりましたか？

2三金

解説

2三金で、玉は1二へ逃げることはできませんね。また、金には馬がきいているので、玉で取ることもできません。馬と金との連携での王手でした。

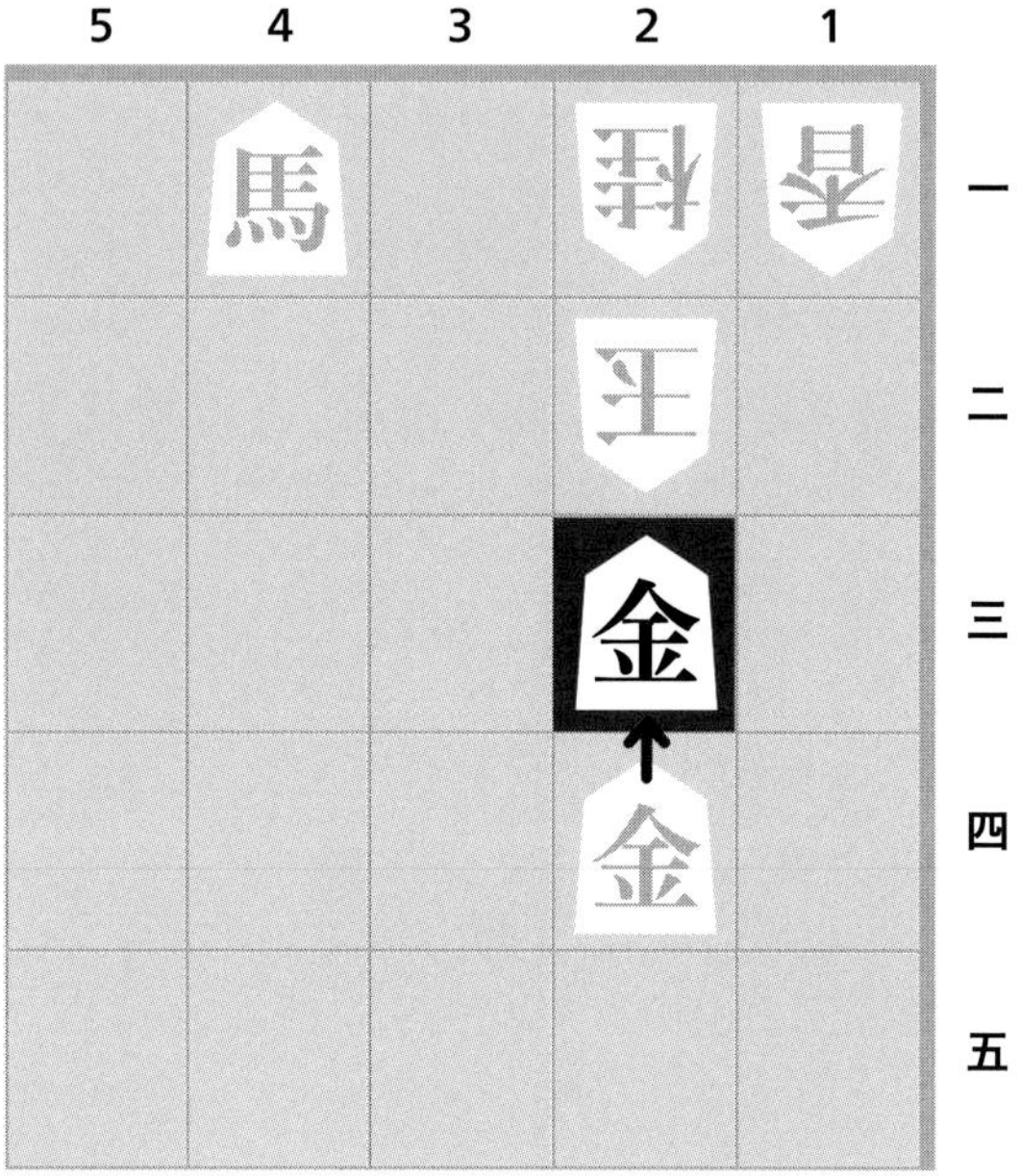

この状態が「詰み」。玉が移動できないことを確認してください。

「違う手も考えてみましょう」

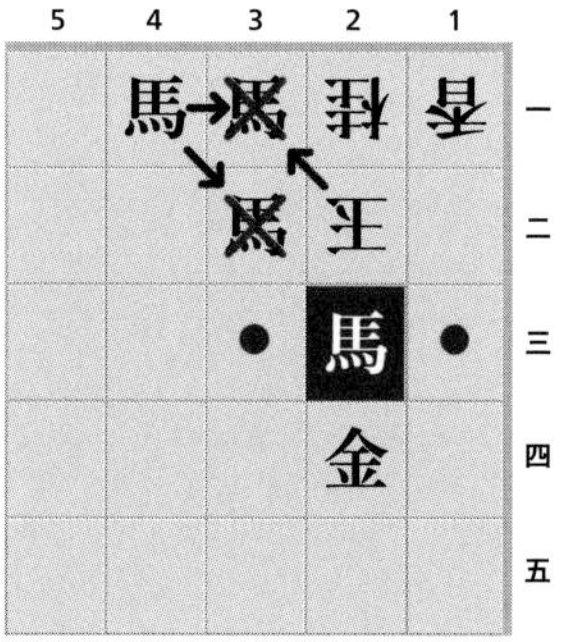

馬での王手3一馬と3二馬は同玉で失敗ですね。2三馬には2四金がきいていますが、3一玉と逃げられて失敗です。

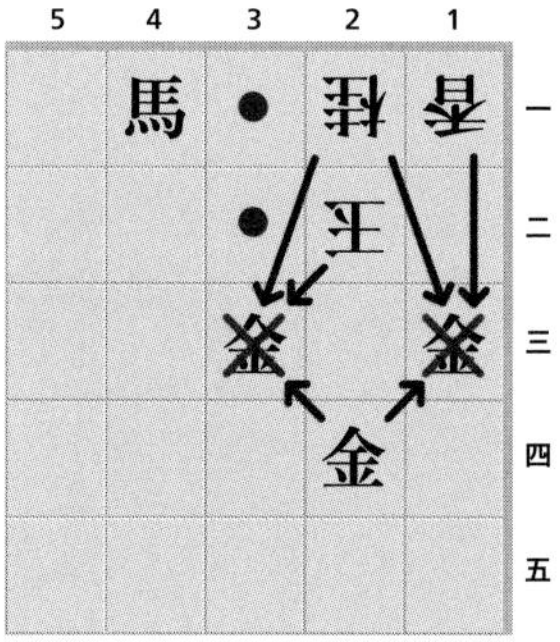

金での王手1三金、3三金はどうでしょう。1三金は玉、香または桂で取られるか、3三玉と脱出されて失敗です。3三金は玉、桂で取られて失敗です。

羽生九段のひとこと

☗2三馬は☖3一玉で詰みとなりません。☗2三金で馬と金の2つの駒がみごとに協力しています。

挑戦した日　月　日

▲正解だったらチェックを入れましょう。

動かす駒を考えてみましょう

香 馬 角

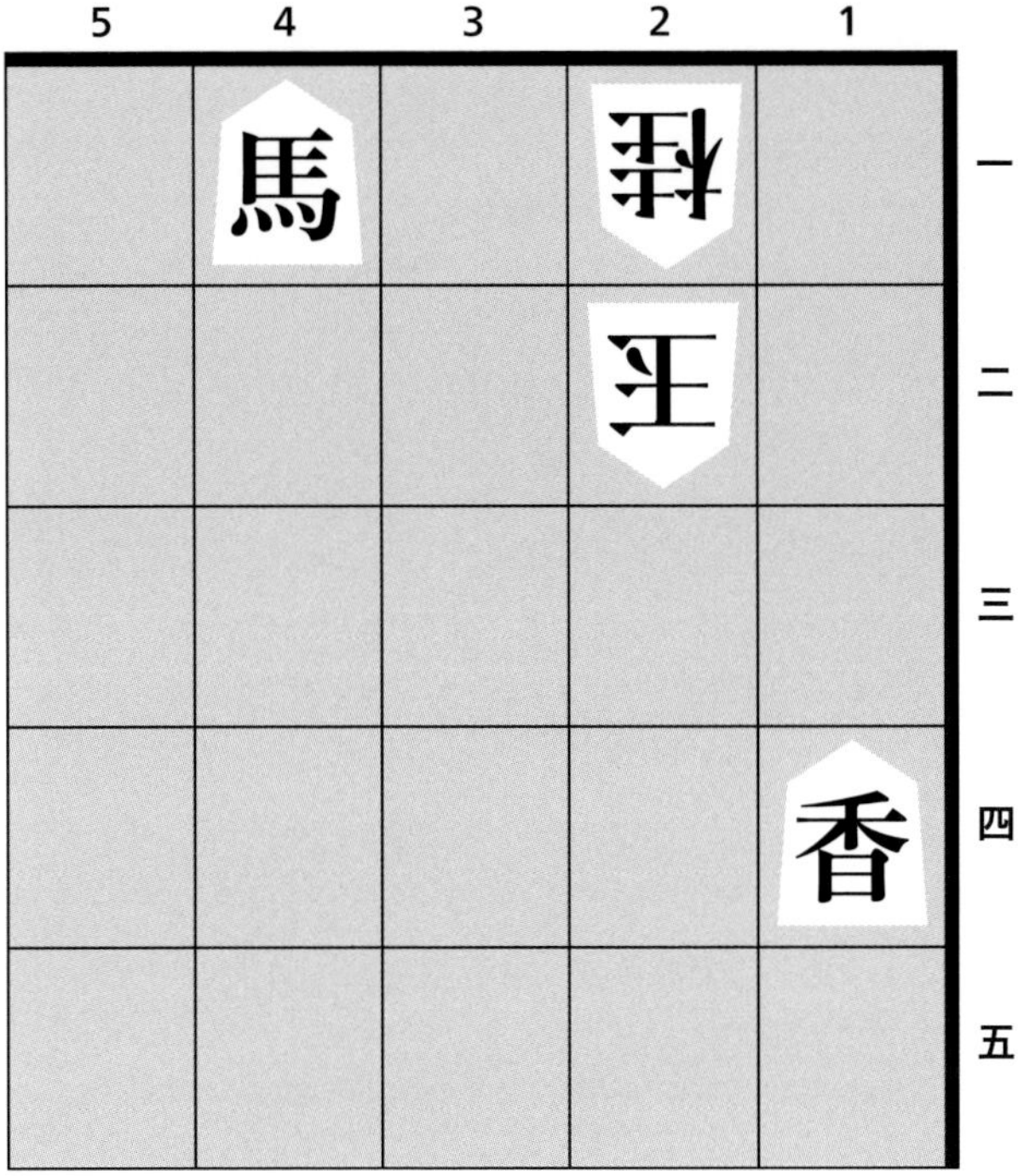

先手 持駒 角

考え方のヒント

第1条 自分の駒は1四香、4一馬です。持ち駒は角ですね。前問の第26問と馬の位置が同じです。相手の駒は2一桂、2二玉ですね。

第2条 玉の移動できる場所を確認しましょう。1四香と4一馬がきいている場所をのぞくと、玉が移動できるのは3三だけです。ここへ逃げられないようにすることがポイントですね。

第3条 盤上の駒で王手をしてみましょう。香は1二香成、1三香成ですね。馬での王手を考えましょう。3一馬、3二馬、2三馬ですね。

第4条 持ち駒の角で王手を考えましょう。左からは3一角、3三角、4四角、5五角ですね。右からは1一角、1三角です。

さあ、どこに打つかわかりましたか？

1一角

解説

三三への脱出を防いでいますね。これで玉は移動できません。1四香があるので、1一角を同玉と取ることもできませんね。

	5	4	3	2	1	
一		馬		圭	角	
二				王		
三						
四					香	
五						

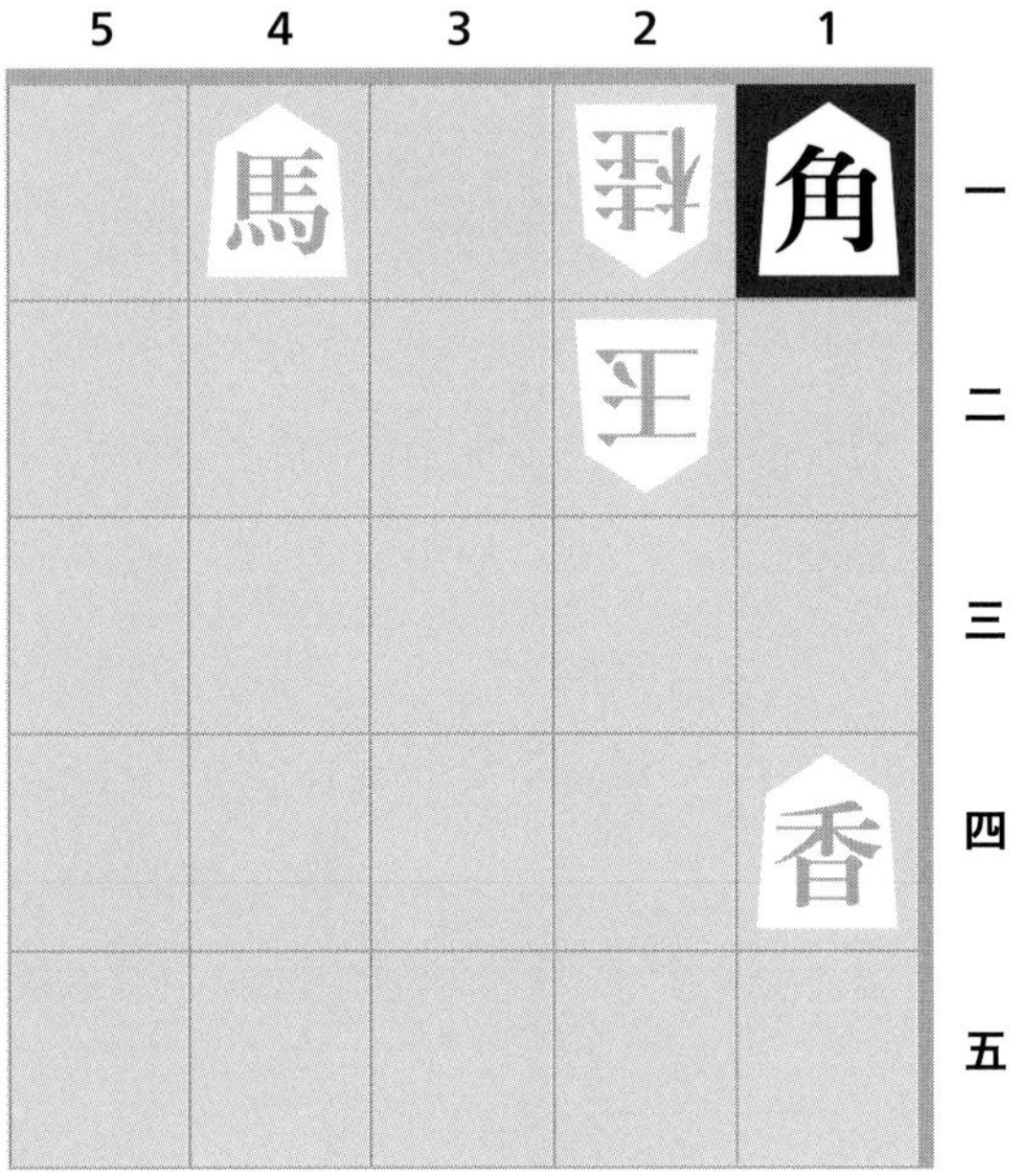

この状態が「詰み」。玉が移動できないことを確認してください。

違う手も考えてみましょう

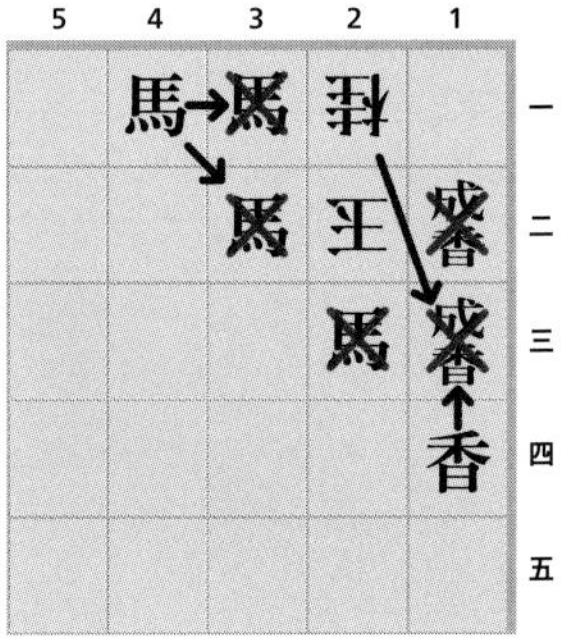

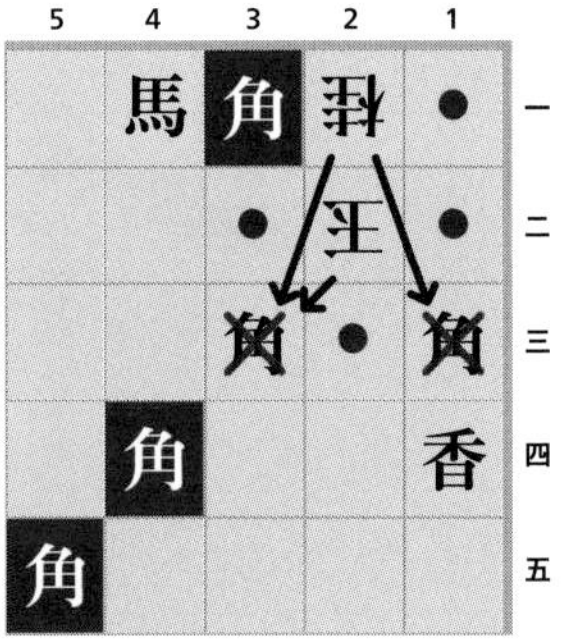

第3条 盤上の駒では、1二香成、1三香成とも玉で取られて失敗です。1三香成は桂でも取られますね。3一馬、3二馬、2三馬は、どれも玉で取られて失敗です。

第4条 持ち駒の角の王手3一角は三三へ逃げられます。三三角は、同玉または同桂で失敗です。離した4四角、5五角は、三三歩の合駒をされ失敗です。1三角は、桂で取られてしまいますね。

羽生九段のひとこと

▲3一角は△3三玉と逃げられます。▲1一角と反対から打つことで詰みとなります。

❖相手の玉の逃げられる場所をなくす手を考えましょう。

動かす駒を考えてみましょう

金 銀

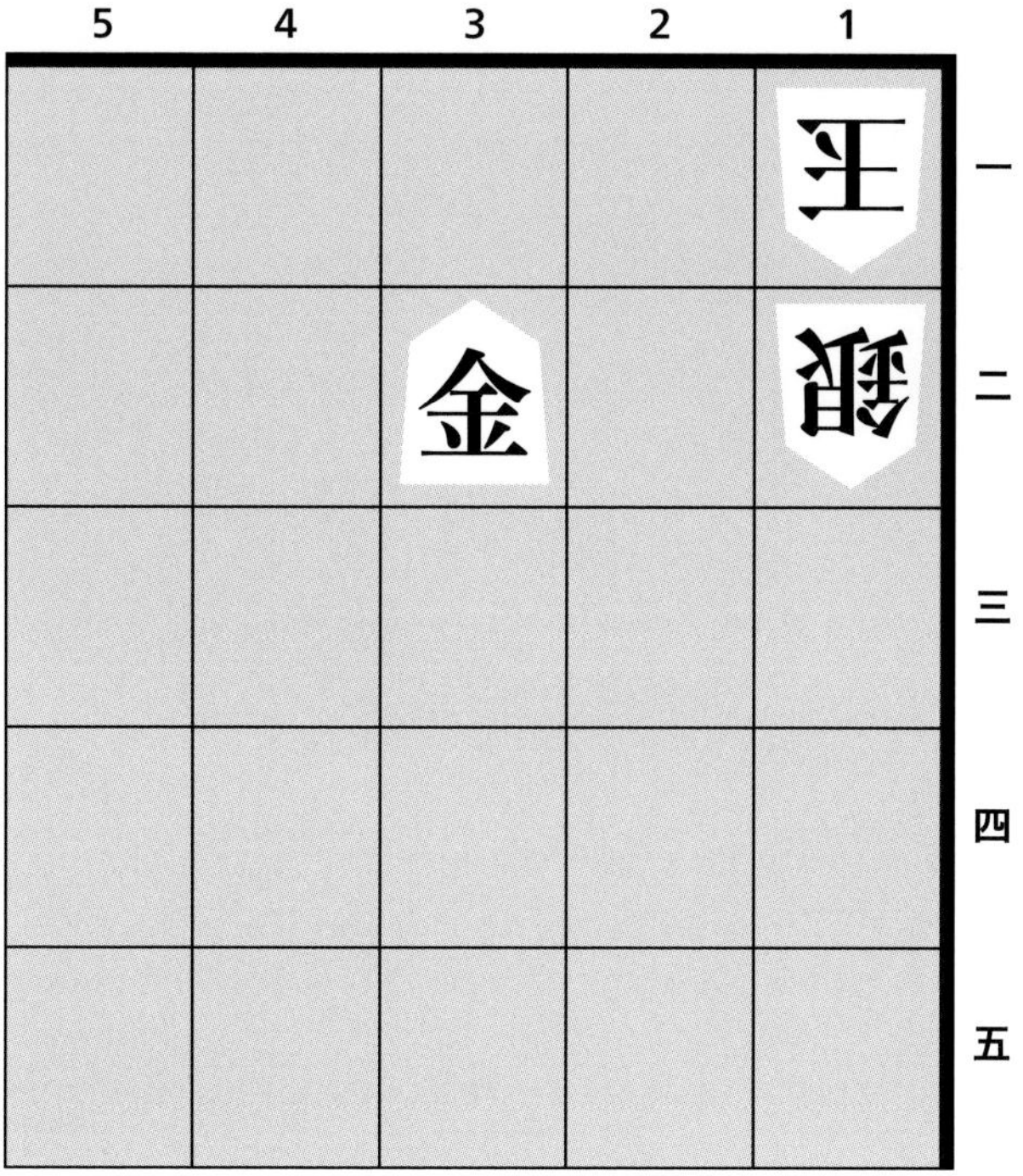

先手　持駒　銀

考え方のヒント

第1条 自分の駒は３二金ですね。持ち駒は銀です。相手の駒は１一玉、１二銀です。

第2条 玉の動くことのできる場所を確認しましょう。３二金がいるため、動けませんね。

第3条 盤上の金で王手を考えてみましょう。２一金、２二金ですね。

第4条 持ち駒の銀を使った王手は１つだけです。銀の動きを確認しましょう。

さあ、どこに打つかわかりましたか？

２二銀

解説

銀は横に動けないので、王手はここだけになります。３二金がきいているので２二玉とはできません。金と銀の協力した王手でした。

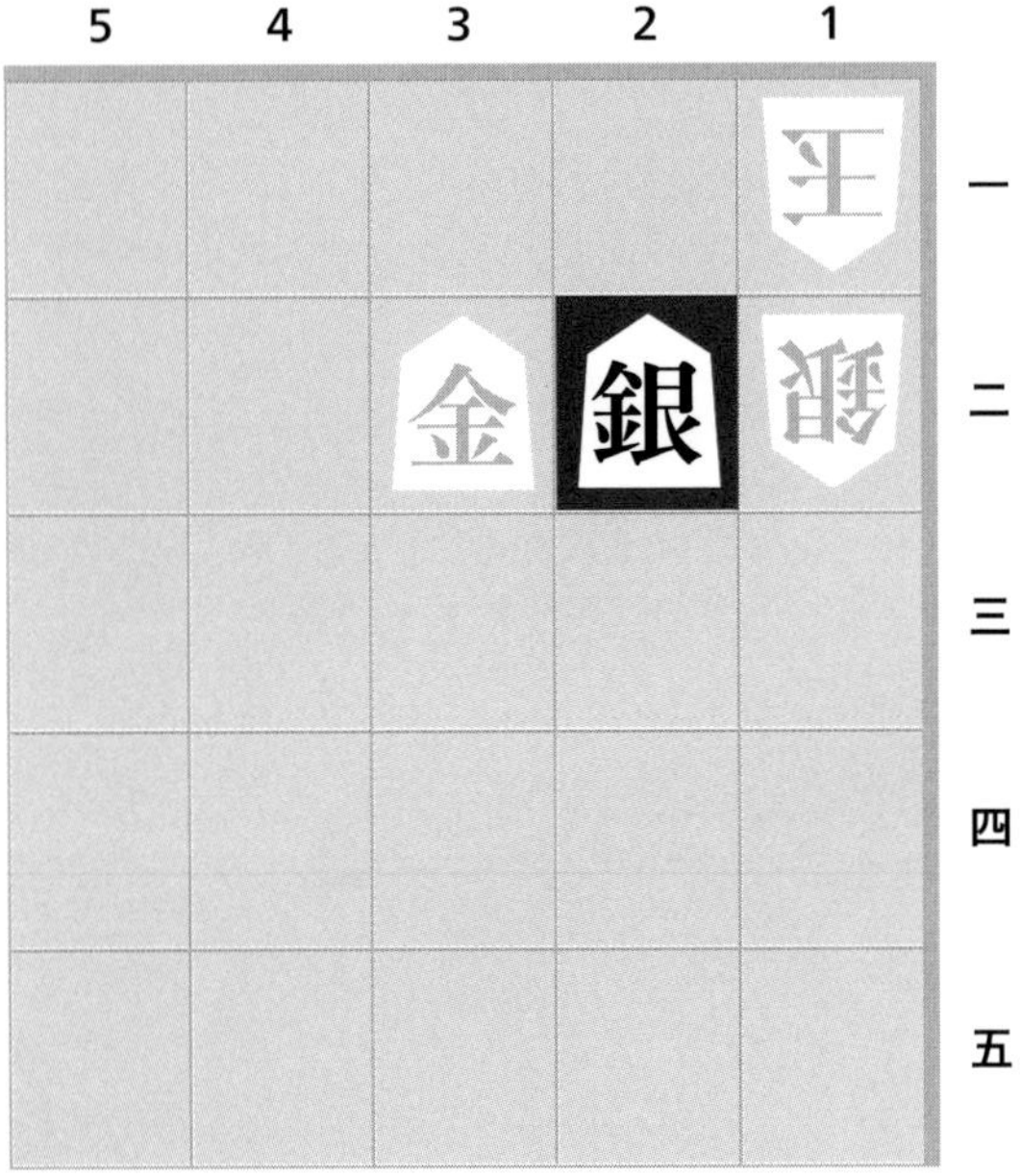

この状態が「詰み」。玉が移動できないことを確認してください。

「違う手も考えてみましょう」

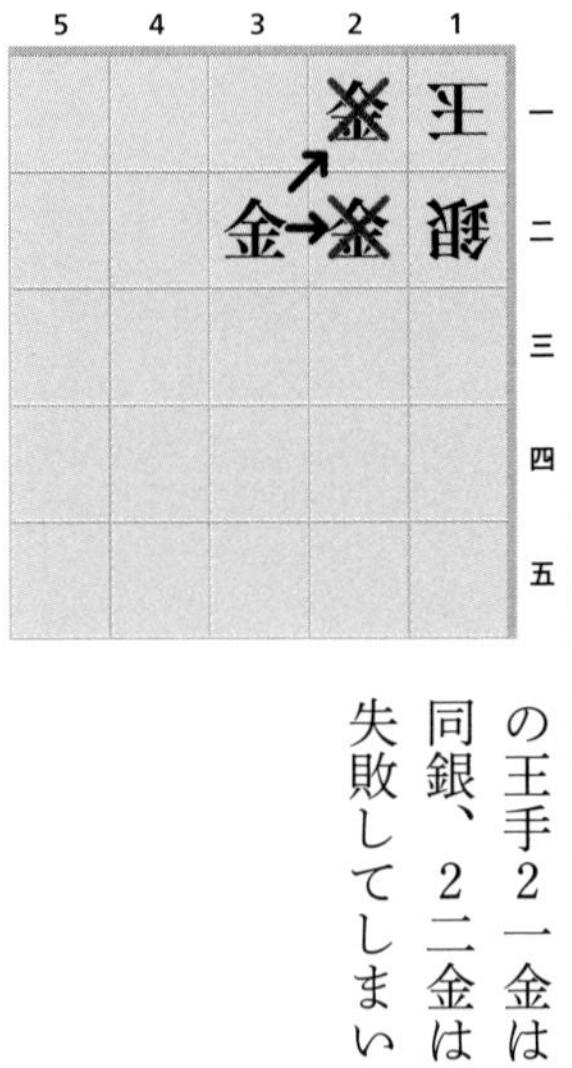

持駒　銀

第3条 盤上の３二金での王手２一金は同玉、同銀、２二金は同玉で失敗してしまいますね。

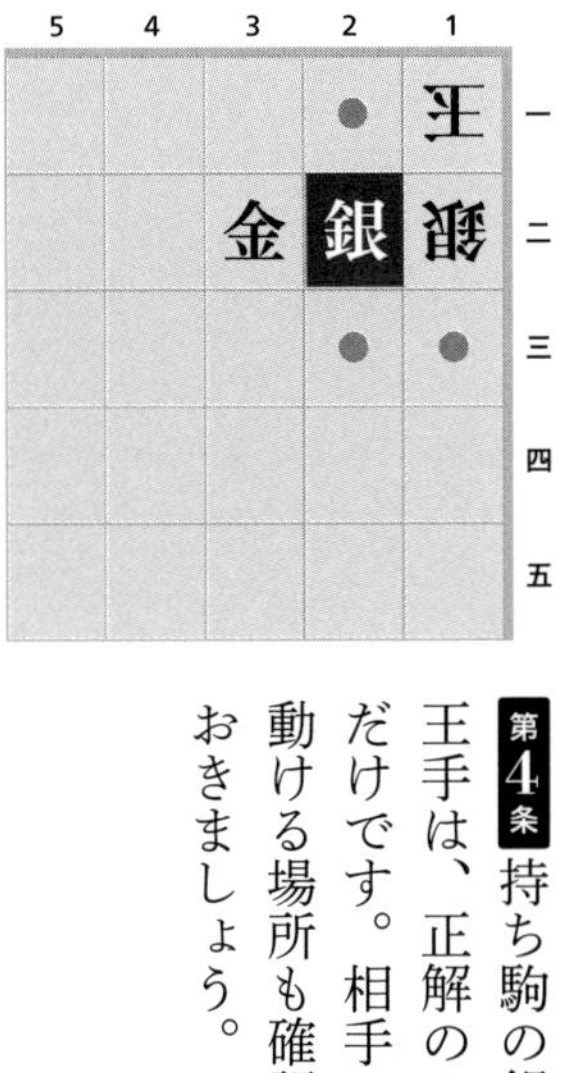

第4条 持ち駒の銀での王手は、正解の２二銀だけです。相手の銀の動ける場所も確認しておきましょう。

羽生九段のひとこと

銀は横には行けないので☖１二銀には☗２二銀が取れません。また、☖１二銀が玉の逃げ道をふさいでいます。

動かす駒を考えてみましょう

銀 竜 桂

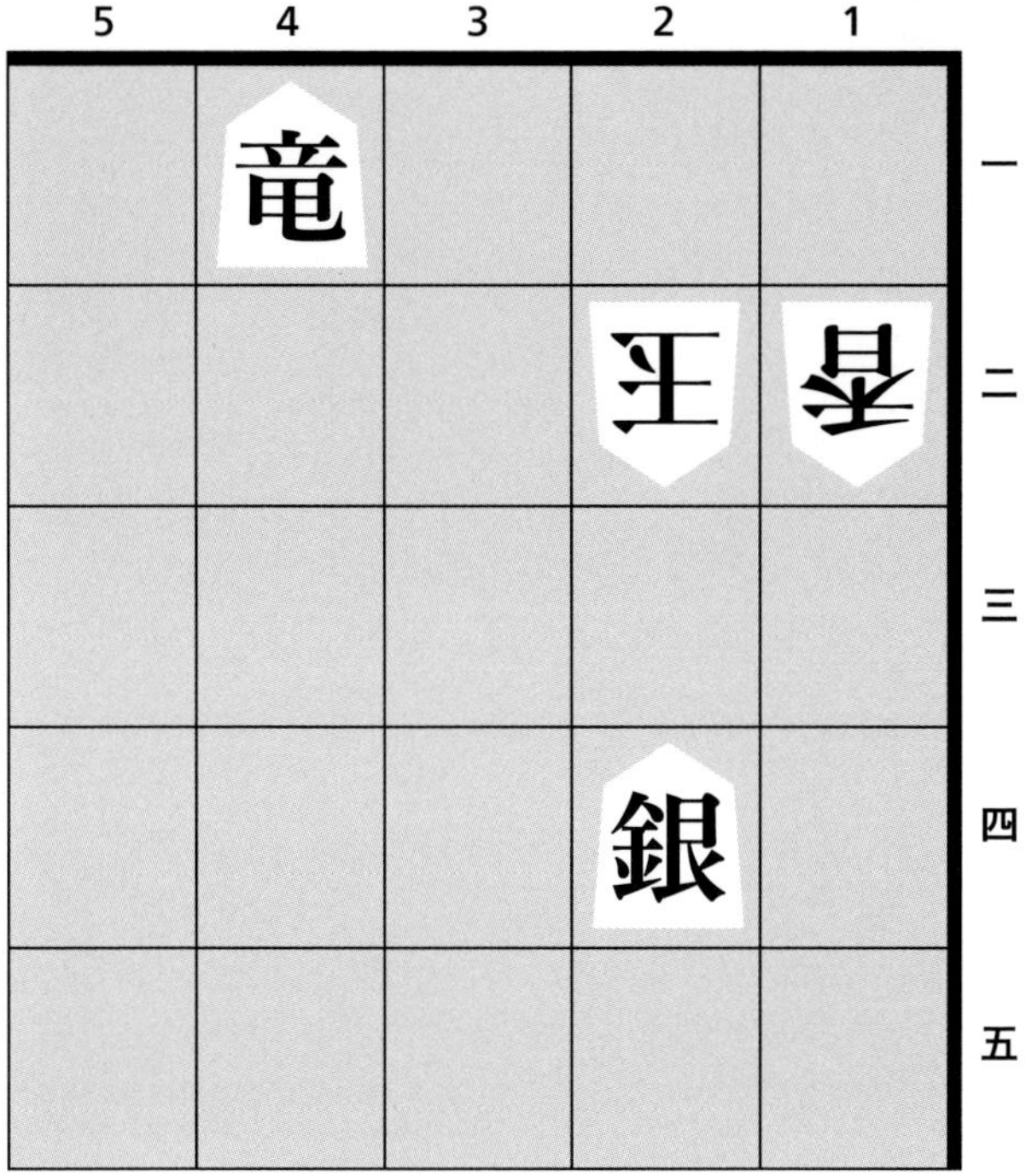

先手 持駒 桂

「考え方のヒント」

第1条 自分の駒は2四銀、4一竜ですね。持ち駒に桂があります。相手の駒は1二香、2二玉ですね。

第2条 玉の動ける場所を確認しましょう。4一竜と2四銀がきいているので、どこにも動けませんね。

第3条 盤上の竜の王手は1一竜、2一竜、3一竜、3二竜、4二竜、5二竜ですね。銀の王手は1三銀成、1三銀不成、2三銀成、2三銀不成、3三銀成、3三銀不成ですね。

第4条 持ち駒の桂での王手はどこでしょうか。桂独特の動きを思い出してください。

さあ、どこに打つかわかりましたか？

3四桂

解説

桂のきいていない場所へ逃げようとしても、玉はどこにも動けないということを、しっかりと確認しましょう。

	5	4	3	2	1	
一		竜				
二				王	昼	
三						
四			桂	銀		
五						

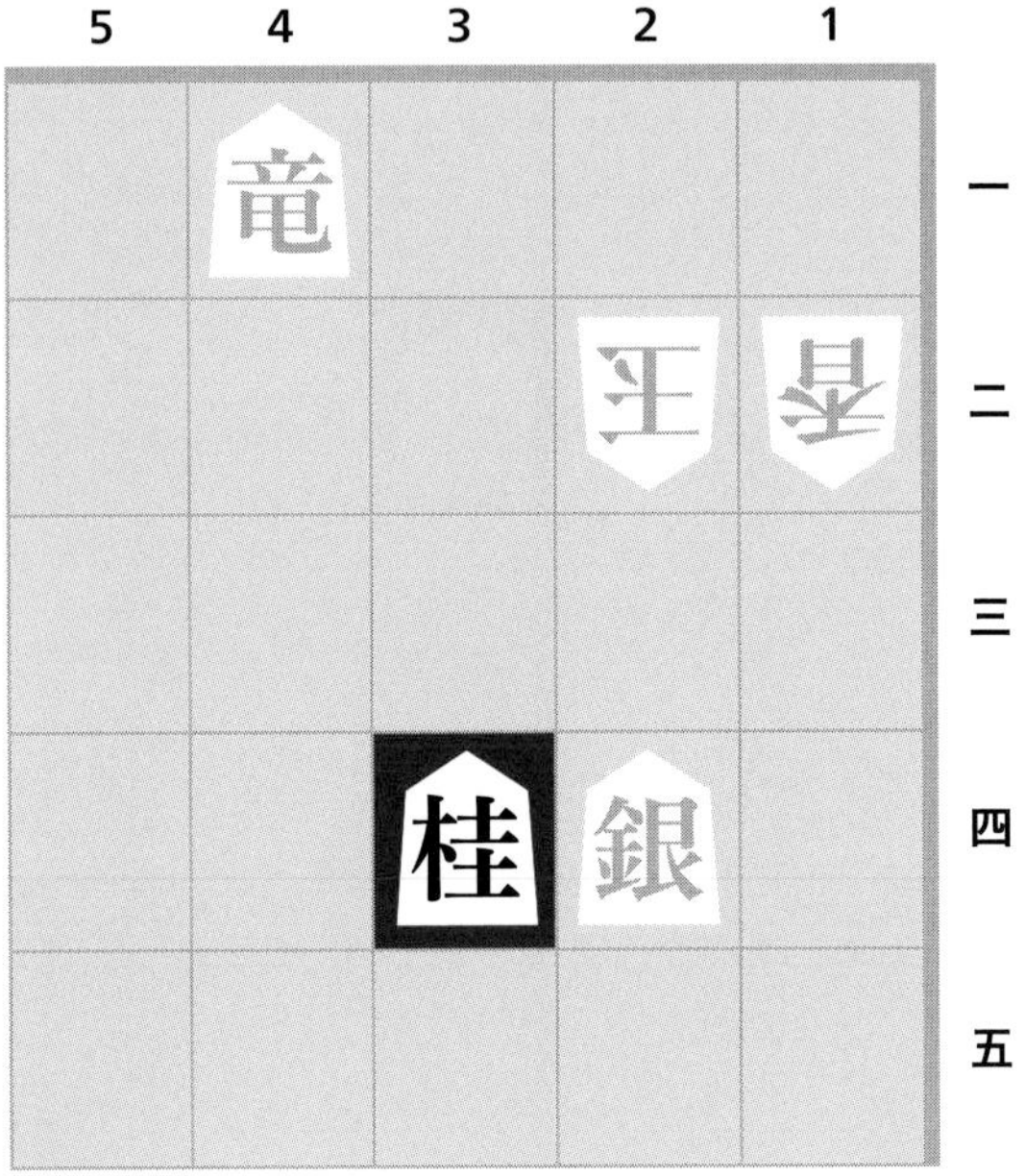

この状態が「詰み」。玉が移動できないことを確認してください。

違う手も考えてみましょう

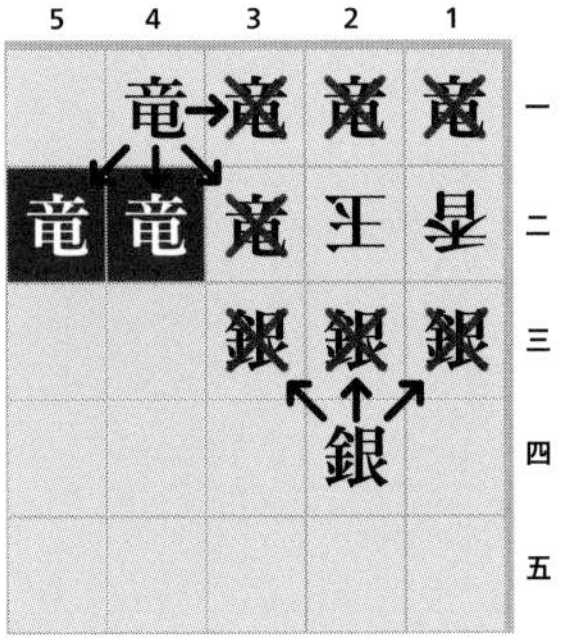

持駒 桂

第3条 2四銀での王手はすべて取られてしまいますね。竜も他の駒がきいていないので取られてしまいます。竜を離して王手すると、3二歩と合駒されて失敗ですね。

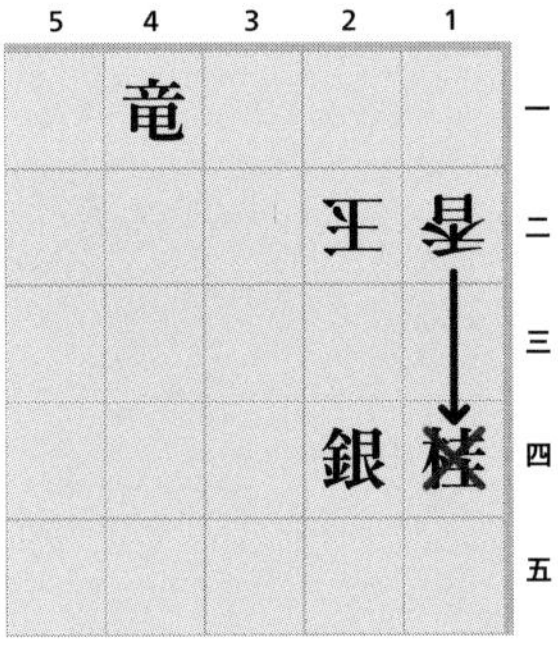

第4条 持ち駒の桂を使っての王手は2つ。1四桂は香で取られて失敗です。

羽生九段のひとこと

♟1四桂は△同香で失敗です。♟3四桂によって玉は逃げる場所がありません。

❖桂はななめ前へジャンプするので、駒の周りが弱点です。

挑戦した日　月　日

□ ▲正解だったらチェックを入れましょう。

動かす駒を考えてみましょう

香 馬 歩 銀

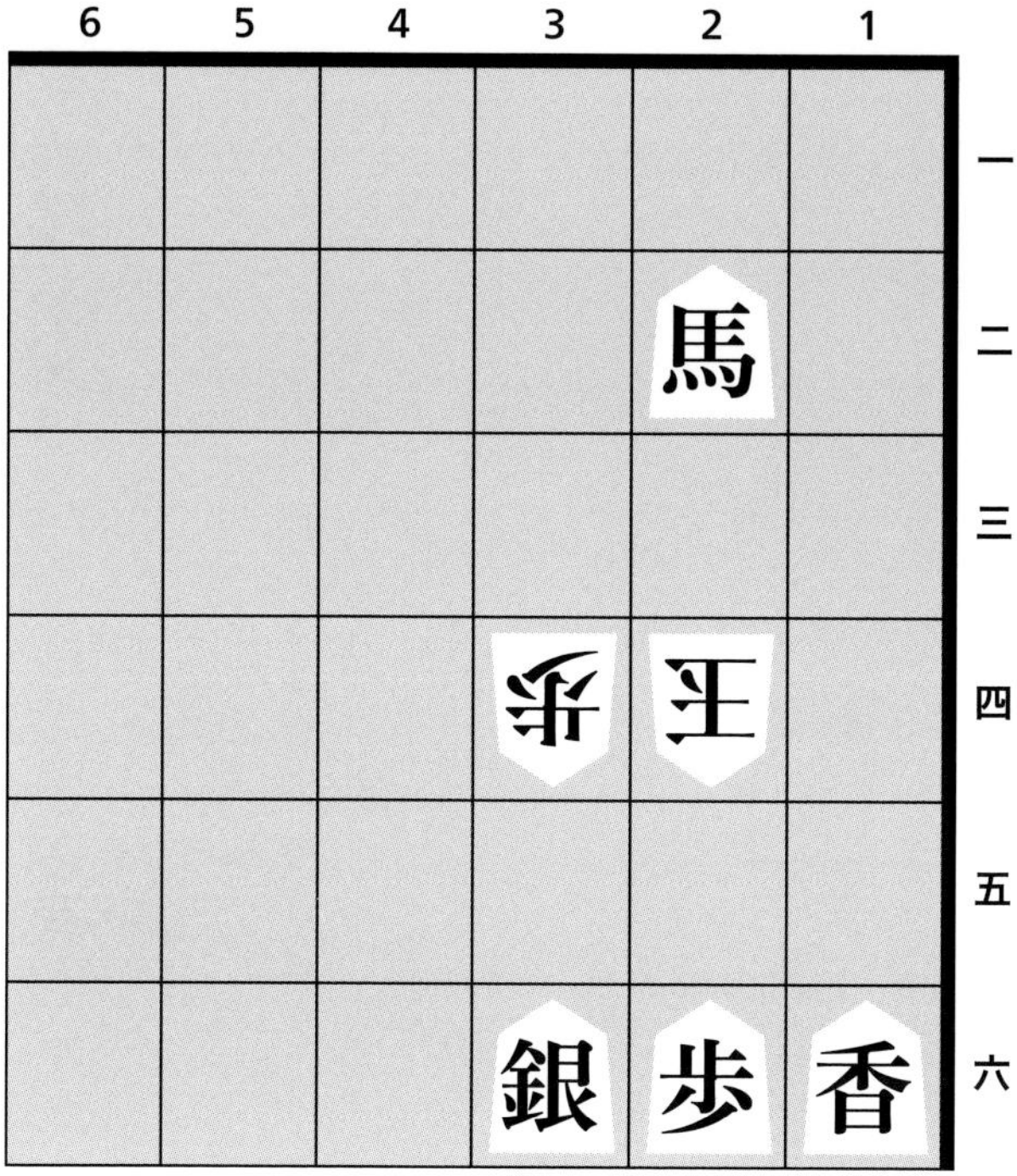

先手　持駒なし

考え方のヒント

第1条 自分の駒は1六香、2二馬、2六歩、3六銀ですね。持ち駒はありません。相手の駒は2四玉、3四歩ですね。

第2条 玉の動ける場所を確認しましょう。玉の周りのマスには自分のすべての駒がきいているので、玉は動けませんね。

第3条 盤上の駒での王手はたくさんありますね。1三馬、2三馬、3三馬、2五歩、2五銀、3五銀の6通りです。

第4条 この問題では持ち駒はありません。

さあ、どこに指すかわかりましたか？

2五歩

解説

３六銀があるので、２四玉で歩を取ることはできません。２五歩は、盤上の歩を動かして（突いて）詰ませるので禁じ手ではありませんね。突き歩詰の問題でした。

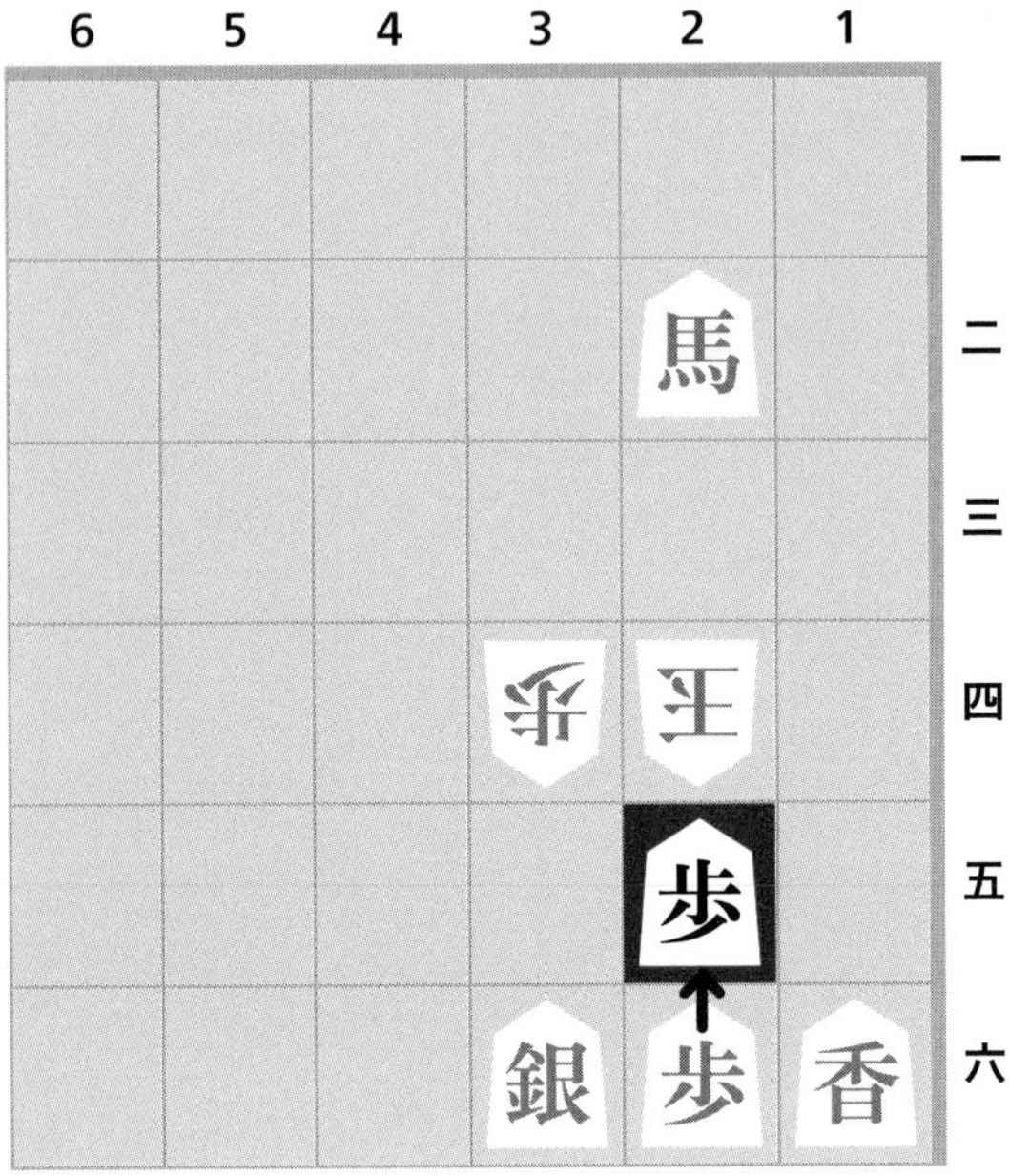

この状態が「詰み」。玉が移動できないことを確認してください。

違う手も考えてみましょう

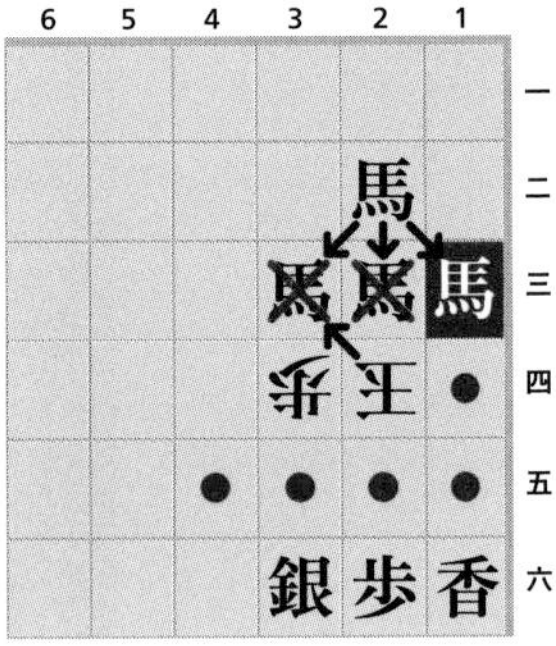

馬での王手、１三馬は３三玉と逃げられてしまいます。２三馬、３三馬は同玉で取られて失敗ですね。

銀での王手、２五銀は３五へ逃げられ、３五銀は、玉でも歩でも取られて失敗ですね。

羽生九段のひとこと

▲２五銀は△３五玉とスルリと逃げられてしまいます。▲２五歩が慎重な正解手となります。

❖持ち駒の歩を玉の前に打つと「打ち歩詰」の禁じ手となります。

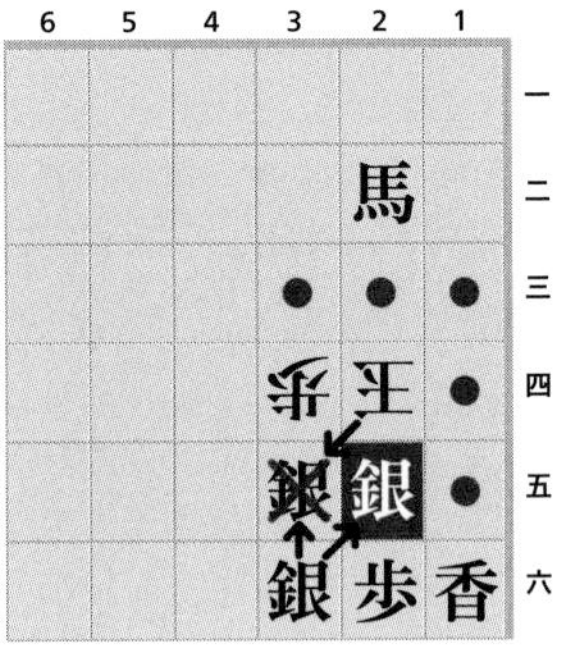

動かす駒を考えてみましょう

金　と　銀

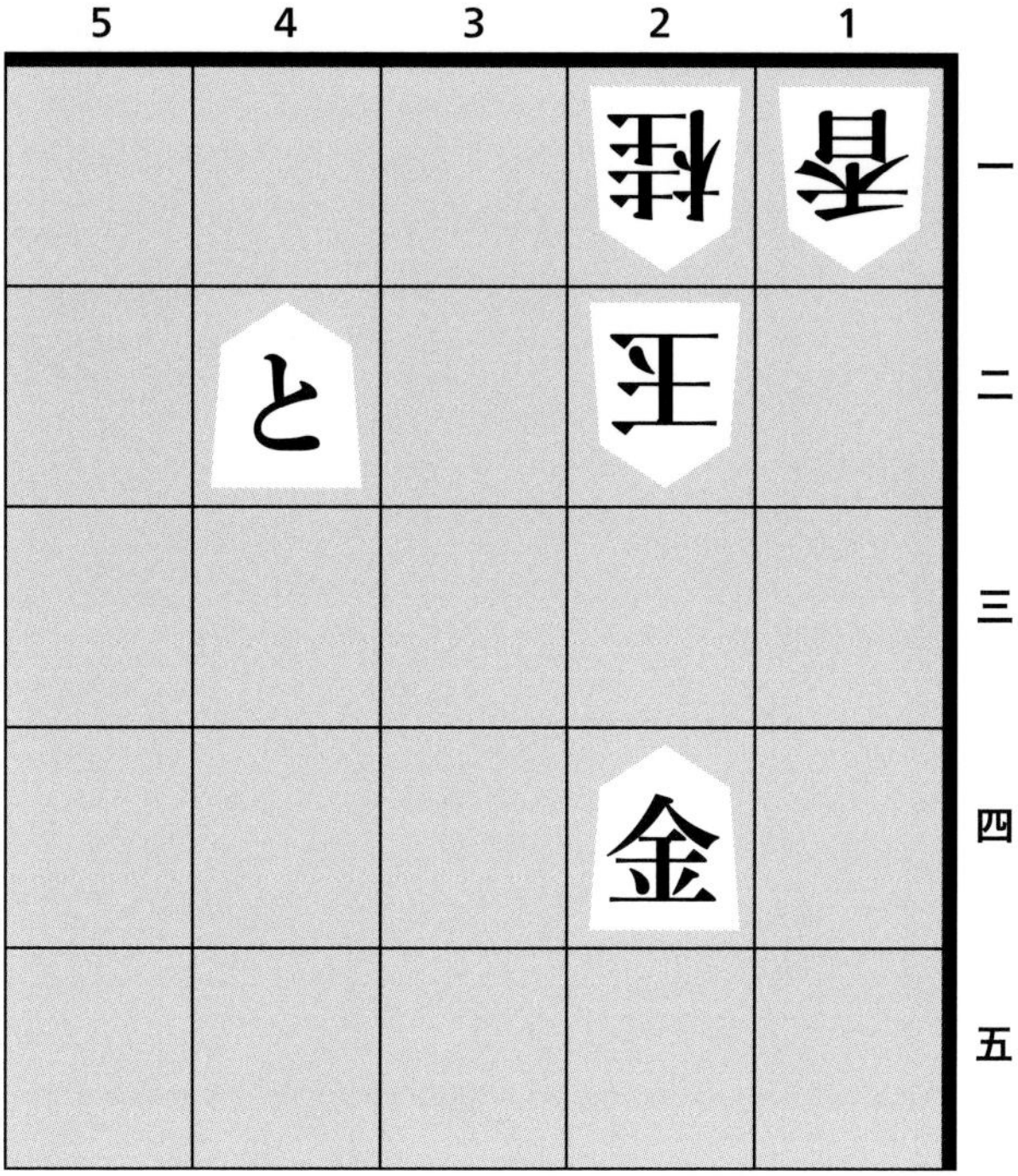

先手　持駒　銀

考え方のヒント

第1条 自分の駒は2四金と4二と金ですね。持ち駒は銀です。相手の駒は1一香、2一桂、2二玉ですね。

第2条 玉の動ける場所を確認しましょう。2四金と4二と金がきいているので、動けるのは1二だけですね。

第3条 盤上の駒で王手を考えてみましょう。金は1三金、2三金、3三金ですね。と金は3二と金ですね。

第4条 持ち駒の銀での王手は4通りです。1三銀、2三銀、3三銀、そして3一銀ですね。

さあ、どこに打つかわかりましたか?

2三銀

玉の正面へ銀を打って詰ませます。2四金がきいていて2三銀の横へ逃げることも、2三玉と銀を取ることもできません。ほかに逃げる場所がないことも確かめましょう。

	5	4	3	2	1	
				杏	杏	一
		と		王		二
				銀		三
				金		四
						五

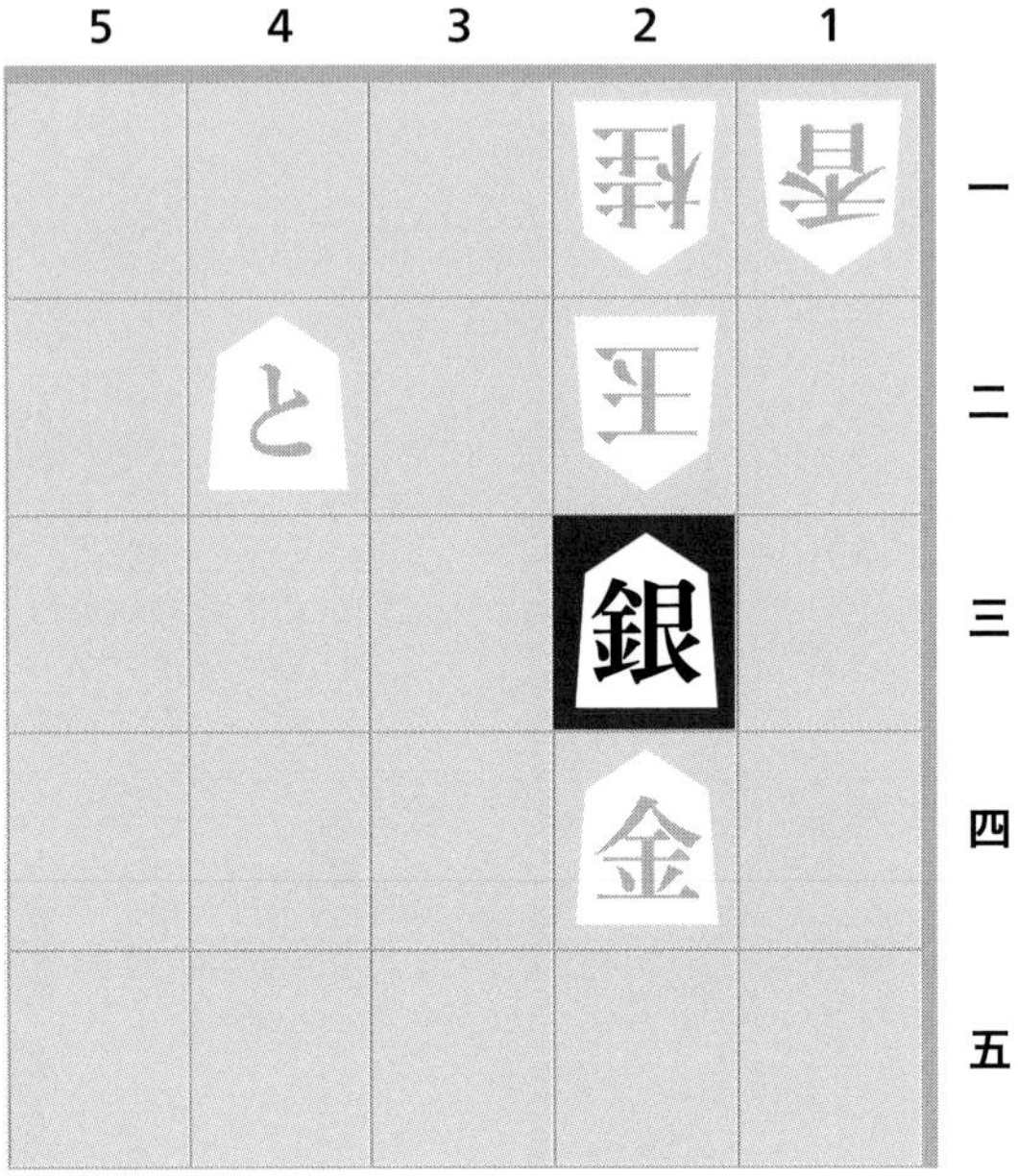

この状態が「詰み」。玉が移動できないことを確認してください。

違う手も考えてみましょう

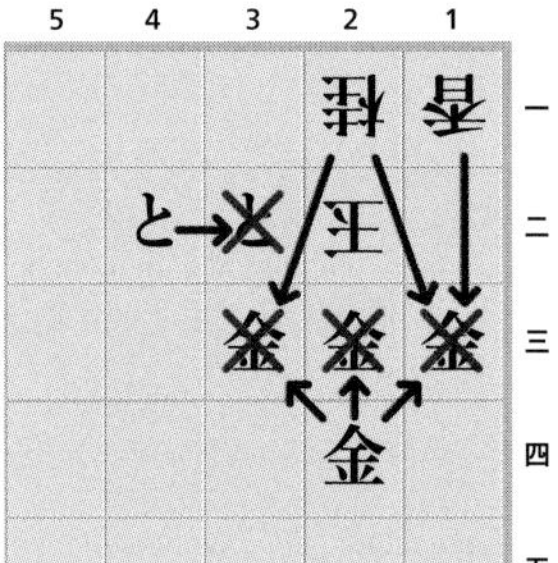

持駒：銀

第3条 1三金、2三金、3三金、3二と金は、すべて玉で取られて失敗ですね。1三金は香または桂、3三金は桂でも取られてしまいますね。

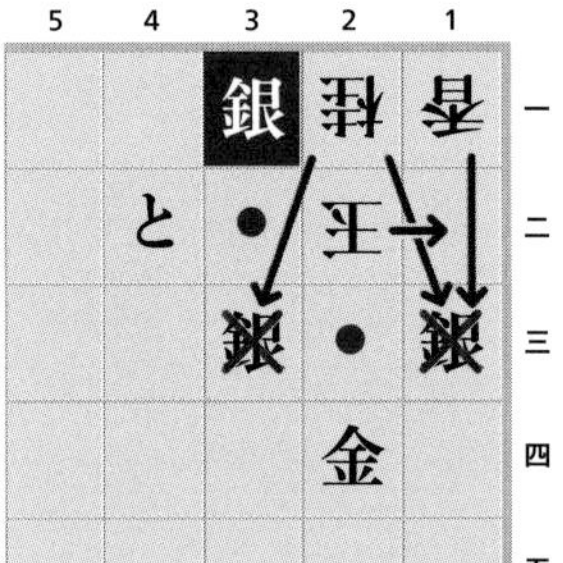

第4条 持ち駒の銀の王手1三銀は桂または香で取られます。3三銀も同桂で失敗です。3一銀は、1二玉と逃げられて失敗ですね。

羽生九段のひとこと

☗3一銀は☖1二玉へ逃げられ、とどきません。

☗2三銀で☖1二玉が指せず、詰みとなります。

❖歩が敵陣へ入ると、金に成ること（と金）ができます。

第32問

挑戦した日　月　日

□ ▲正解だったらチェックを入れましょう。

動かす駒を考えてみましょう

銀 金 飛

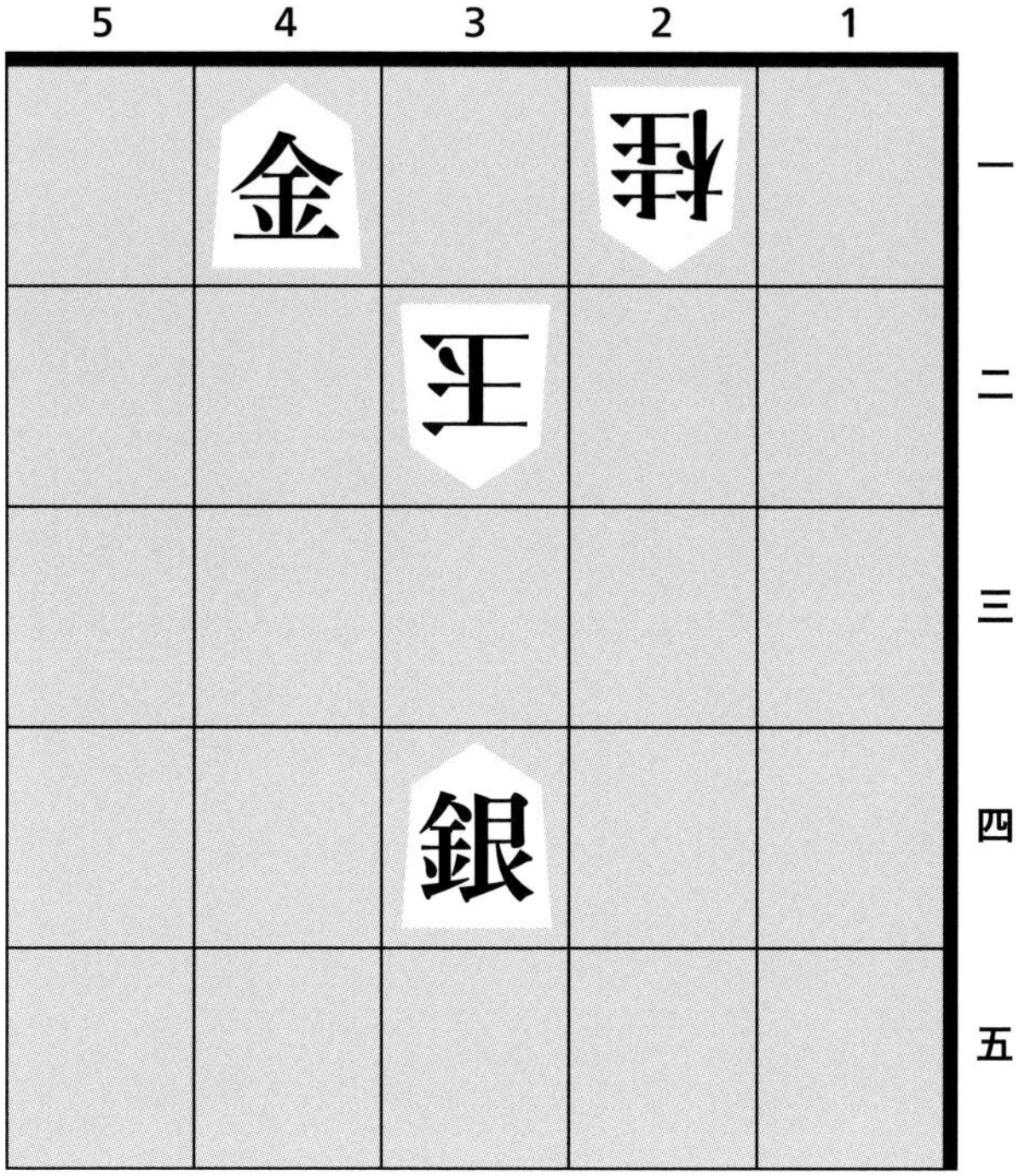

先手 持駒 飛

考え方のヒント

第1条 自分の駒は3四銀、4一金ですね。持ち駒に飛があります。相手の駒は2一桂、3二玉ですね。

第2条 玉の動ける場所を考えてみましょう。銀や金から逃げるには玉は2二にしか動けませんが、金を取れば4一玉と移動できます。

第3条 盤上の駒で王手を考えてみましょう。3一金、4二金、2三銀成、2三銀不成、3三銀成、3三銀不成、4三銀成、4三銀不成ですね。

第4条 持ち駒の飛での王手は多くあります。離して打つ5二飛、1二飛があり、2二飛、3一飛、3三飛、4二飛がありますね。

さあ、どこに打つかわかりましたか？

第32問
正解

4二飛

解説

飛を玉の横に打って王手をしながら、4一金を玉に取らせないことがポイントでした。飛がきいているので2二へも逃げられません。

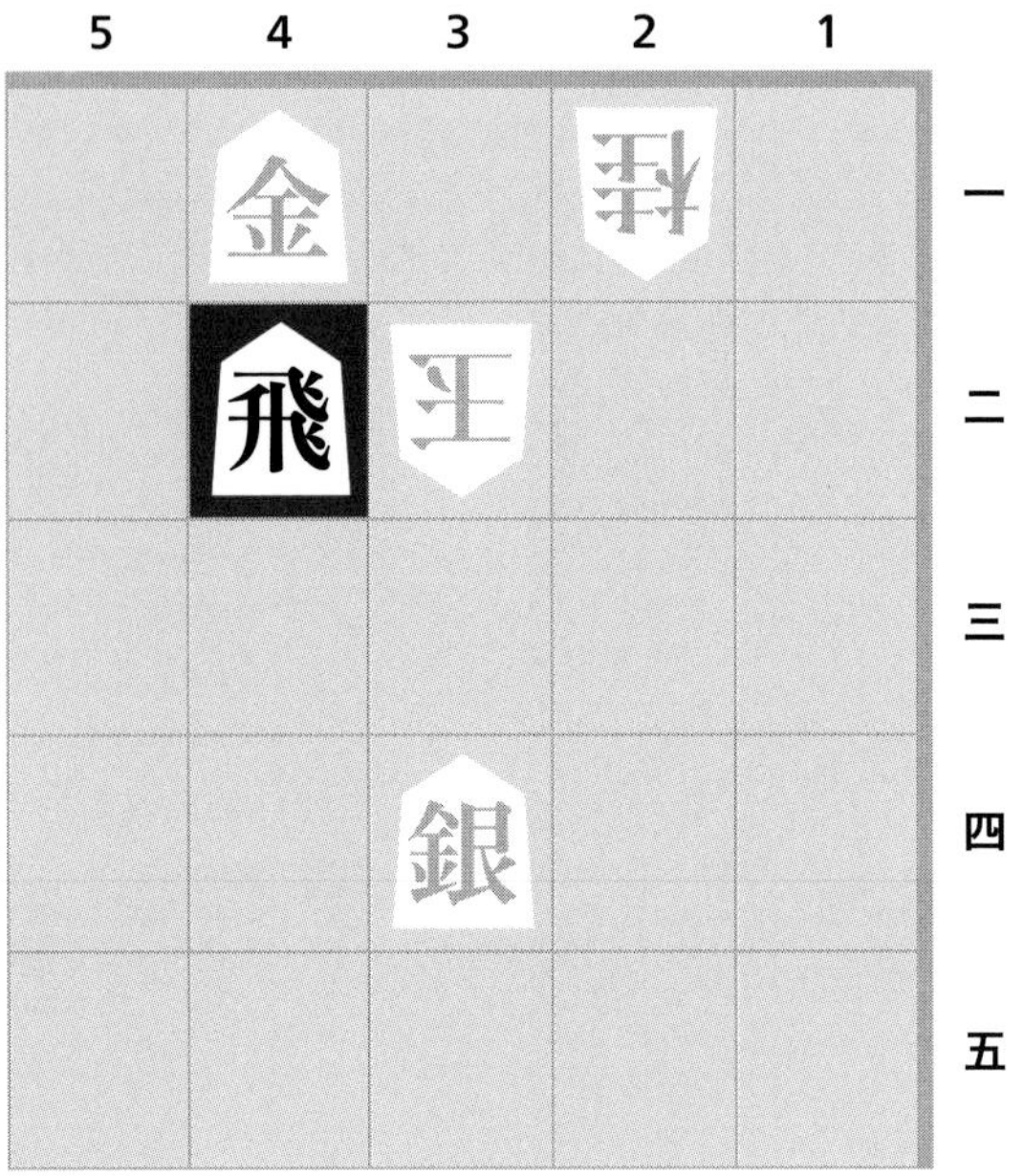

この状態が「詰み」。玉が移動できないことを確認してください。

「違う手も考えてみましょう」

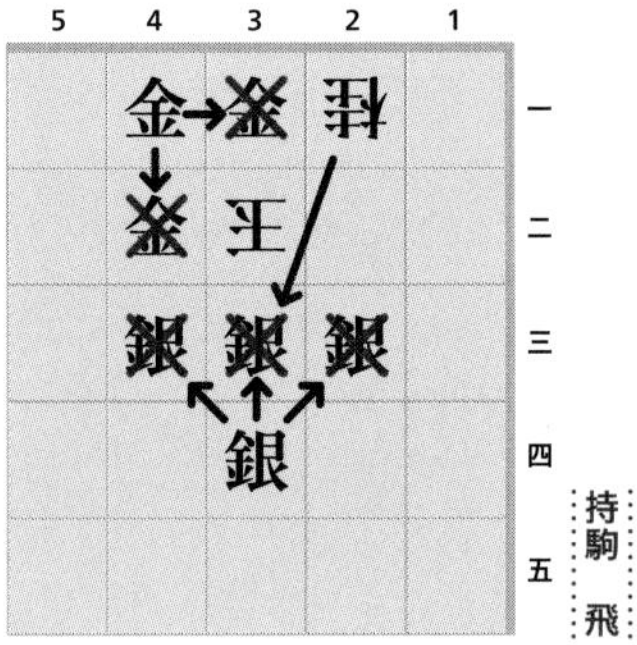

第3条 盤上の駒の金と銀での王手は、すべて玉や桂で取られて失敗してしまいますね。

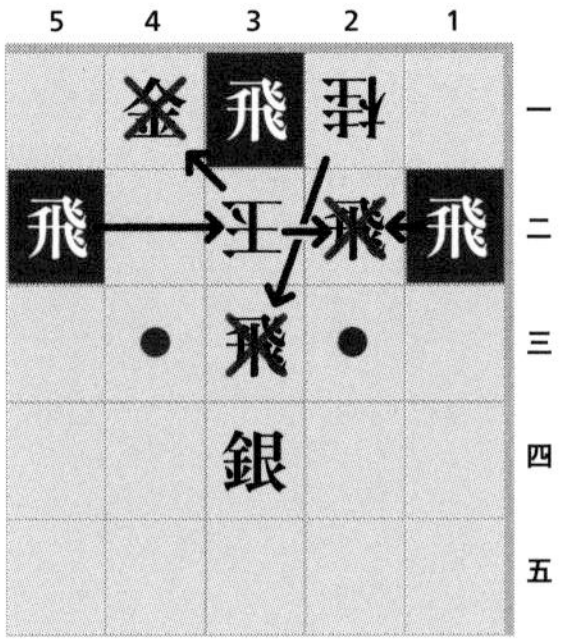

第4条 飛での王手、5二飛、1二飛は、4一金を同玉とされ逃げられてしまいますね。2二飛は同玉で失敗です。3一飛は2二玉と逃げられ、3三飛は同桂で失敗ですね。

羽生九段のひとこと

☗3一飛は☖2二玉で詰みとなりません。☗4二飛で玉の身動きがとれず、詰みとなります。

第33問

挑戦した日　　月　　日

□ ▲正解だったらチェックを入れましょう。

羽生九段に挑戦！

動かす駒を考えてみましょう

銀と角

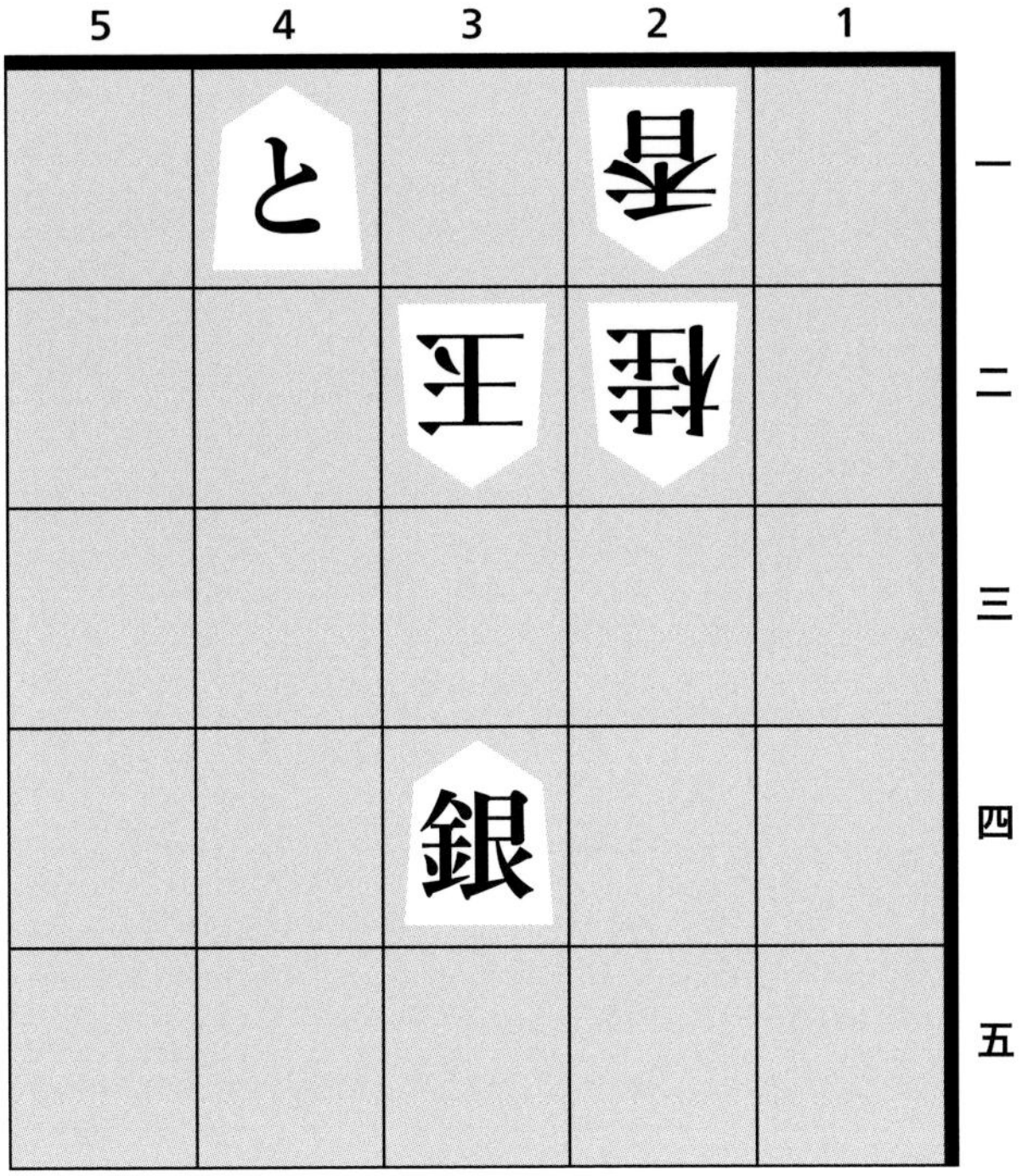

先手　持駒　角

考え方のヒント

第1条 自分の駒は3四銀、4一と金ですね。持ち駒に角があります。相手の駒は2一香、2二桂、3二玉ですね。

第2条 玉の動ける場所を確認しましょう。銀とと金がきいているので動けませんが、4一と金は玉に取られてしまいますね。

第3条 盤上の駒のと金と銀での王手を考えてみましょう。3一と金、4二と金、2三銀成、2三銀不成、3三銀成、3三銀不成、4三銀成、4三銀不成ですね。

第4条 持ち駒の角での左からの王手は、4三角、5四角ですね。右からの王手は、1四角、2三角があります。

さあ、どこに打つかわかりましたか？

2三角

角を短く（玉の近くに）打ちながら、玉に4一と金を取らせないことがポイントでした。角の動きを確認してみましょう。

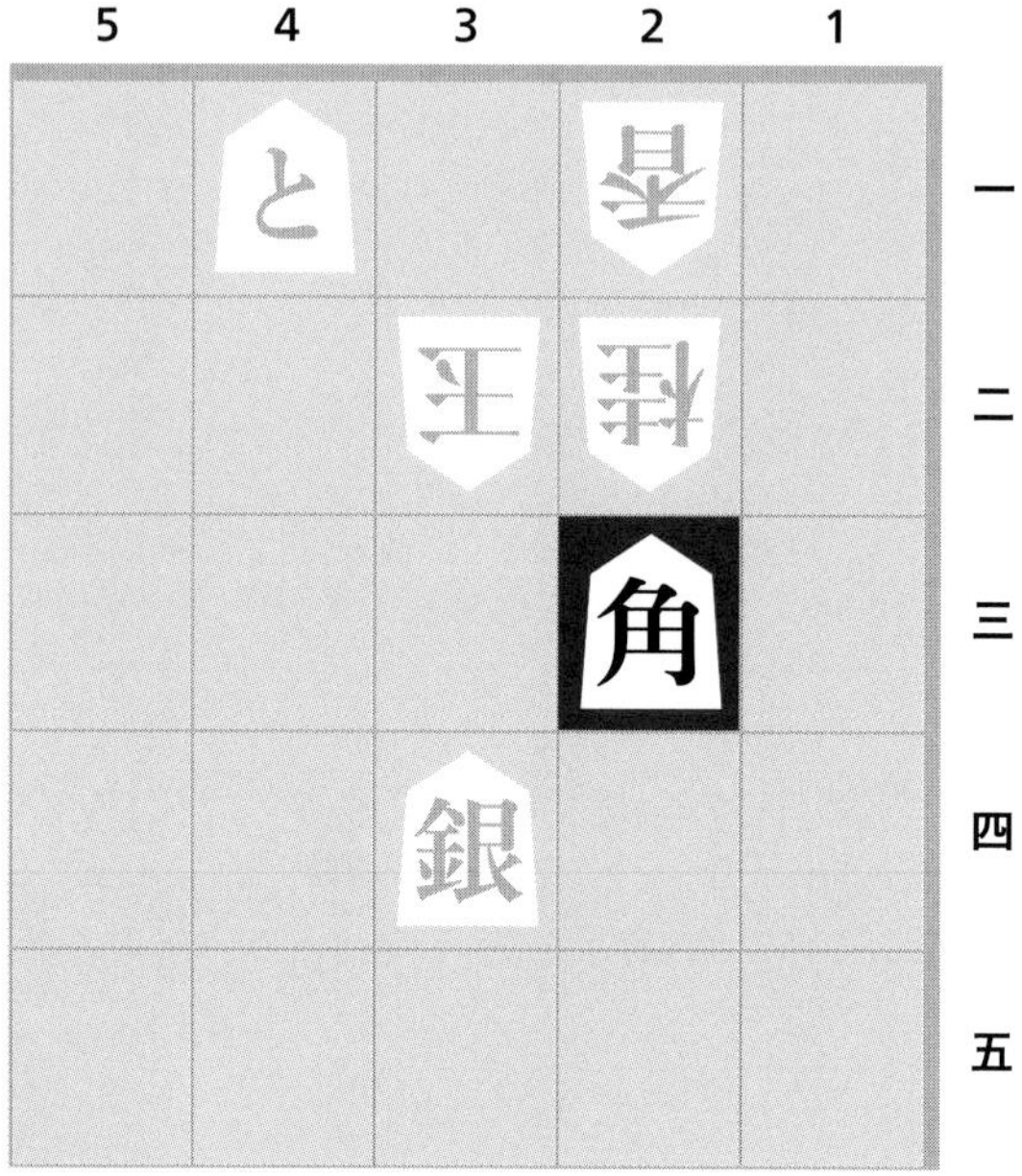

この状態が「詰み」。玉が移動できないことを確認してください。

違う手も考えてみましょう

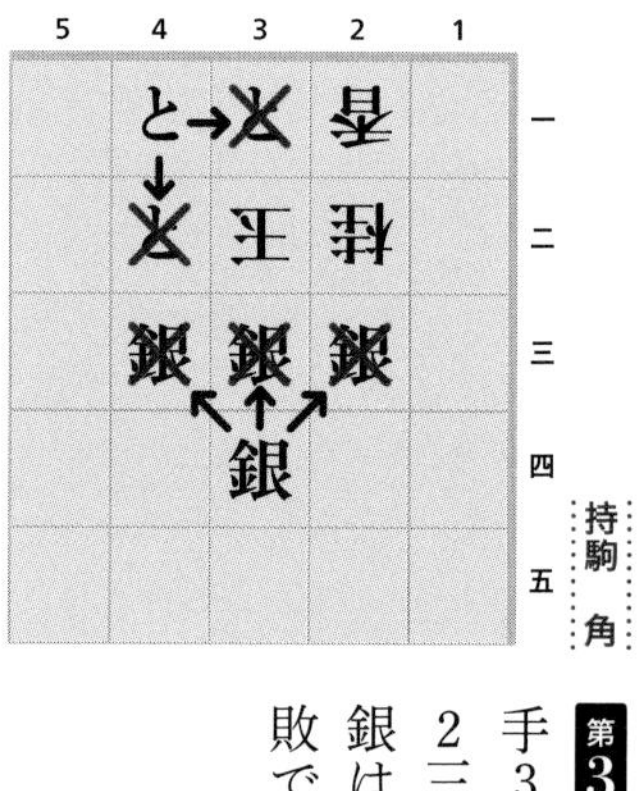

持駒　角

第3条 盤上の駒での王手3一と金、4二と金、2三銀、3三銀、4三銀は、すべて同玉で失敗ですね。

第4条 持ち駒の角での4三角、5四角は、玉に4一と金を取られて逃げられてしまいます。右から離して打つ1四角には、2二桂の同桂で失敗ですね。

羽生九段のひとこと
▲1四角は△同桂とされ取られてしまいます。直接の▲2三角でその問題を回避します。

❖相手の桂がどのマスへ動けるか、注意しましょう。

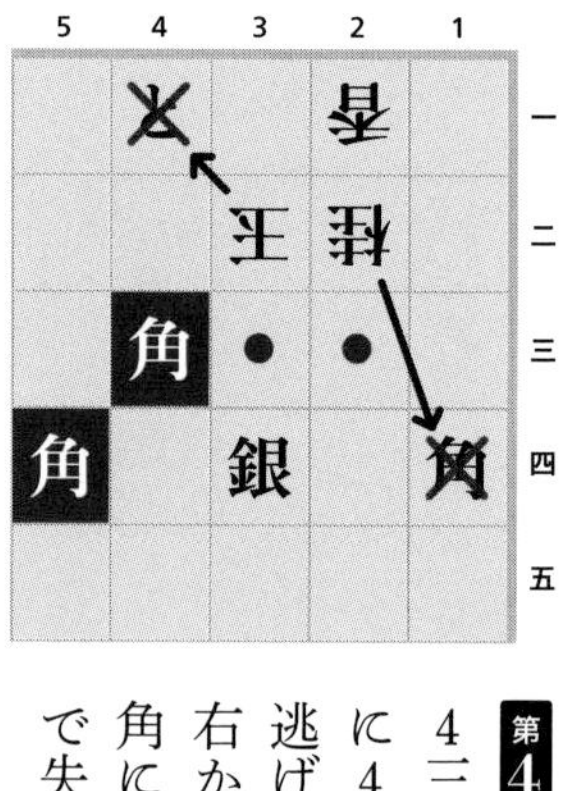

第34問

挑戦した日　　月　　日

□ ▲正解だったらチェックを入れましょう。

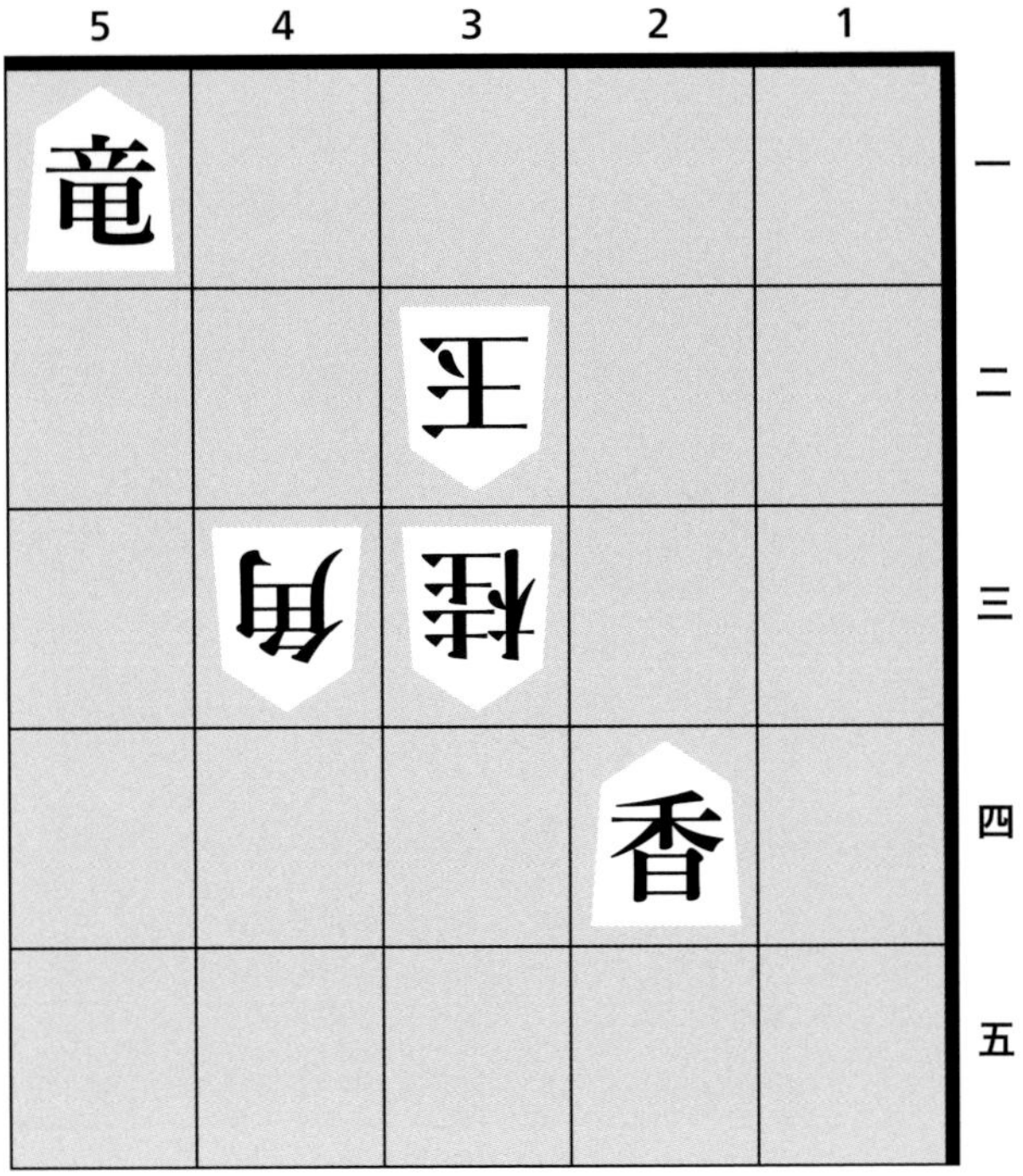

動かす駒を考えてみましょう

香 竜 桂

先手　持駒　桂

考え方のヒント

第1条 自分の駒は2四香と飛の成った5一竜ですね。持ち駒に桂があります。相手の駒は3二玉、3三桂、4三角ですね。

第2条 玉の動ける場所を確認しましょう。相手の桂、角を除いたマスには香と竜がきいていて、玉は動けませんね。

第3条 盤上の竜での王手は、2一竜、3一竜、4一竜、4二竜、5二竜の5通りですね。香車は2二香成、2三香成ですね。

第4条 持ち駒の桂の王手の場所は、一か所だけです。

さあ、どこに打つかわかりましたか?

4四桂

解説

角の頭（前のマス）に打つ桂で、玉の身動きが取れません。相手の角も桂も、4四桂を取れないことを確認しましょう。

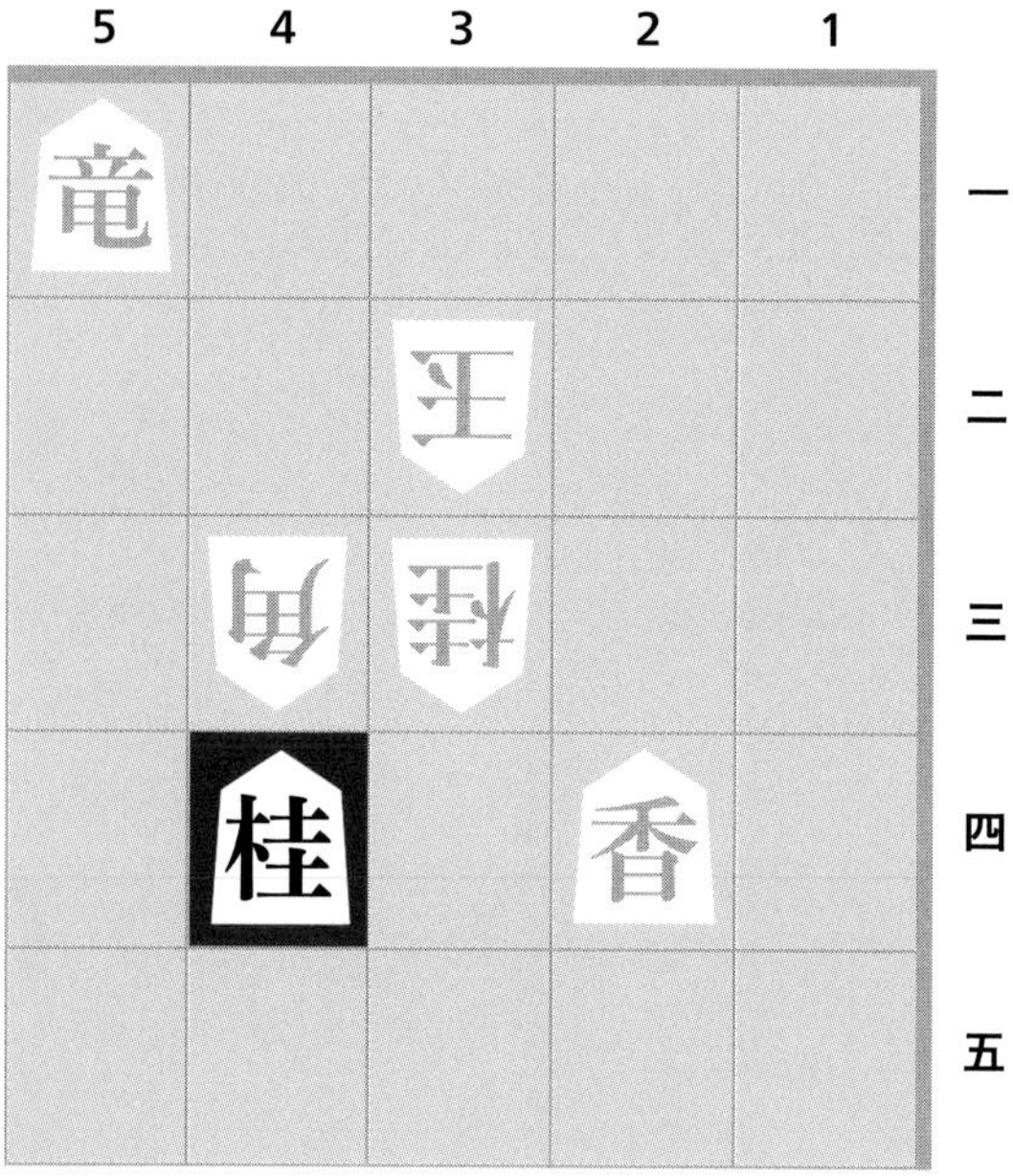

この状態が「詰み」。玉が移動できないことを確認してください。

「違う手も考えてみましょう」

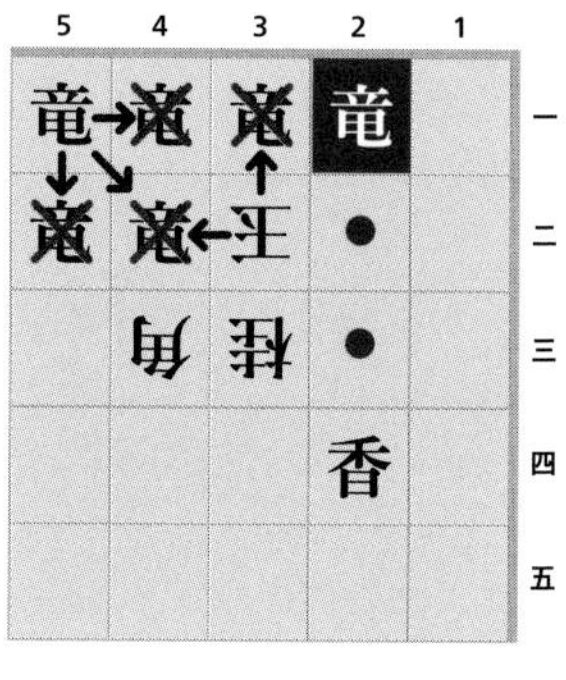

持駒 桂

第3条 竜での王手、2一竜は4二玉と逃げられてしまいます。3一竜、4一竜、4二竜は同玉で失敗ですね。5二竜は4三角で取られてしまいます。

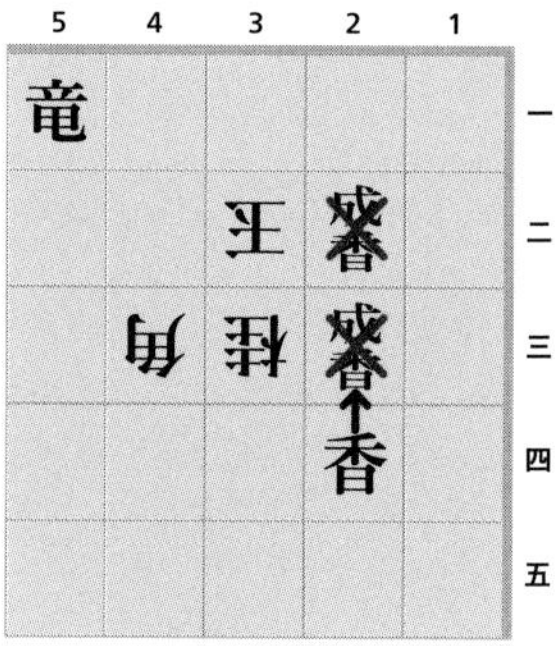

香車の王手2二香成、2三香成は、同玉で失敗ですね。

第4条 持ち駒の桂の王手は4四桂だけです。

羽生九段のひとこと

☗2一竜は☖4二玉で詰みとなりません。☗4四桂で玉は逃げる場所がなく、詰みとなります。

第35問

挑戦した日　月　日

□ ▲正解だったらチェックを入れましょう。

動かす駒を考えてみましょう

と 馬 香

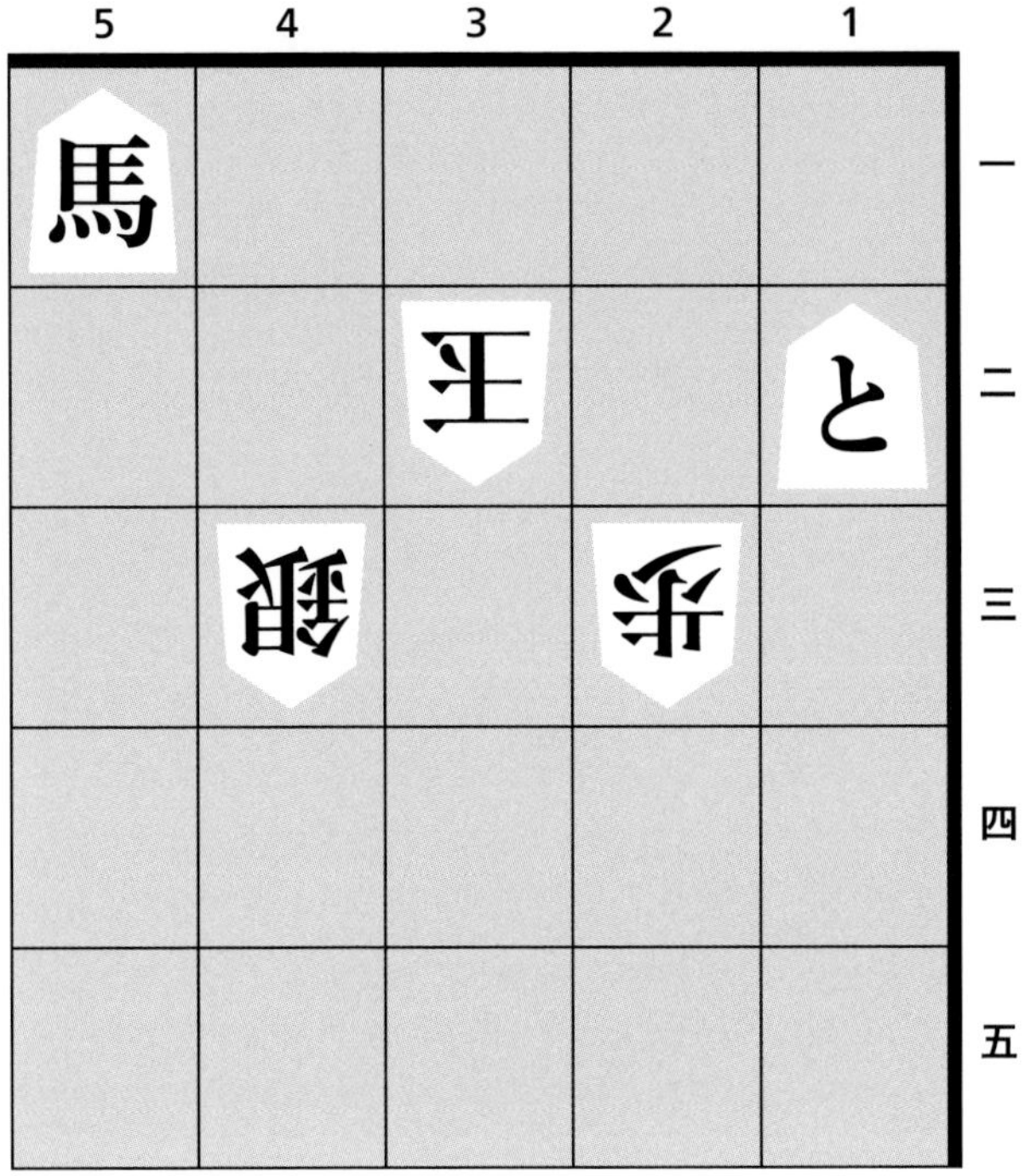

先手 持駒 香

考え方のヒント

第1条 自分の駒は1二と金、5一馬ですね。持ち駒に香があります。相手の駒は2三歩、3二玉、4三銀ですね。

第2条 玉の動ける場所を確認しましょう。と金と馬がきいているので、動けるのは3一だけですね。

第3条 盤上の駒の王手は2二と金、4一馬、4二馬、3三馬ですね。

第4条 持ち駒の香での王手を考えてみましょう。3三香、離して打つ3四香、3五香ですね。

さあ、どこに打つかわかりましたか?

３三香

解説

香を短く使う（相手の近くに打つ）ことがポイントでした。５一馬がきいているので３三玉とはできません。３一玉にも逃げられませんね。

（盤面図）

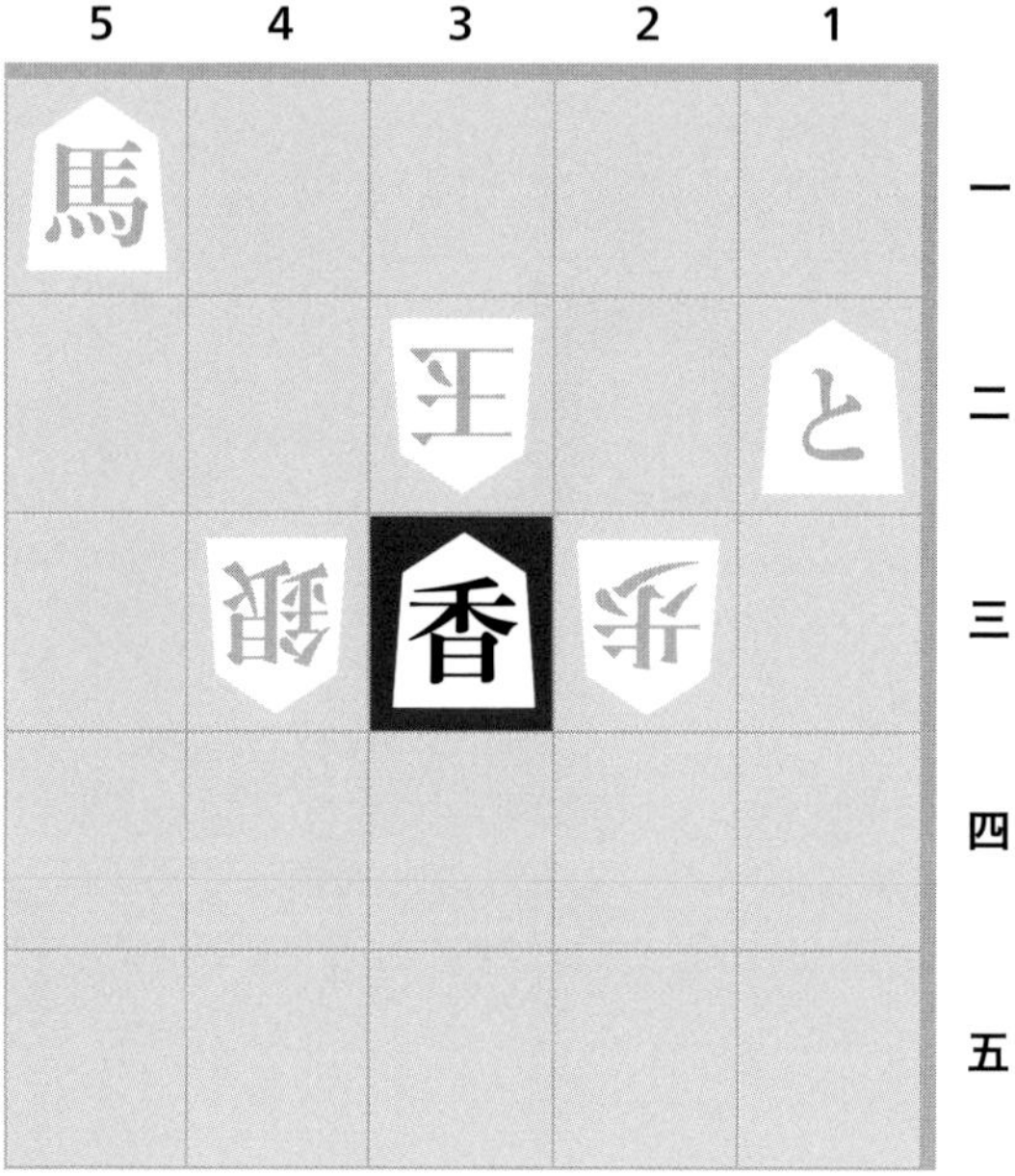

この状態が「詰み」。玉が移動できないことを確認してください。

違う手も考えてみましょう

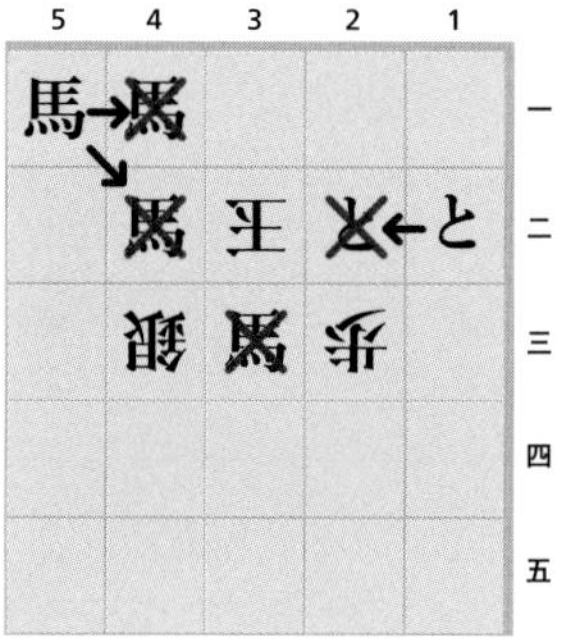

第3条

盤上の駒の王手

２二と金、４一馬、４二馬、３三馬は、すべて同玉で失敗してしまいます。

持駒：香

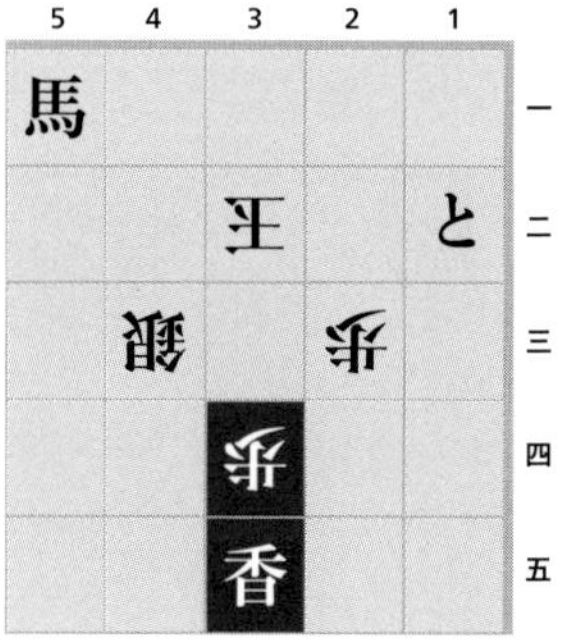

第4条

香での王手３四香は、銀で取られてしまいます。離して打つ３五香は、３四歩と合駒されて失敗です。

羽生九段のひとこと

☗３四香は△同銀でうまくいきません。近づけて打つ☗３三香で詰みとなります。

挑戦した日　　月　　日

▲正解だったらチェックを入れましょう。

動かす駒を考えてみましょう　と 歩 桂 竜

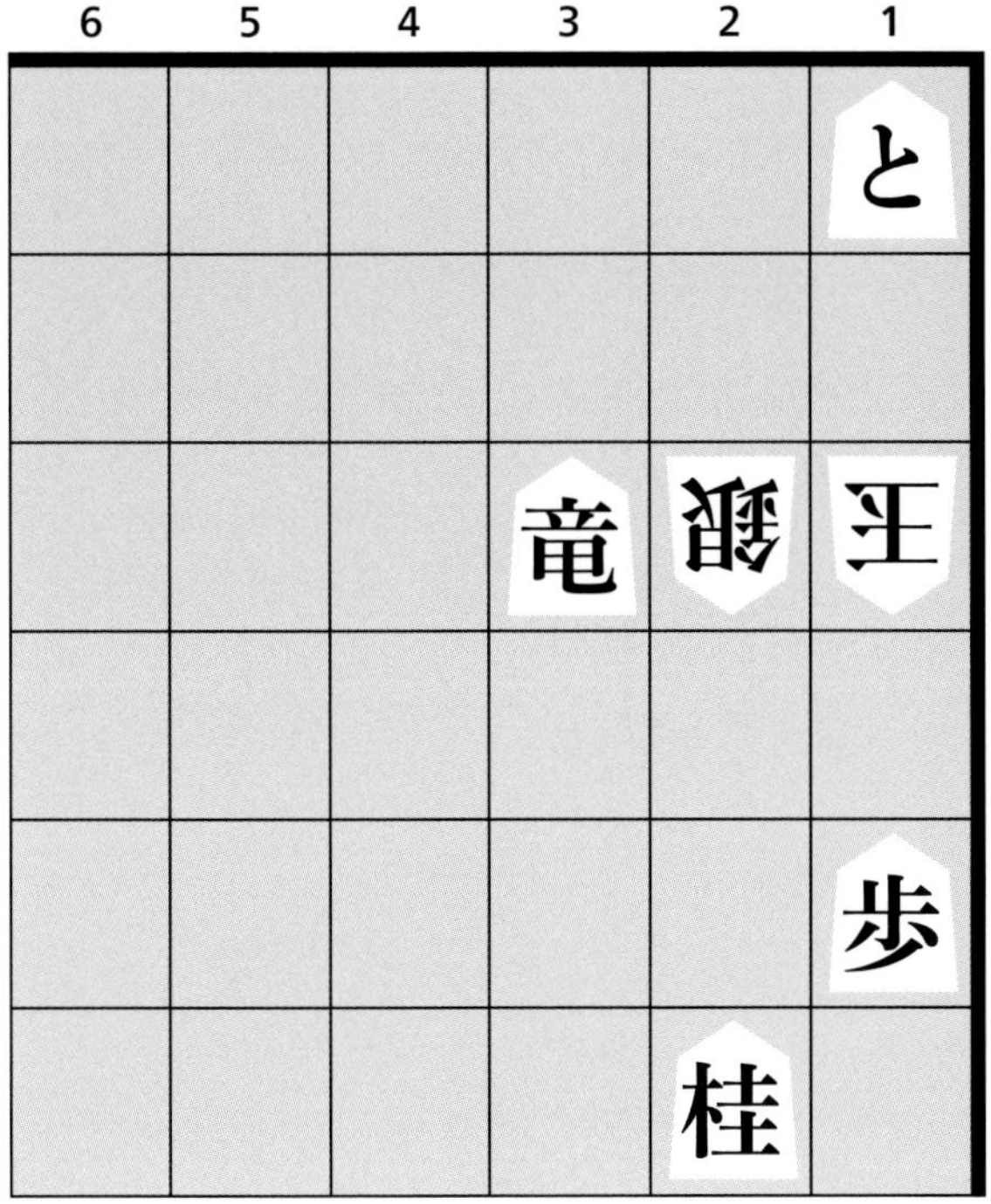

先手　持駒なし

考え方のヒント

第1条 自分の駒は1一と金、1五歩、2六桂、3三竜ですね。持ち駒はありません。相手の駒は1三玉、2三銀ですね。

第2条 玉の動ける場所を確認しましょう。と金、歩、桂、竜がきいているので、玉は動けませんね。

第3条 盤上の駒での王手を考えてみましょう。1二と金、2二竜、銀を取って2三竜、2四竜、1四歩ですね。桂は王手ができないことを確認しましょう。

第4条 この問題では持ち駒はありません。

さあ、どこに指すかわかりましたか？

１四歩

解説

歩での王手が正解です。２六桂がきいているので、１四歩を同玉とはできませんね。また同銀と動くと３三竜が玉にとどいてしまいます。突き歩詰（25ページ）を覚えておきましょう。

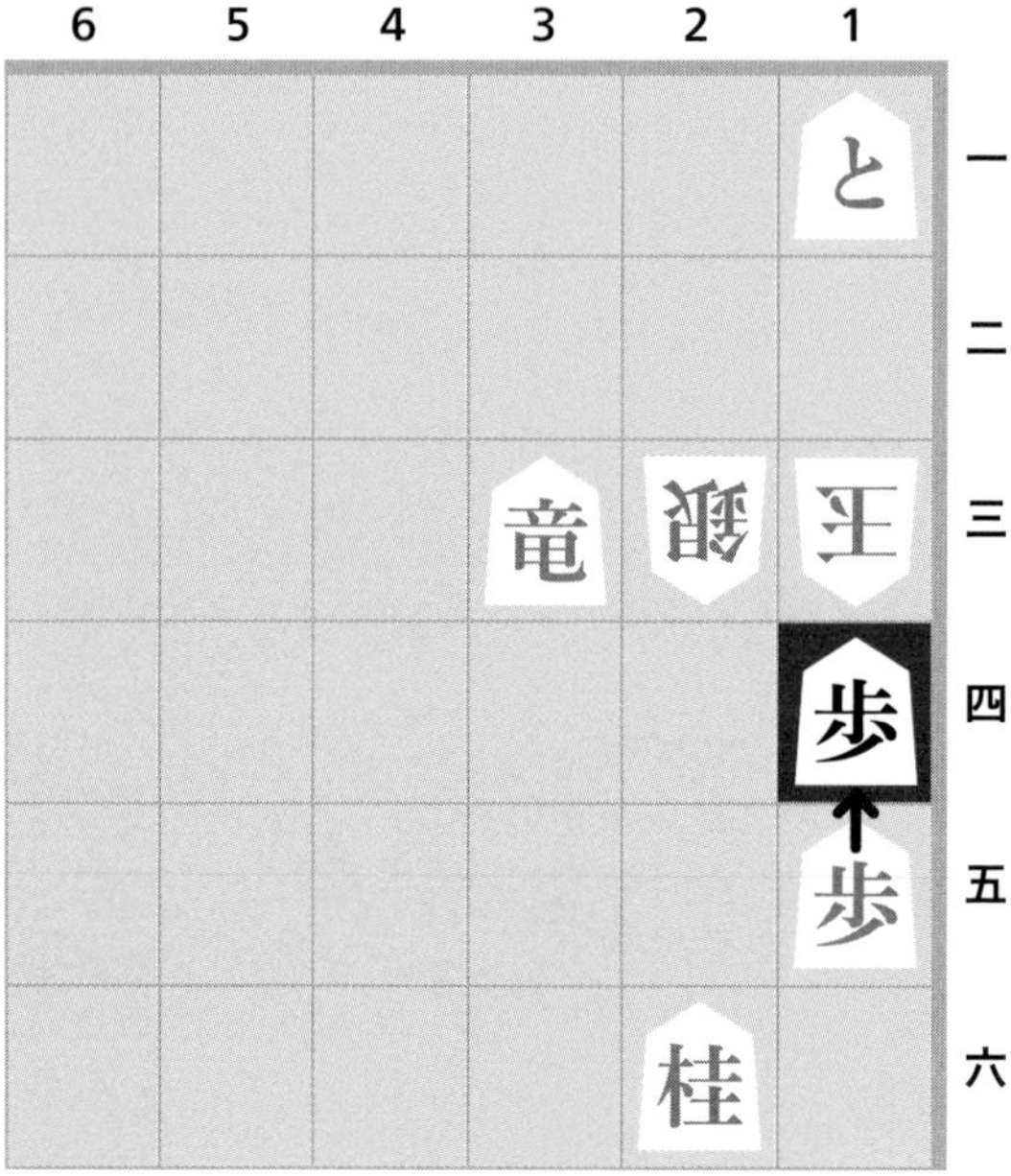

この状態が「詰み」。玉が移動できないことを確認してください。

違う手も考えてみましょう

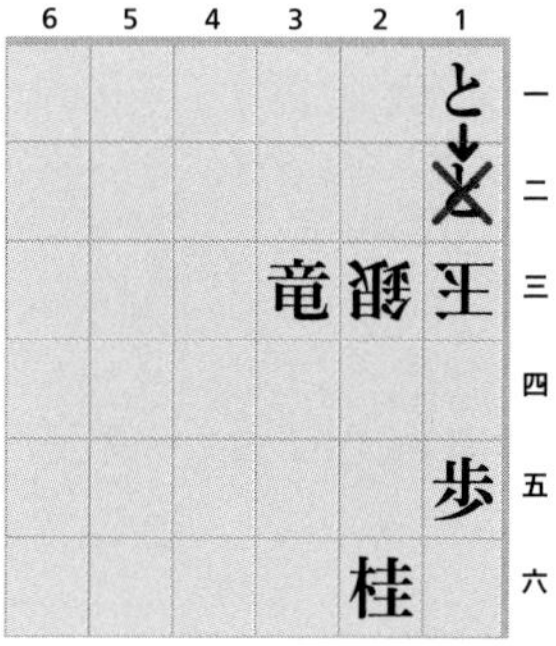

盤上の駒の王手、１二と金は玉で取られて失敗ですね。

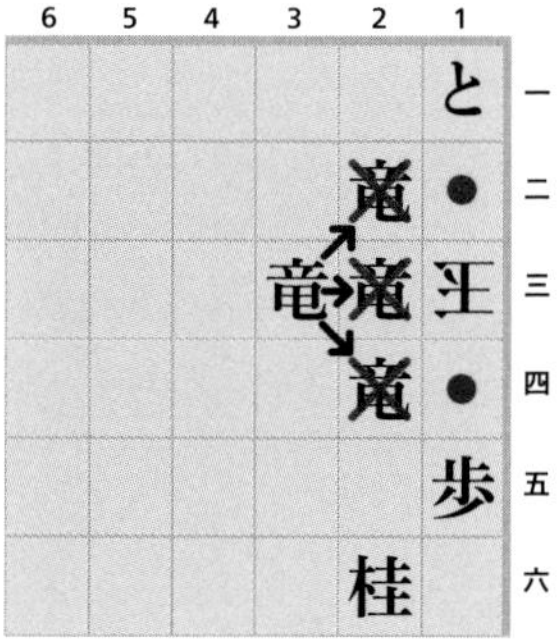

２二竜、銀を取っての２三竜、２四竜の王手は、どれも玉で取られて失敗してしまいます。

羽生九段のひとこと

☗１四歩で、相手は取る手も逃げる手も、すべて次に玉が取られてしまうことを確認してください。

動かす駒を考えてみましょう

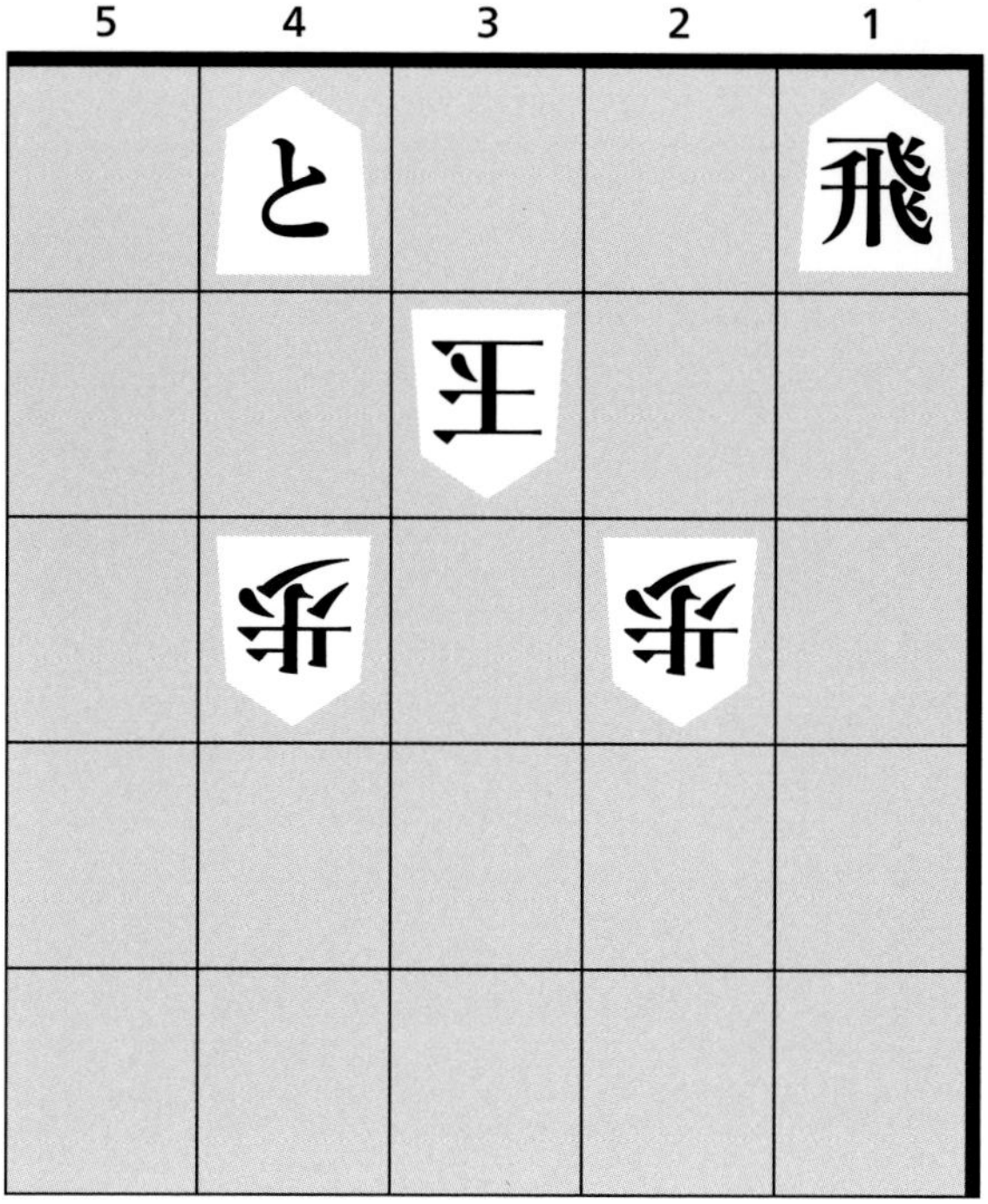

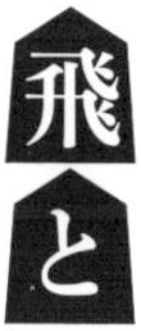

先手　持駒なし

考え方のヒント

第1条 自分の駒は1一飛と4一と金ですね。持ち駒はありません。相手の駒は2三歩、3二玉、4三歩ですね。

第2条 玉の移動できる場所を確認しましょう。飛とと金のきいていない場所は、2二と3三ですね。

第3条 盤上の駒で王手を考えましょう。3一と金、4二と金ですね。飛では2一飛成、3一飛成、3一飛不成、1二飛成、1二飛不成ですね。

第4条 この問題では持ち駒はありません。

さあ、どこに指すかわかりましたか？

3一飛成

解説

飛の成った竜が、3三への脱出を封じています。3一飛不成では2二玉と逃げられてしまいます。と金のききも確認しましょう。

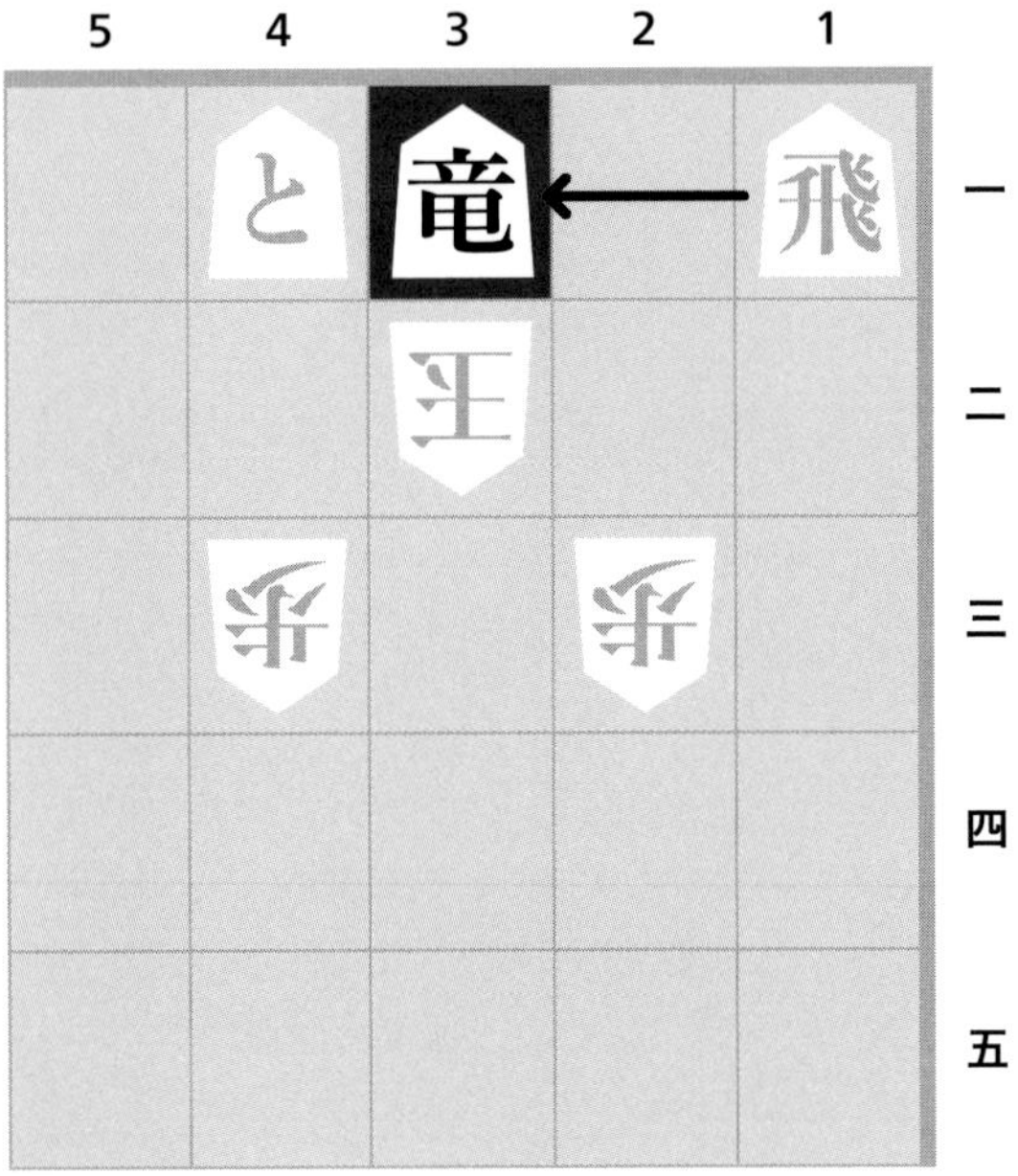

この状態が「詰み」。玉が移動できないことを確認してください。

「違う手も考えてみましょう」

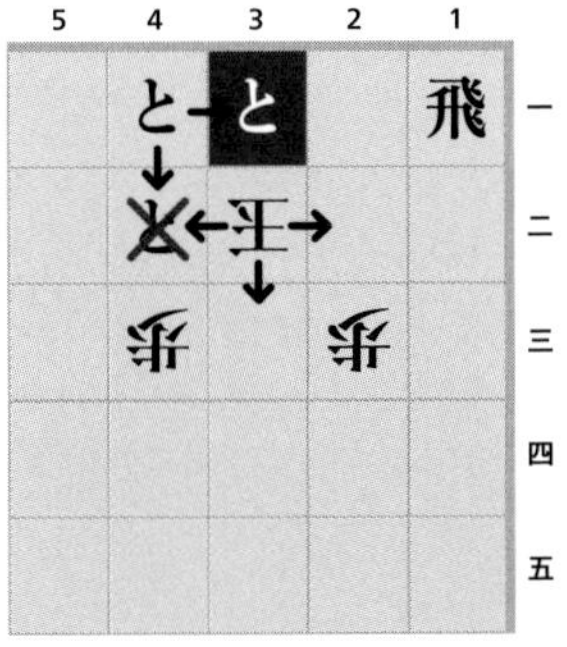

と金の王手4二と金は、同玉で失敗です。3一と金は、2二、3三、4二へ逃げられてしまいます。

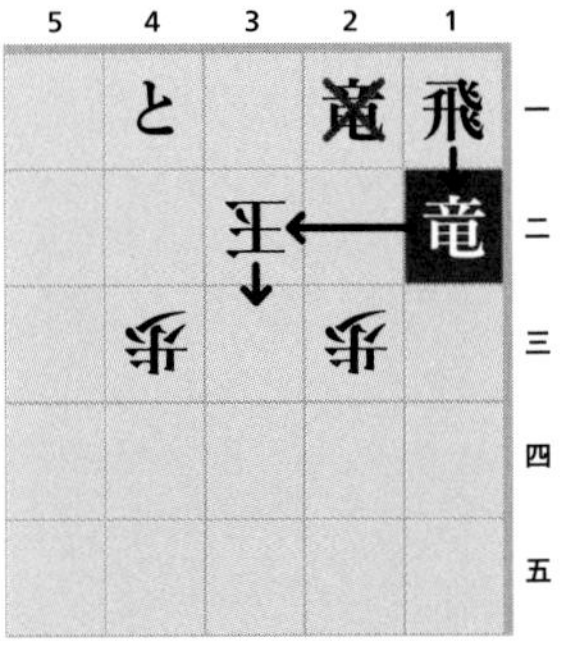

飛での王手2一飛成は同玉で失敗です。1二飛成は3三玉と逃げられてしまいます。そこで、逃げられない手が必要になります。

羽生九段のひとこと

☗3一飛不成は☖2二玉で詰みとなりません。☗3一飛成は詰みです。成りの大切さがわかります。

挑戦した日

月　日

□

▲正解だったらチェックを入れましょう。

動かす駒を考えてみましょう

歩 角 銀 銀

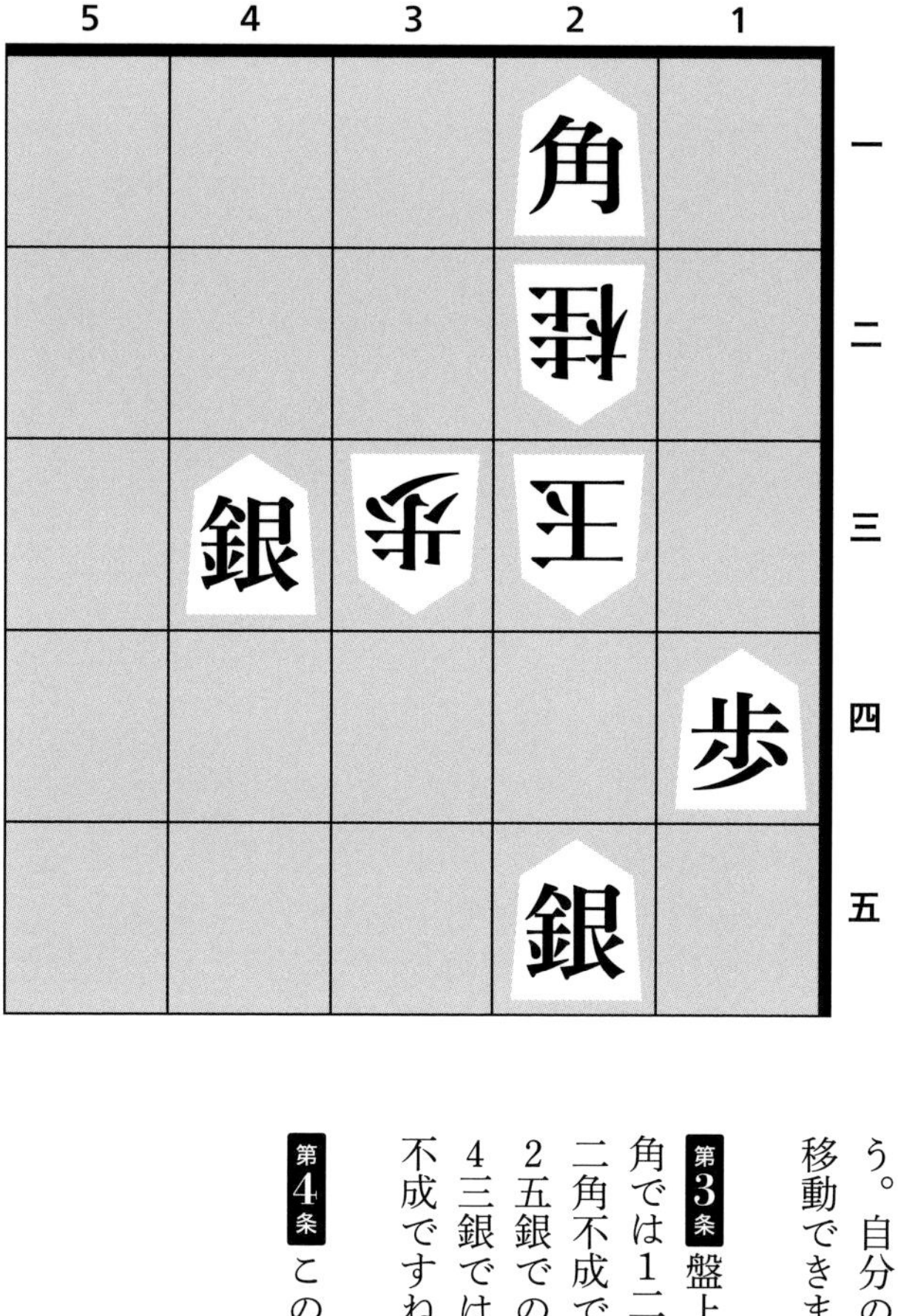

先手　持駒なし

「考え方のヒント」

第1条 自分の駒は1四歩、2一角、2五銀、4三銀ですね。持ち駒はありません。相手の駒は2二桂、2三玉、3三歩です。

第2条 玉の移動できる場所を確認しましょう。自分の駒がきいているので、どこにも移動できませんね。

第3条 盤上の歩の王手は1三歩成ですね。角では1二角成、1二角不成、3二角成、3二角不成です。2五銀での王手は2四銀、3四銀です。4三銀では3二銀不成、3四銀成、3四銀不成ですね。

第4条 この問題では持ち駒はありません。

さあ、どこに指すかわかりましたか？

3二銀不成

	5	4	3	2	1	
				角		一
			銀	桂		二
		銀	歩	王		三
					歩	四
					銀	五

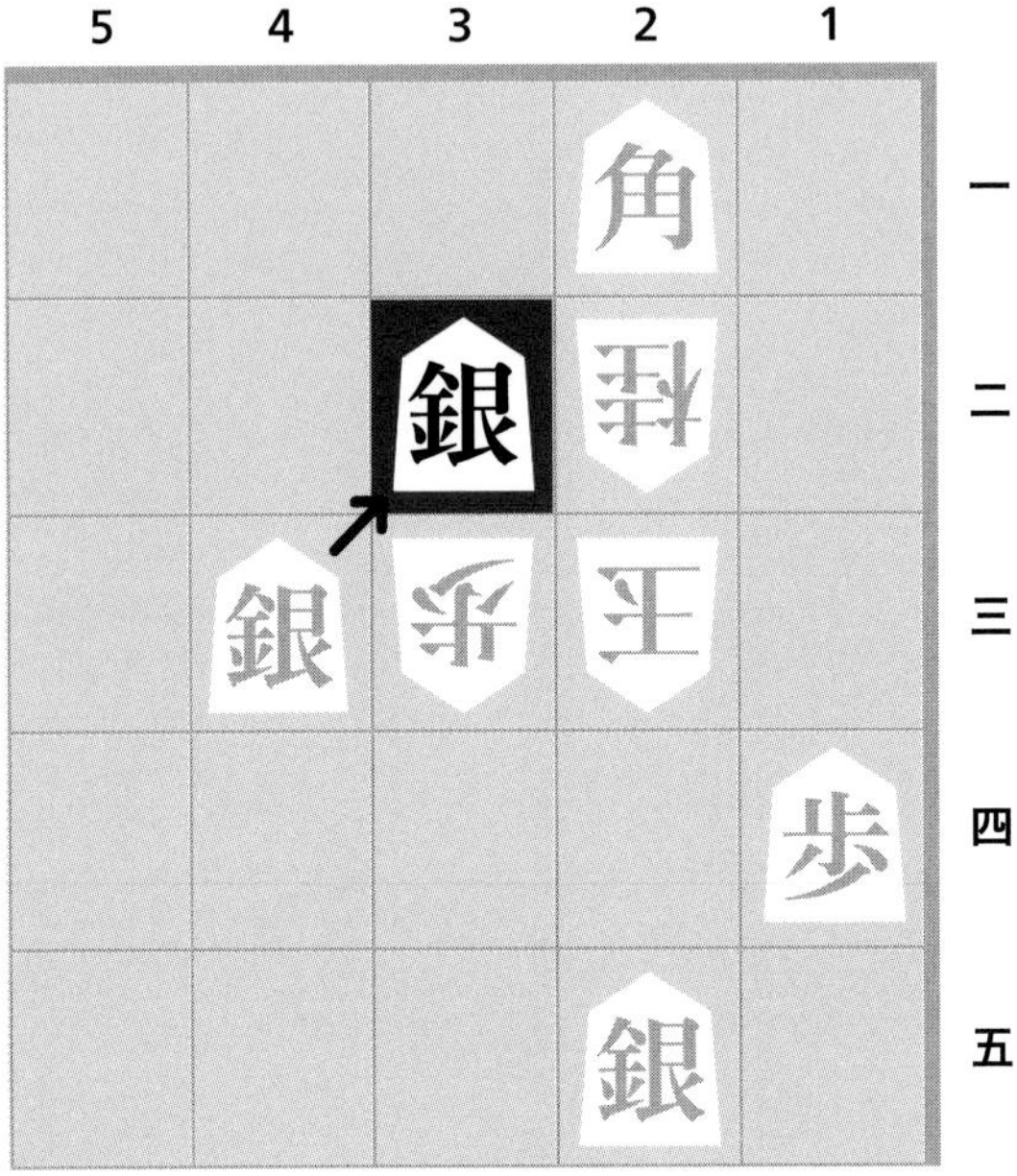

この状態が「詰み」。玉が移動できないことを確認してください。

解説

4三銀を不成で使います。3二銀として2一角と連携して詰ませます。3二銀として2一角に逃げられませんでしたね。相手の玉は周りのマスに逃げられませんでしたね。

違う手も考えてみましょう

	5	4	3	2	1	
			角	馬		一
			馬	桂		二
		銀	歩	王		三
					歩	四
				銀		五

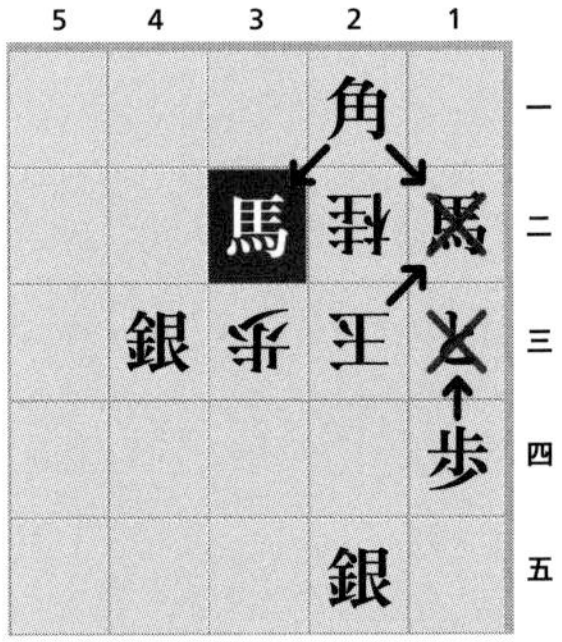

歩での1三歩成は玉で取られてしまいます。角での1二角成、1二角不成は同玉で失敗です。3二角成、3二角不成は1二へ逃げられてしまいます。

	5	4	3	2	1	
				角		一
				桂		二
		銀	歩	王	歩	三
			銀	銀		四
						五

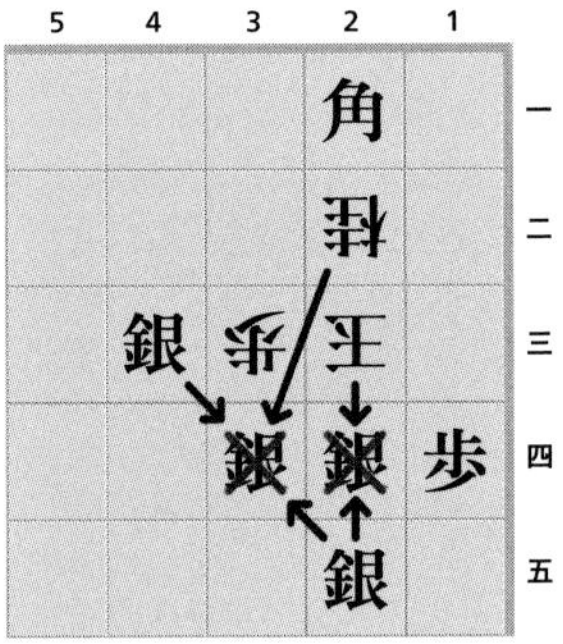

2五銀での2四銀は玉で取られます。3四銀は歩、桂で取られるか、2四玉と逃げられて失敗です。4三銀での3四銀成、3四銀不成は、同歩、同桂で失敗ですね。

羽生九段のひとこと

▲3二銀成は王手にはなりません。あえて▲3二銀不成とすることで詰みの形になります。

❖角や銀のななめの動きを利用しましょう。

第39問

挑戦した日

月　日

□

▲正解だったらチェックを入れましょう。

羽生九段に挑戦！

動かす駒を考えてみましょう

香 歩 金

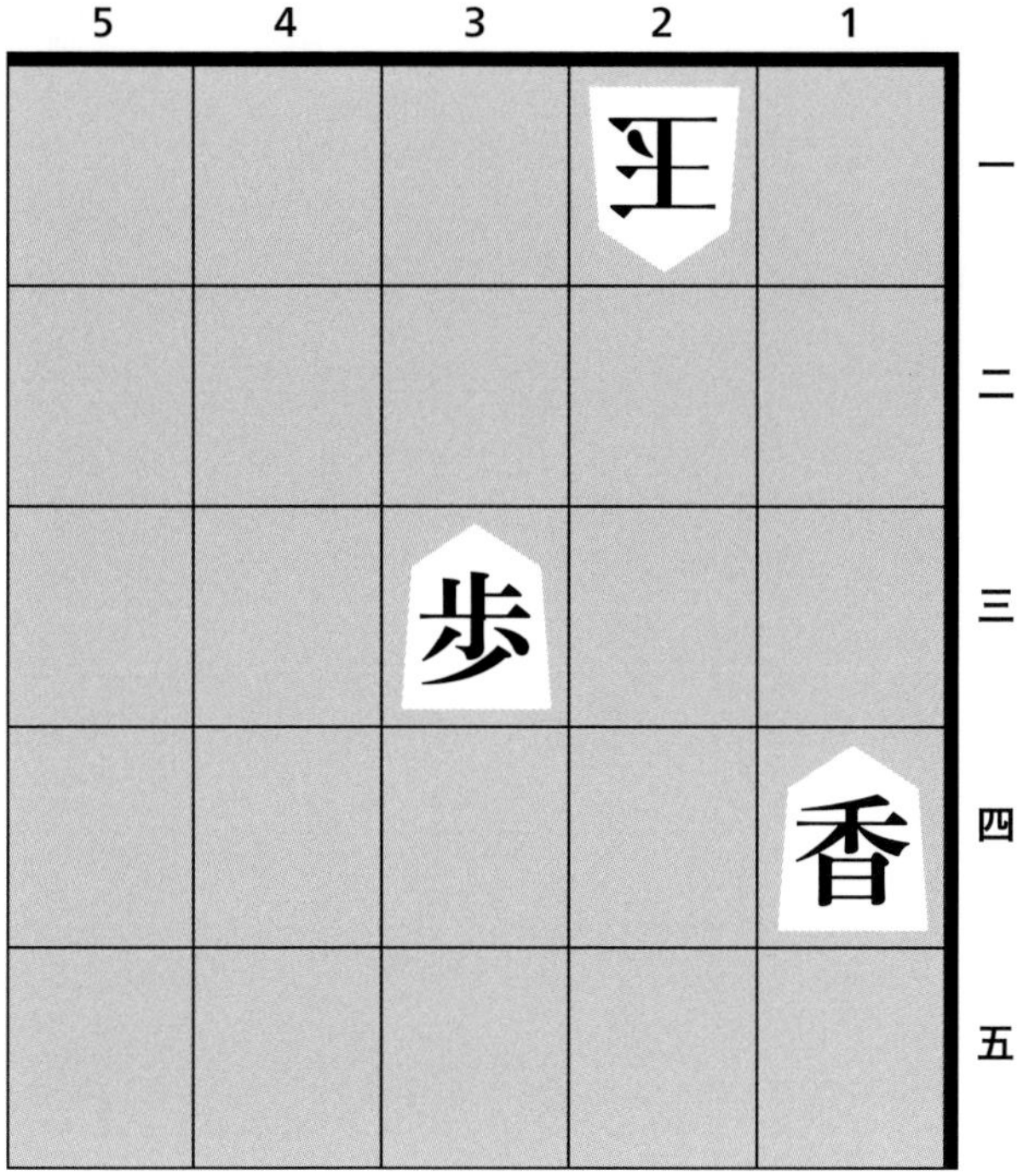

先手 持駒 金

考え方のヒント

第1条 自分の駒は1四香、3三歩ですね。持ち駒に金があります。相手の駒は2一玉のみですね。

第2条 玉の動ける場所を確認しましょう。香と歩がきいているので、2二と3一にしか動けませんね。

第3条 盤上の駒で王手を考えてみましょう。1一香成、1二香成と3二歩成ですね。香も歩も成らないと王手はできません。

第4条 持ち駒の金で王手をしてみましょう。1一金、1二金、2二金、3一金、3二金と5通りありますね。

さあ、どこに打つかわかりましたか？

3二金

解説

王手の金を3三歩で守っています。1筋（1の縦の列）は、香車がきいていて玉は逃げられず、詰みとなります。

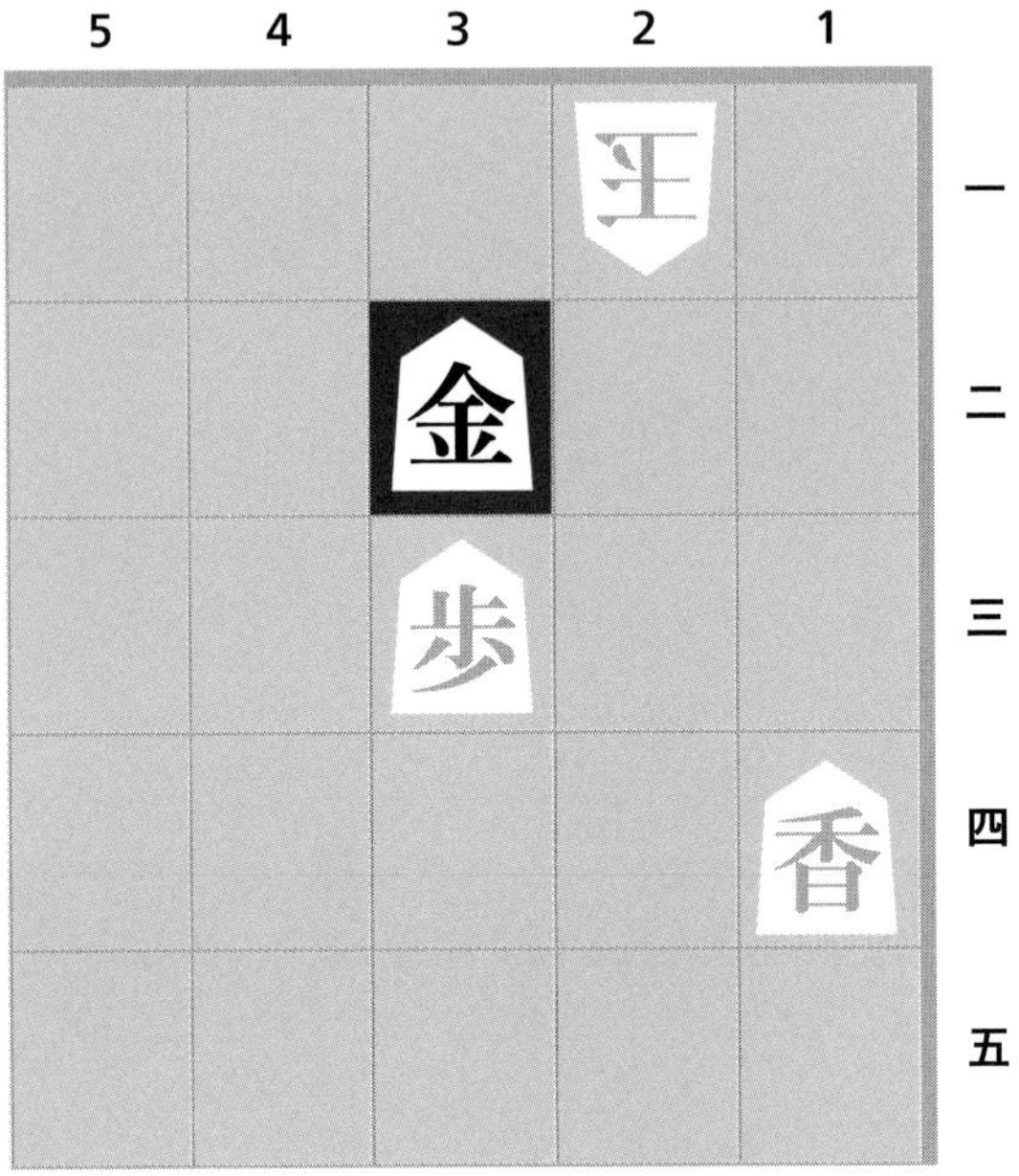

この状態が「詰み」。玉が移動できないことを確認してください。

「違う手も考えてみましょう」

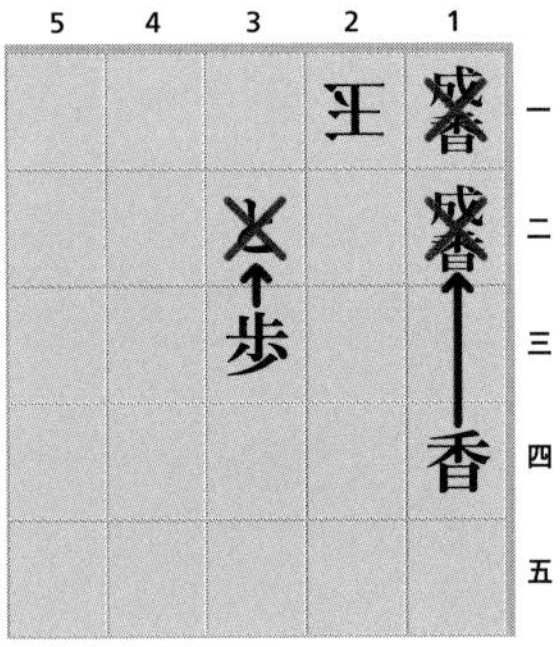

持駒 金

第3条 香での王手1一香成、1二香成はどちらも同玉で失敗です。歩での3二歩成も同玉とされ失敗ですね。

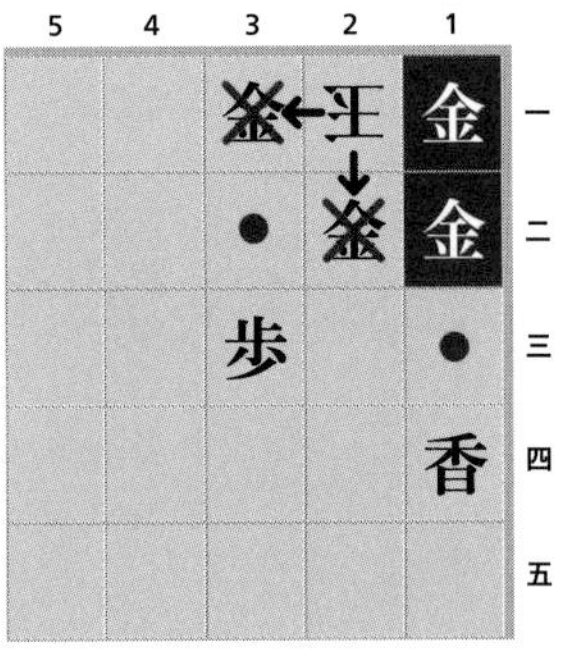

第4条 持ち駒の金での1一金は、3一玉、2二玉と逃げられます。1二金も3一玉と逃げられますね。2二金、3一金の王手は玉で取られて失敗です。

羽生九段のひとこと

☗1二金は☖3一玉で詰みとなりません。☗3二金で☖3一玉が指せなくなります。

❖何マスもまっすぐ進める、香の動きを確認しましょう。

第40問

挑戦した日
月　日
□
▲正解だったらチェックを入れましょう。

羽生九段に挑戦！

動かす駒を考えてみましょう

桂
馬

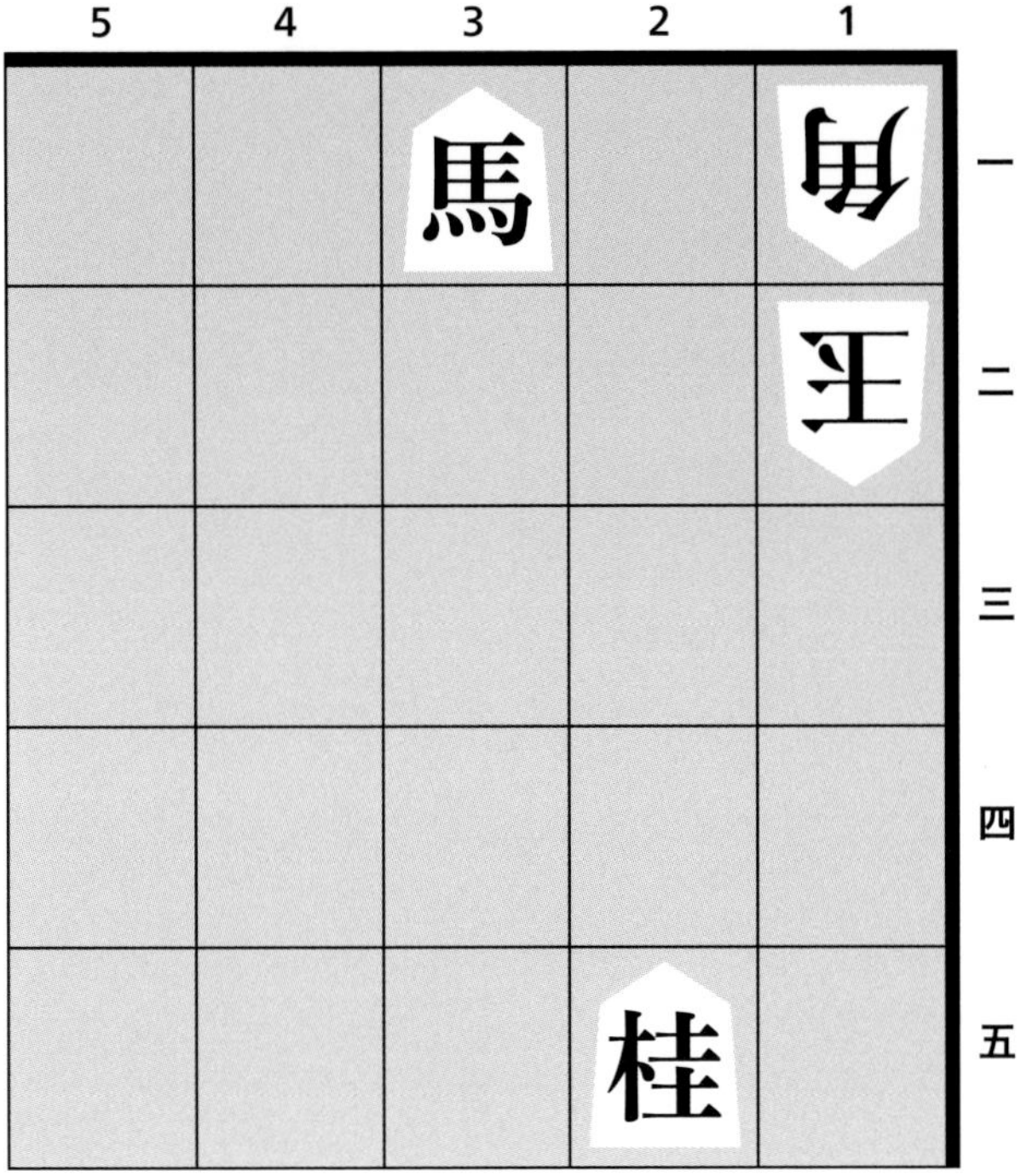

先手　持駒なし

考え方のヒント

第1条 自分の駒は２五桂、３一馬ですね。持ち駒はありません。相手の駒は１一角と１二玉ですね。

第2条 玉の動ける場所を確認しましょう。桂と馬がきいているので、動けるのは２三のみですね。

第3条 盤上の駒で王手をしてみましょう。馬での王手は１三馬、２一馬、２二馬ですね。桂の王手は１つだけです。考えてみましょう。

第4条 この問題では持ち駒はありません。

さあ、どこに指すかわかりましたか？

1三桂成

解説

３一馬がきいているので、玉で成桂を取ることができません。馬との連携で詰ませることができました。桂が成らないと王手になりません。注意しましょう。

（左の盤面）

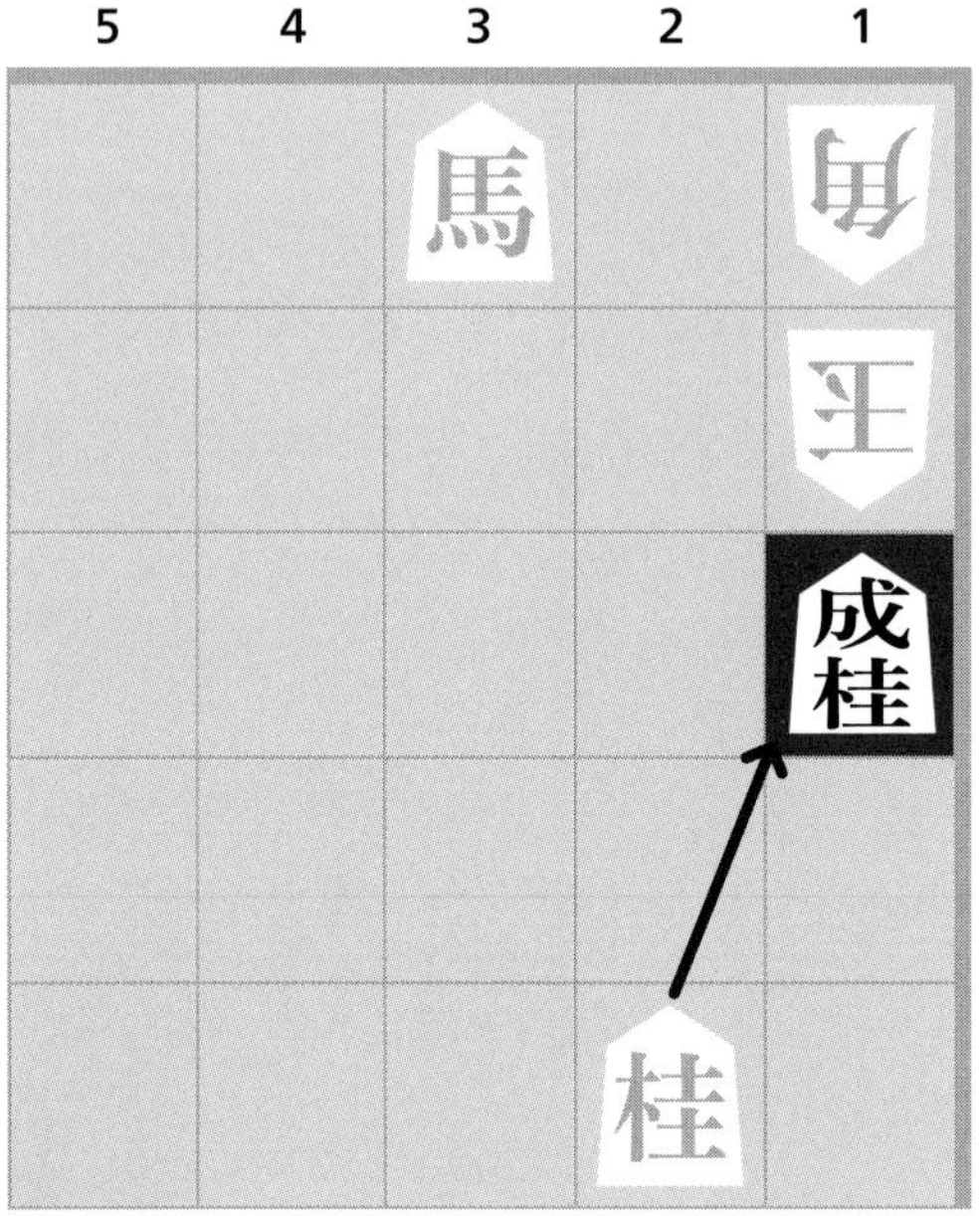

この状態が「詰み」。玉が移動できないことを確認してください。

違う手も考えてみましょう

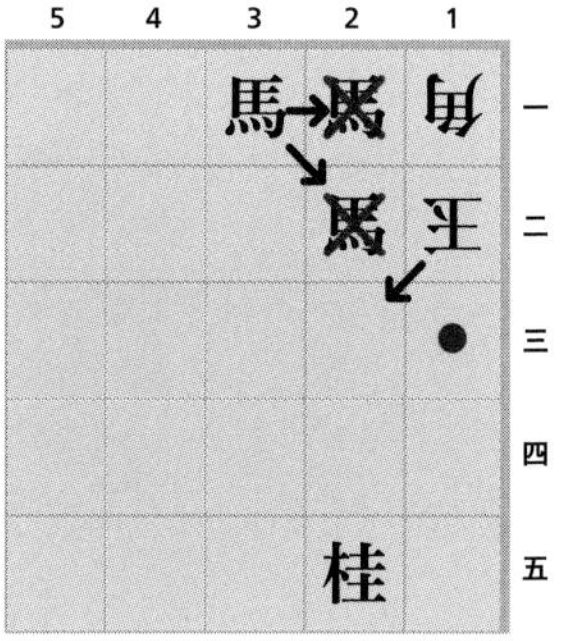

盤上の馬での王手、２一馬は玉で取られるか、２三玉と逃げられて失敗です。２二馬は玉または角で取られてしまいます。

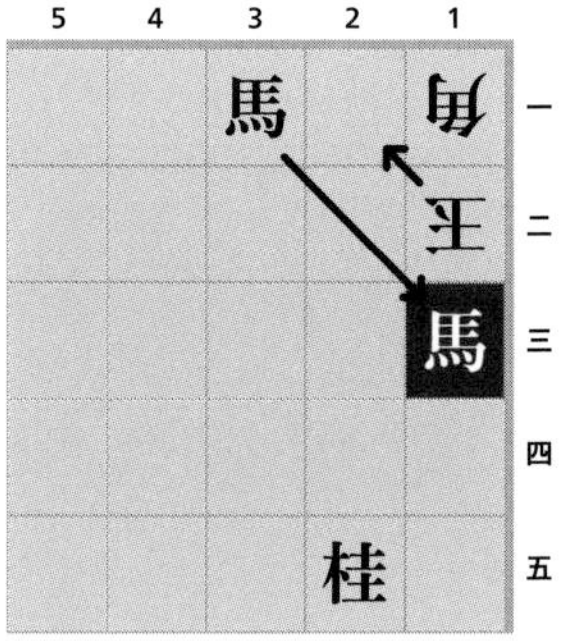

１三馬は２五桂があるので同玉とはされませんが、２一玉と逃げられ失敗です。

羽生九段のひとこと

１三馬は△２一玉で詰みとなりません。▲１三桂成で馬の力が強く、詰みの形になります。

❖桂が成ることで、離れた場所から金で王手ができます。

動かす駒を考えてみましょう

竜 桂

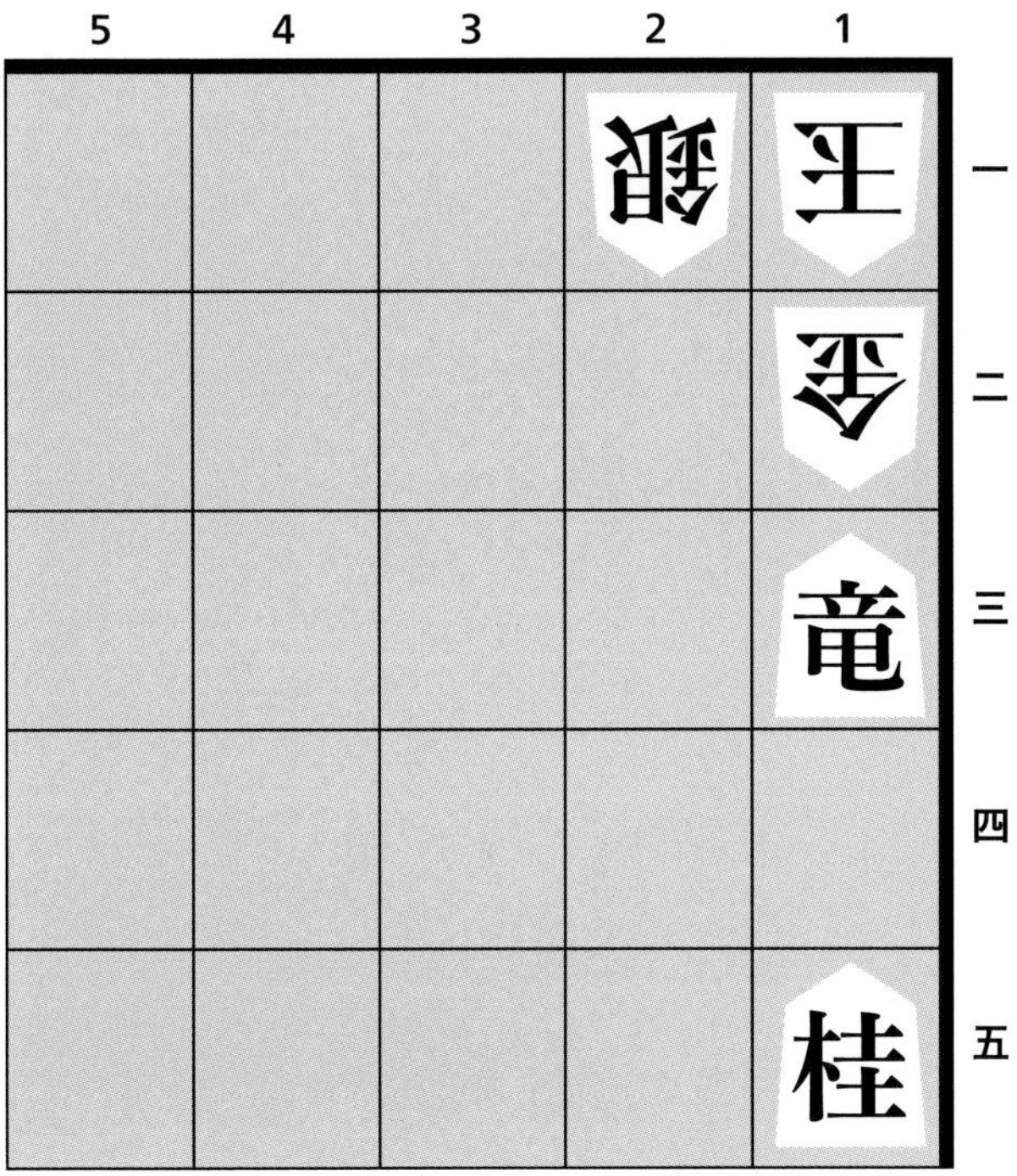

先手　持駒なし

考え方のヒント

第1条 自分の駒は1三竜、1五桂ですね。持ち駒はありません。相手の駒は1一玉、1二金、2一銀で、玉を囲む「穴熊《あなぐま》」（71ページ第16問）になっています。

第2条 玉の動ける場所を確認しましょう。1三竜があるので2二にも出られず、どこにも動けませんね。

第3条 盤上の駒で王手してみましょう。相手の金を取って1二竜、または2二竜ですね。桂での王手は1つです。考えてみましょう。

第4条 この問題では持ち駒はありません。

さあ、どこに指すかわかりましたか？

２三桂不成

桂を不成で使うことを確認しましょう。成ってしまうと玉にとどきません。金で２三桂を取ろうとすると、１三竜で玉を取られてしまうため、金が動けないことも確認しましょう。

	5	4	3	2	1	
一				金	王	
二				金		
三				桂	竜	
四						
五					桂	

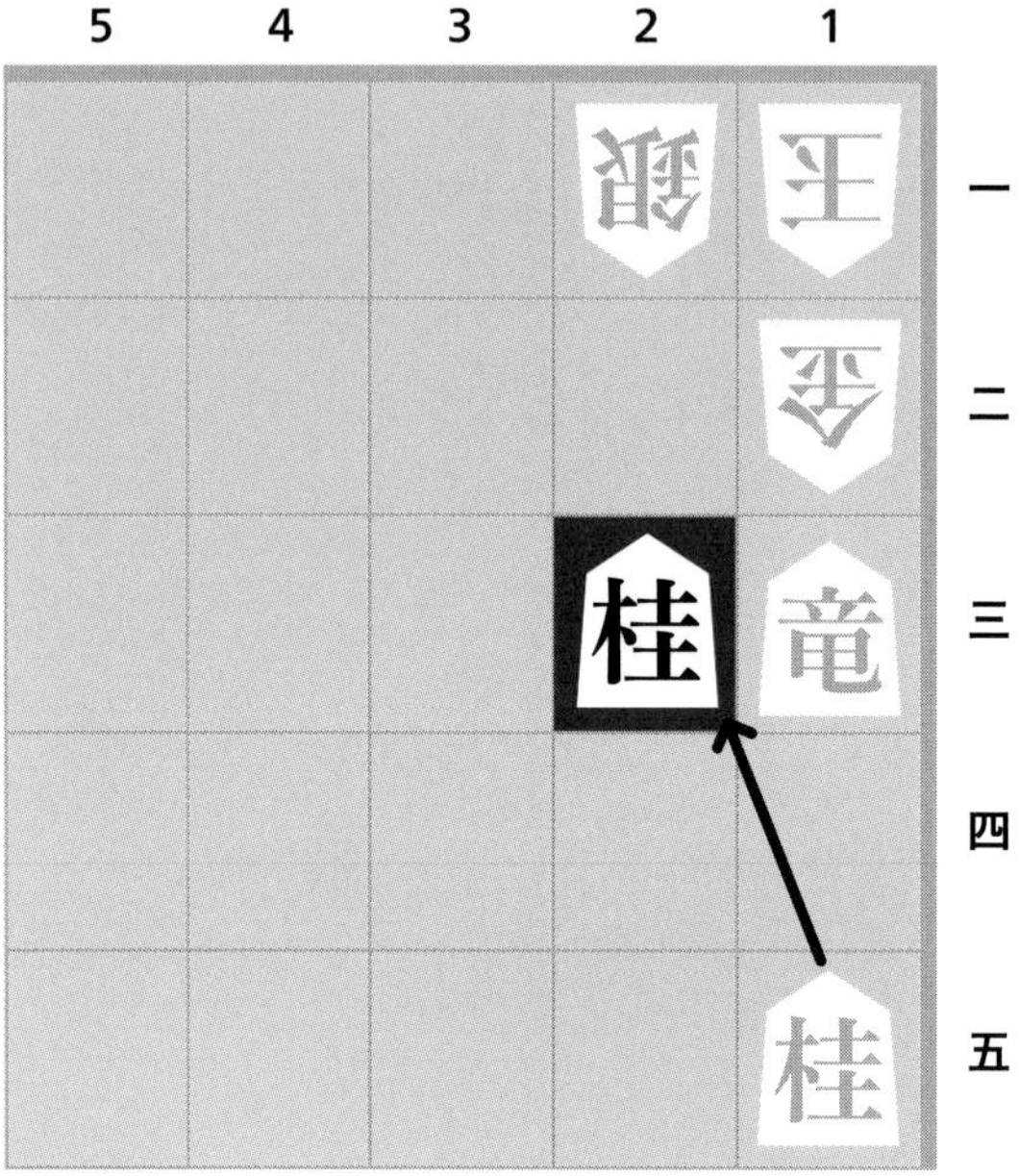

この状態が「詰み」。玉が移動できないことを確認してください。

羽生九段のひとこと

２三桂成は王手ではありません。▲２三桂不成で王手となり、詰みの形にもなります。

違う手も考えてみましょう

竜での王手１二竜は、同銀または同玉で失敗ですね。

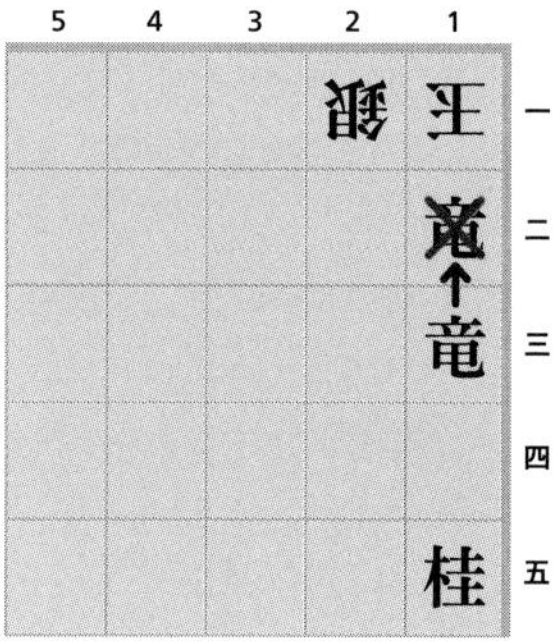

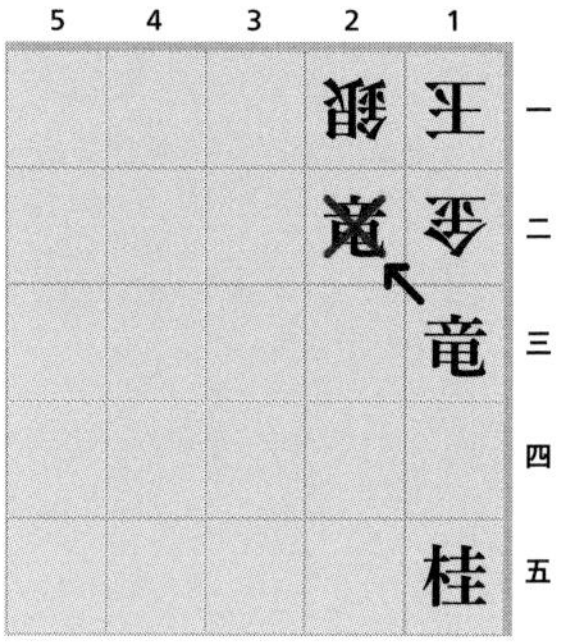

	5	4	3	2	1	
一				金	王	
二				竜→	竜	
三						
四						
五					桂	

２二竜も同銀、同玉、同金のいずれかで取られて失敗となります。

	5	4	3	2	1	
一				金	王	
二				金	↑竜	
三				竜		
四						
五					桂	

❖桂は成りと不成りのどちらが有利か考えて使いましょう。

動かす駒を考えてみましょう

香 銀 と

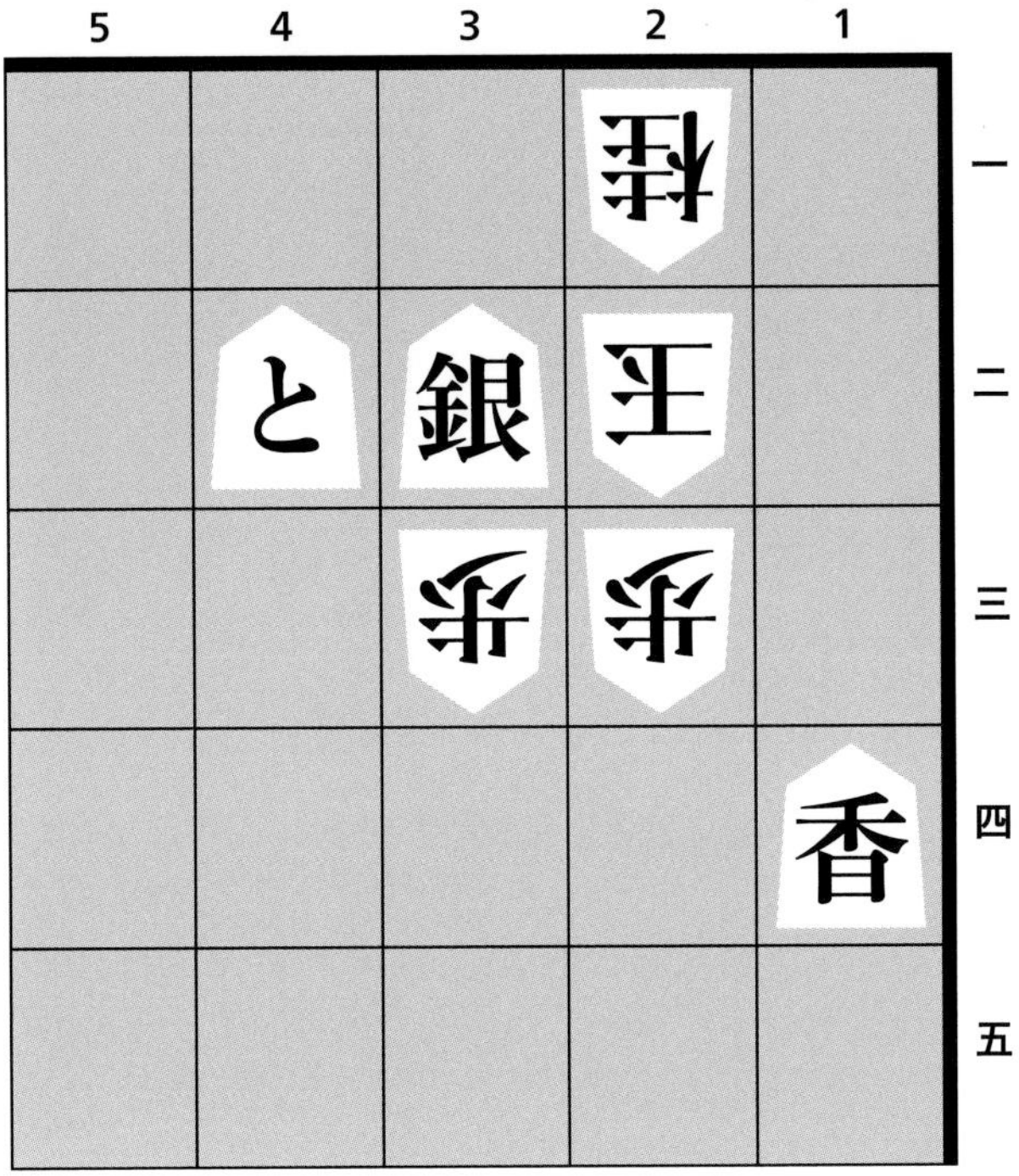

先手 持駒なし

考え方のヒント

第1条 自分の駒は1四香、3二銀、4二と金ですね。持ち駒はありません。相手の駒は2一桂、2二玉、2三歩、3三歩ですね。

第2条 玉の動ける場所を確認しましょう。香、銀、と金がきいていて玉は動けませんね。4二と金があるので3二銀を取ることもできません。

第3条 香での王手は1二香成、1三香成ですね。銀での王手は3一銀不成、2一銀成、2三銀成、2三銀不成です。と金は王手できないことも確認しましょう。

第4条 この問題では持ち駒はありません。

さあ、どこに指すかわかりましたか?

3一銀不成

解説

銀の王手が正解でした。1筋（1の縦の列）には香がきいていて逃げられません。と金に取られてしまうので3二にも逃げられず、詰みとなります。

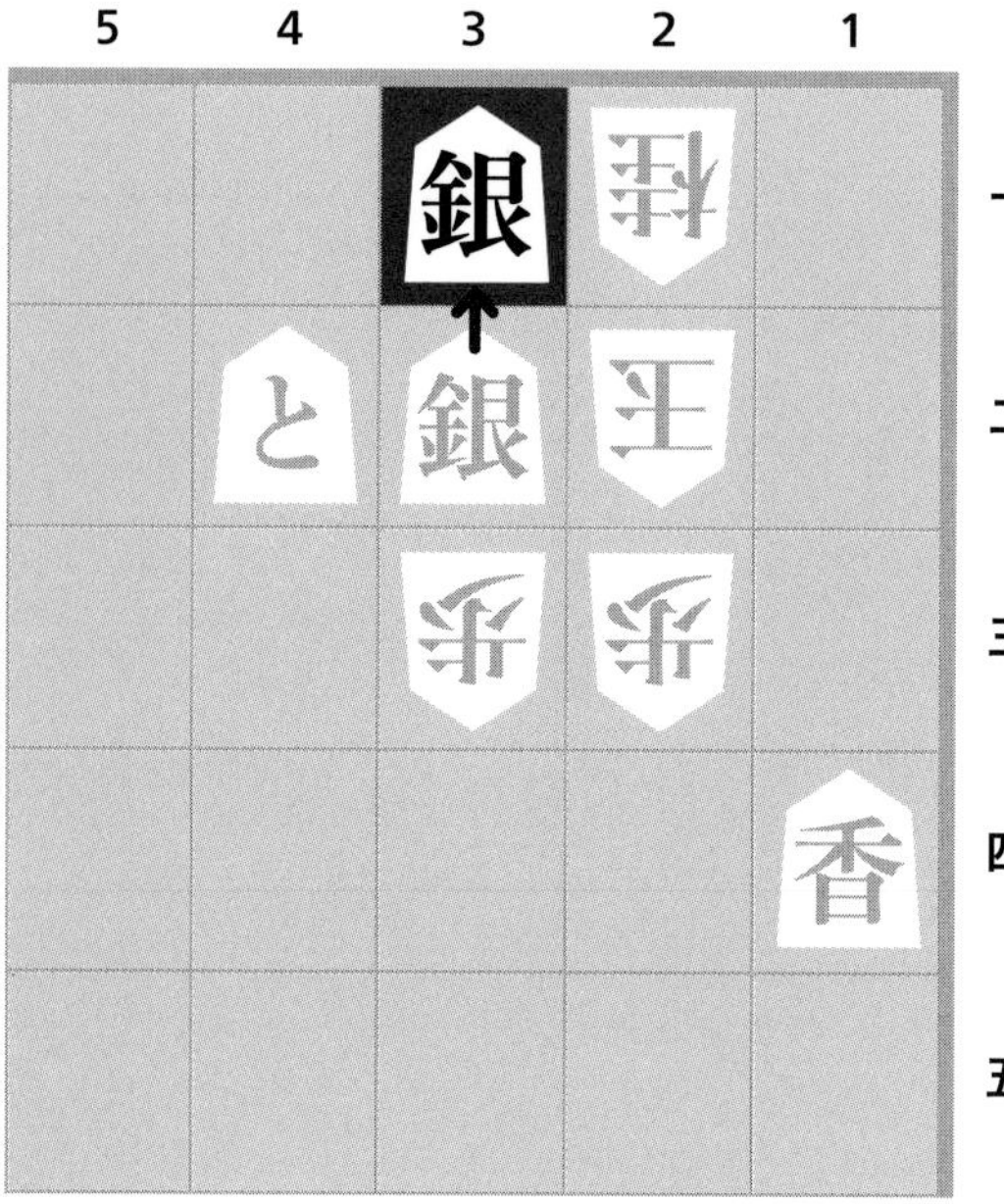

この状態が「詰み」。玉が移動できないことを確認してください。

「違う手も考えてみましょう」

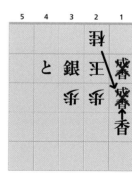

香の王手1二香成は玉で、1三香成は玉または桂で取られて失敗してしまいます。

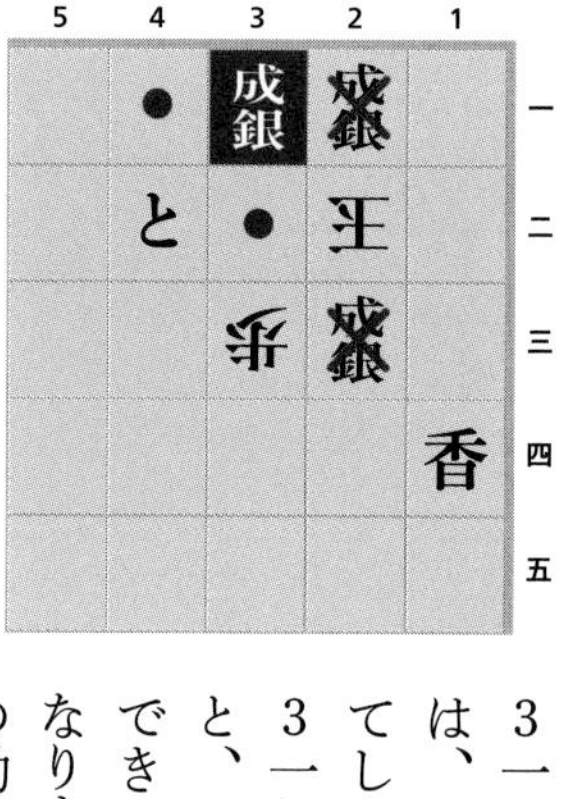

3一銀不成以外の王手は、すべて玉に取られてしまいます。また、3一銀で成ってしまうと、ななめ後ろに移動できなくなり、王手になりません。成銀（金）の動きを確認しましょう。

羽生九段のひとこと

☗3一銀成は王手ではありません。☗3一銀不成が頻度の高い詰みの形になります。

❖と金、成香、成桂、成銀は、金と同じでななめ後ろに動けません。

挑戦した日
月　日

▲正解だったらチェックを入れましょう。

動かす駒を考えてみましょう

歩 香 竜

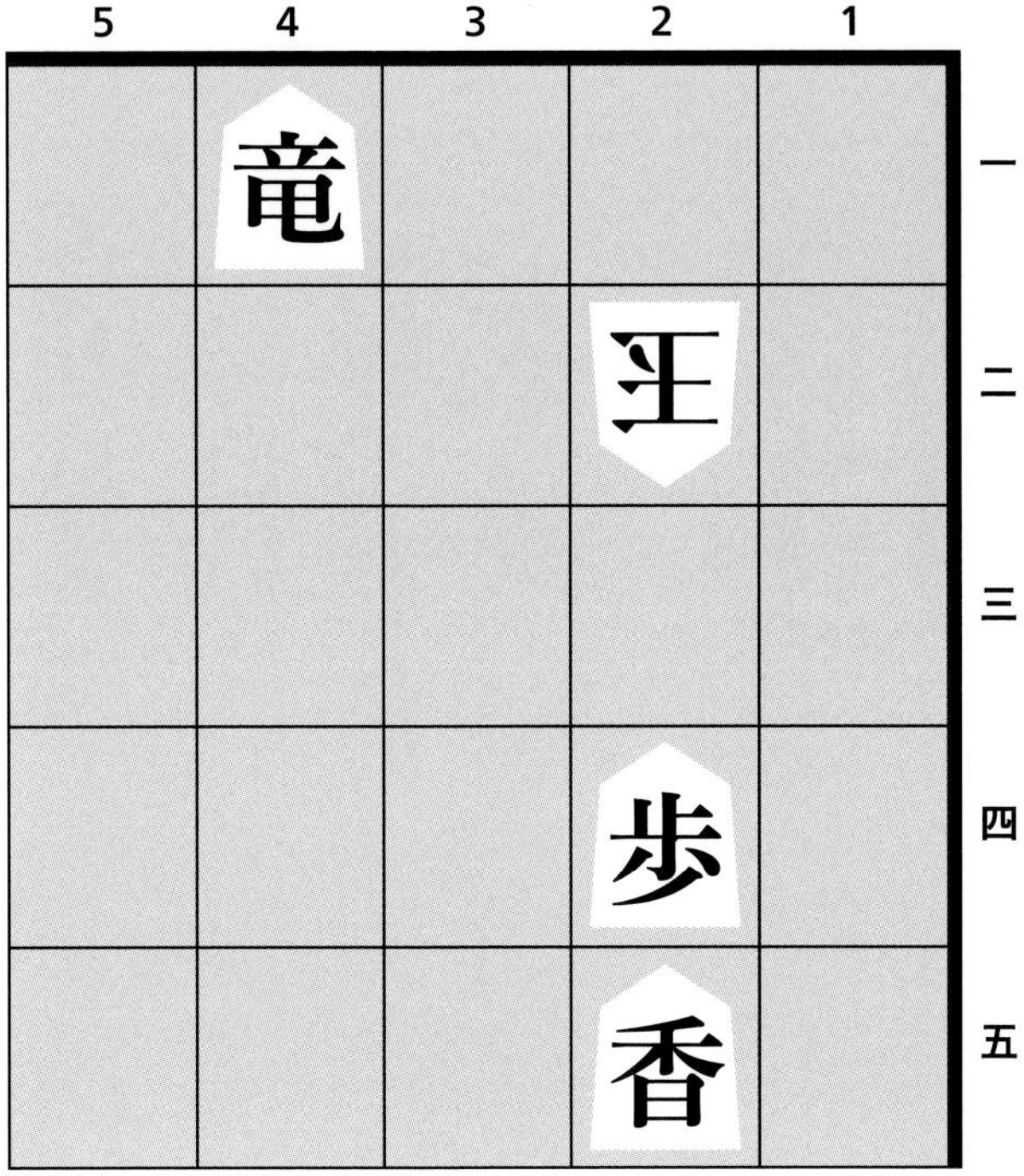

先手　持駒なし

考え方のヒント

第1条 自分の駒は2四歩、２五香、４一竜です。持ち駒はありませんね。相手の駒は２二玉だけですね。

第2条 玉の動ける場所を確認しましょう。玉の周りは空いていますが、竜と歩がきいていない場所は１二、１三、３三の３か所ですね。

第3条 竜での王手は１一竜、２一竜、３一竜、３二竜、離して４二竜、５二竜と6通りありますね。歩では2三歩不成、２三歩成がありますね。香の王手はありません。

第4条 この問題では持ち駒はありません。

さあ、どこに指すかわかりましたか？

2三歩成

解説

竜がきいていない場所にはと金がきいていて、玉は逃げることができません。2五香のため、玉でと金を取ることもできませんね。

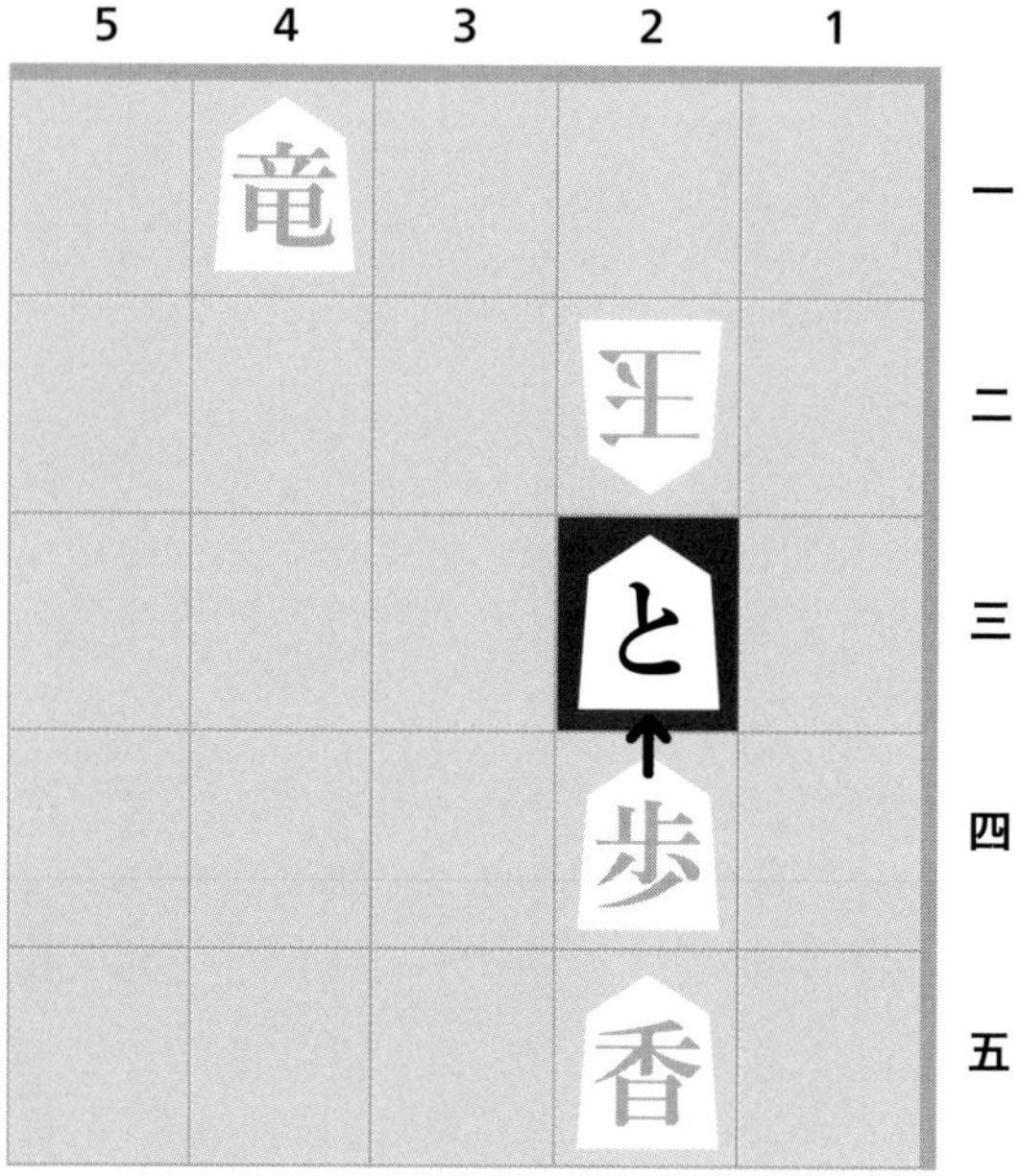

この状態が「詰み」。玉が移動できないことを確認してください。

「違う手も考えてみましょう」

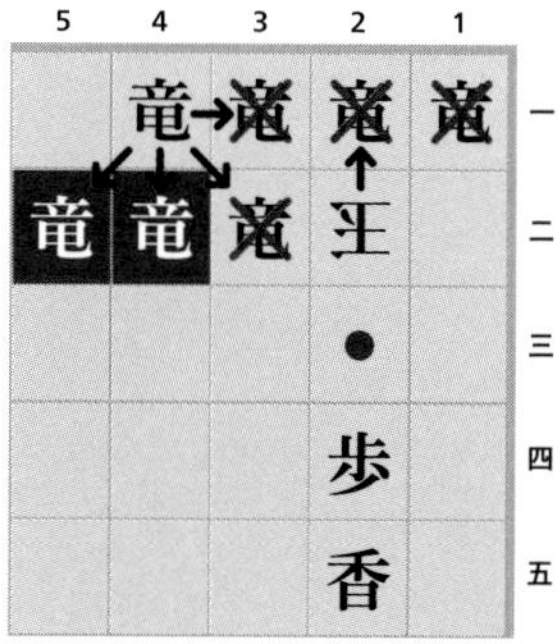

竜の王手1一竜、2一竜、3一竜、3二竜は玉で取られて失敗です。4二竜、5二竜と離した王手は2一玉と逃げられて失敗です。

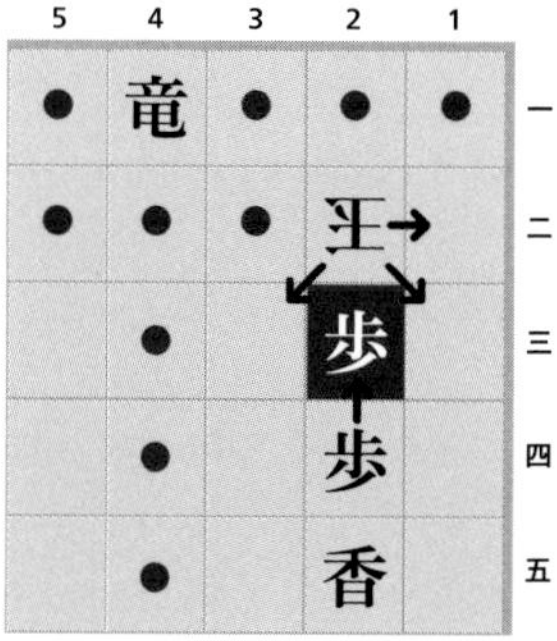

歩で2三歩不成とした場合は1二玉、1三玉、3三玉と逃げられて失敗です。

羽生九段のひとこと

☗2三歩成は☗2五香のサポートがあり、取ることができません。また、一の段（一の横の列）も竜がきいています。

❖この問題では竜が広くきいていて、玉の動ける場所を制限しています。

第44問

挑戦した日　　月　　日

□ ▲正解だったらチェックを入れましょう。

羽生九段に挑戦!

動かす駒を考えてみましょう

竜 と 角

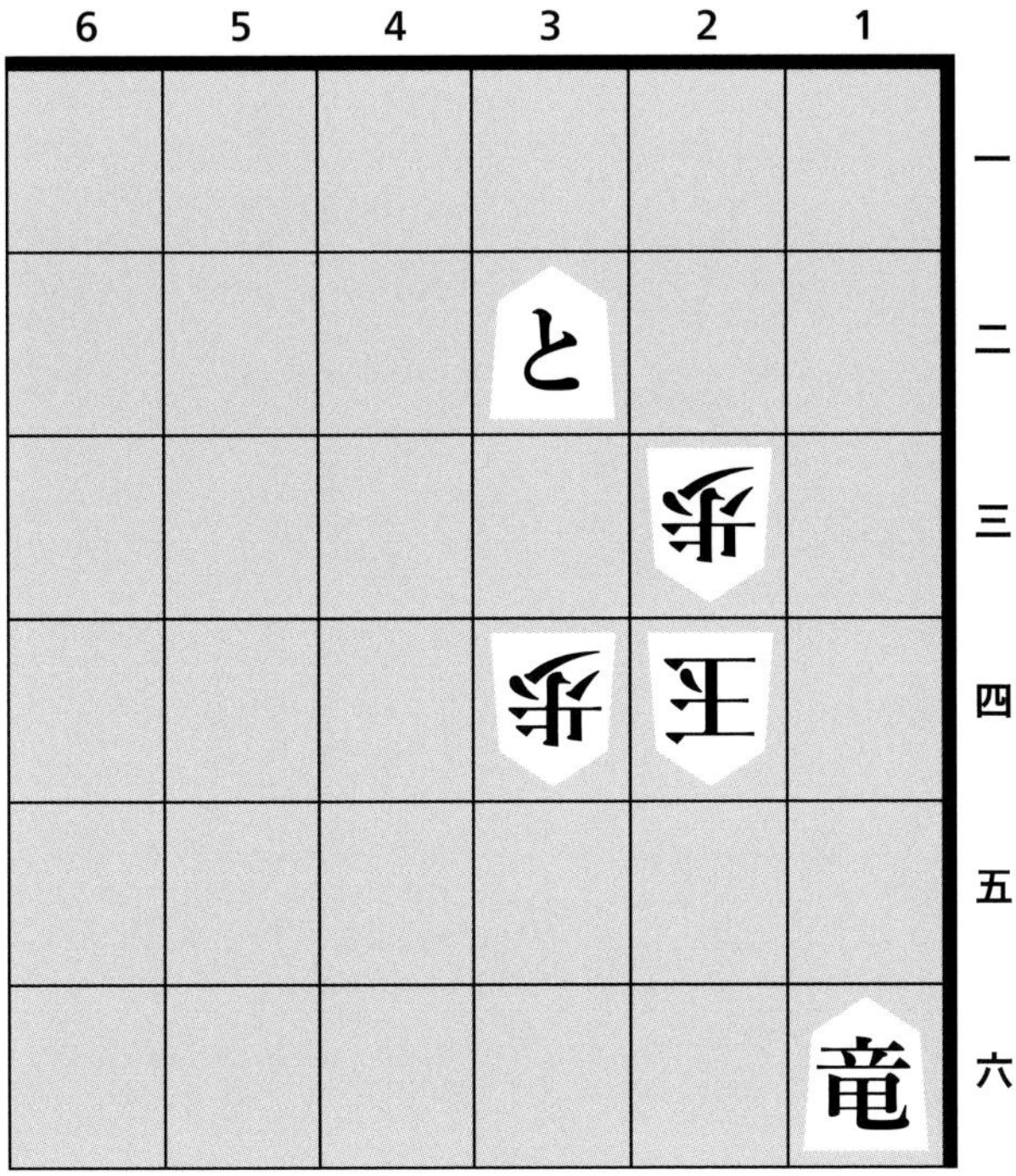

先手　持駒　角

考え方のヒント

第1条 自分の駒は1六竜、3二と金ですね。持ち駒に角があります。相手の駒は2三歩、2四玉、3四歩ですね。

第2条 玉の動ける場所を確認しましょう。竜とと金のため、3五にしか動けませんね。ここに逃げられないようにしましょう。

第3条 盤上の竜での王手を考えてみましょう。1三竜、1四竜、1五竜、2五竜、離して2六竜もありますね。3三と金では王手にならないことを確認しましょう。

第4条 持ち駒の角で考えましょう。王手は、左から3三角、4二角、5一角、3五角、4六角があります。右からは1三角、1五角がありますね。

さあ、どこに打つかわかりましたか?

1三角

解説

これで3五へ逃げられないようになります。竜とと金がきいているので、玉が他の場所に逃げられなかったことを確認しましょう。

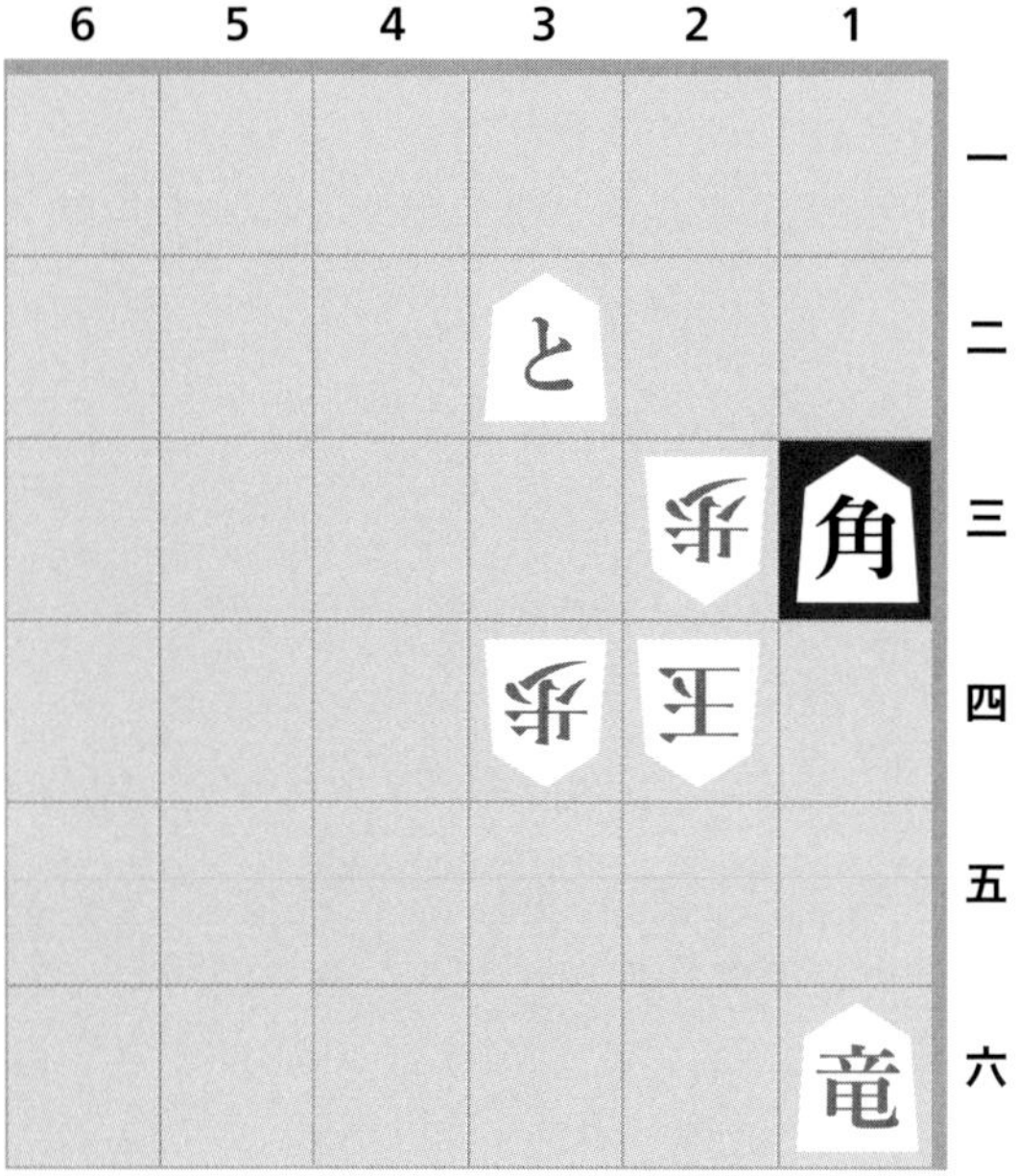

この状態が「詰み」。玉が移動できないことを確認してください。

「違う手も考えてみましょう」

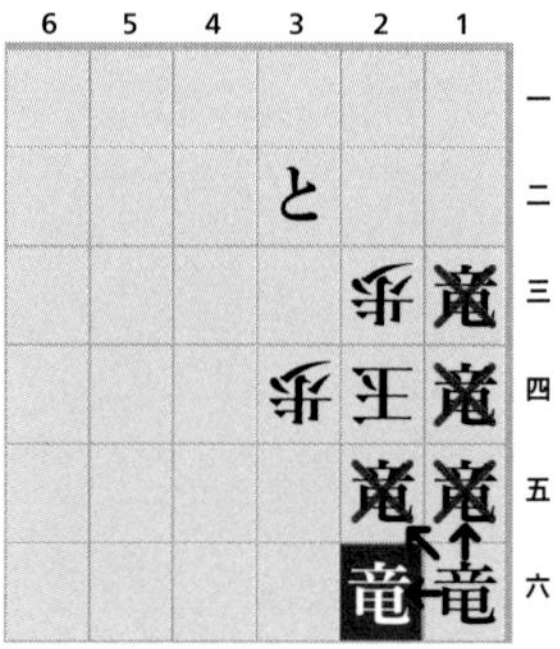

持駒　角

第3条 盤上の竜での王手1三竜、1四竜、1五竜、2五竜は、すべて同玉とされ失敗です。2六竜と離しても、2五金などと合駒をされて失敗です。

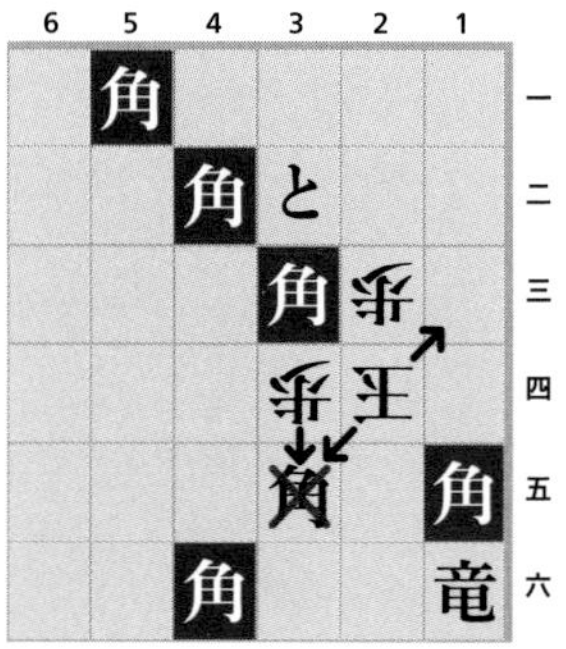

第4条 持ち駒での3三角、4二角、5一角は、3五玉と逃げられてしまいます。3五角は同歩で失敗。4六角も3五歩で玉にとどきません。1五角は1三か3五へ逃げられ失敗です。

羽生九段のひとこと

☗3三角は△3五玉でもう一押しがありません。
☗1三角でみごとに解決となります。

動かす駒を考えてみましょう

歩 金

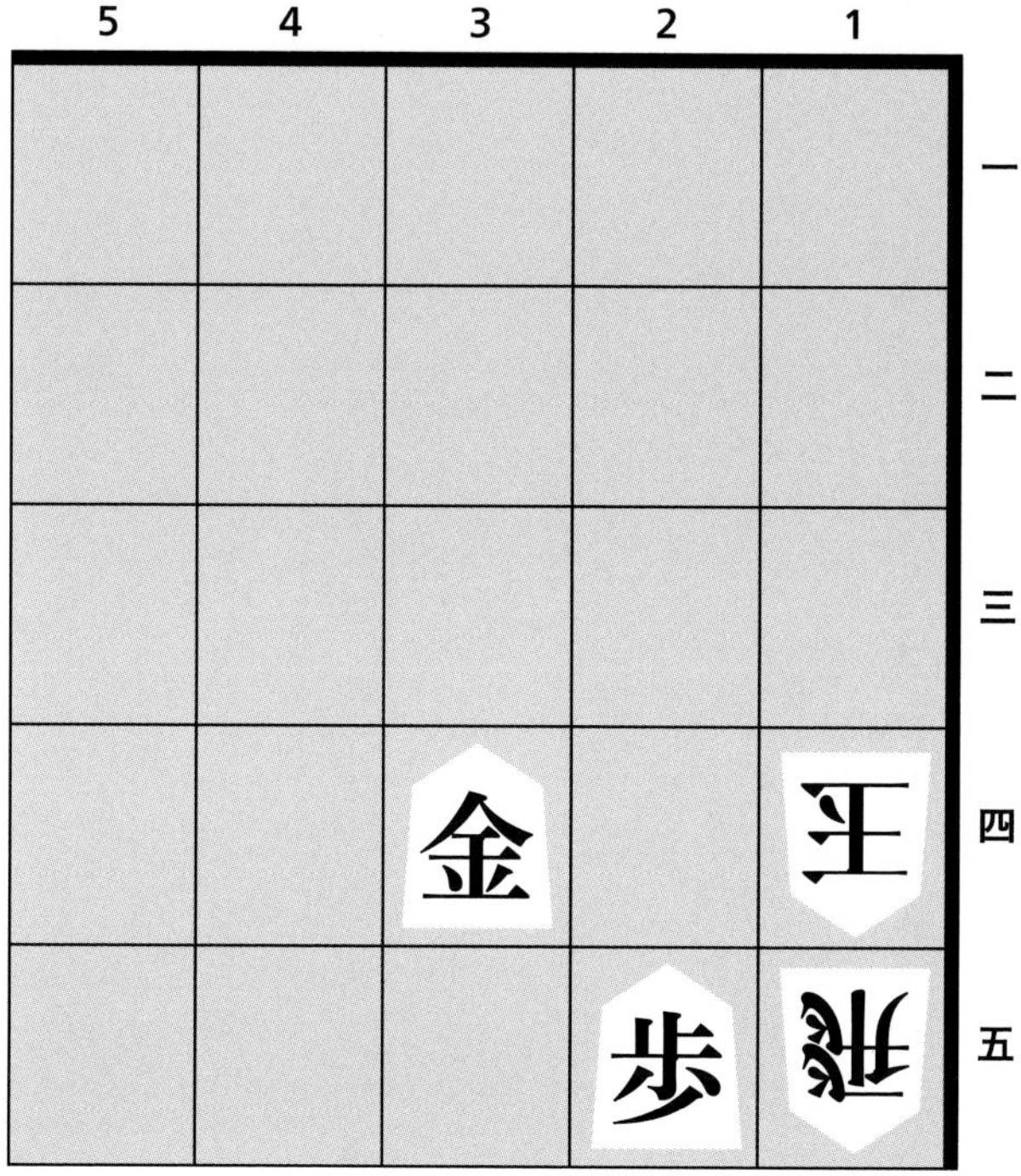

先手 持駒なし

考え方のヒント

第1条 自分の駒は2五歩、3四金ですね。持ち駒はありません。相手の駒は1四玉、1五飛ですね。

第2条 玉の動ける場所を確認しましょう。歩と金がきいているので、1三と歩を取って2五の2か所ですね。

第3条 盤上の駒で王手を考えましょう。王手はじつは1つだけしかありません。考えてみましょう。

第4条 この問題では持ち駒はありません。

さあ、どこに指すかわかりましたか？

2四金

解説

2四玉で金を取って王手を防ごうとしても、次に2五歩で玉は取られてしまいますので詰みとなります。2五玉と歩を取っても金に取られてしまいます。1三にも逃げられませんね。

	5	4	3	2	1	
						一
						二
						三
			金→金	王	四
				歩	全	五

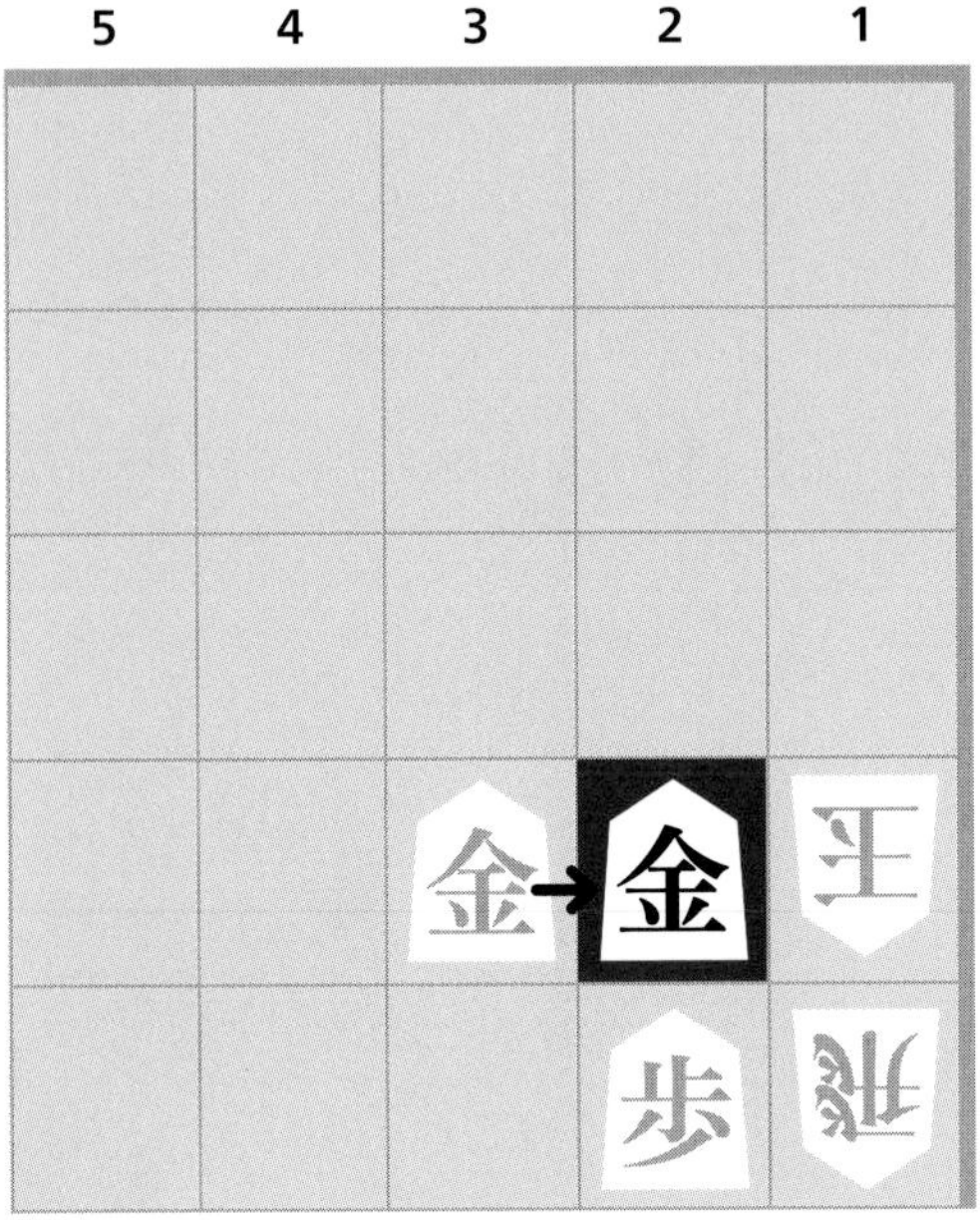

この状態が「詰み」。玉が移動できないことを確認してください。

違う手も考えてみましょう

持ち駒がないので、盤上の駒だけで考えます。1つだけしかない王手が正解です。玉の動ける場所を確認しましょう。

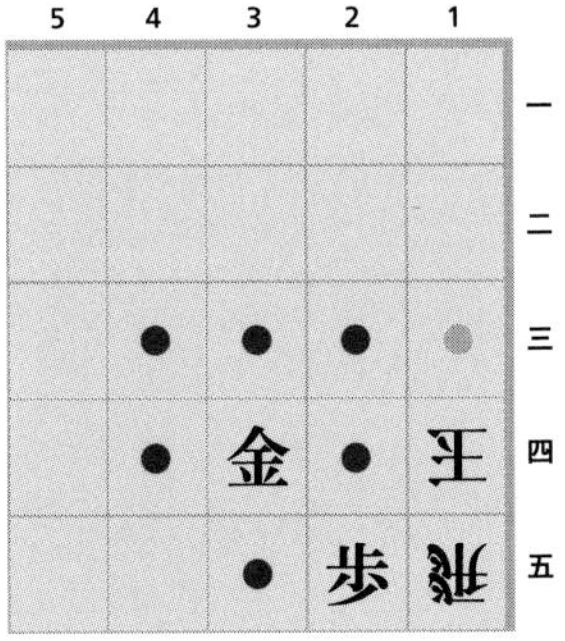

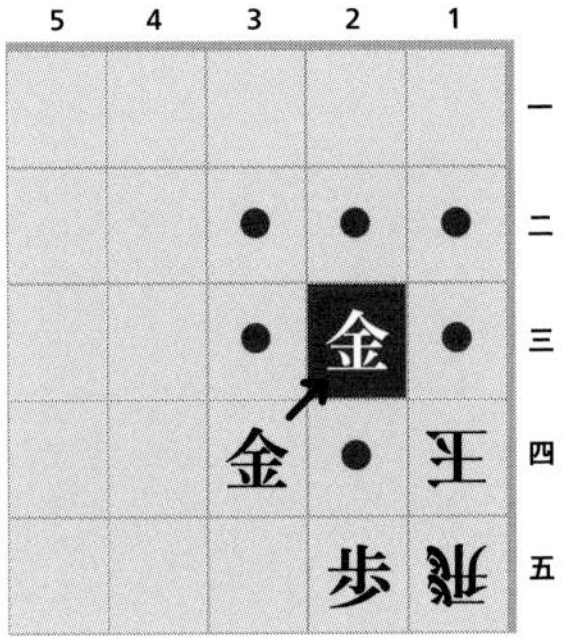

また、2三金では王手になりませんね。

羽生九段のひとこと

☗2四金で逃げ場がありません。強力に見える△1五飛も玉の脱出をじゃましています。

❖金はななめ後ろに移動できないことを確認しておきましょう。

動かす駒を考えてみましょう

竜 桂

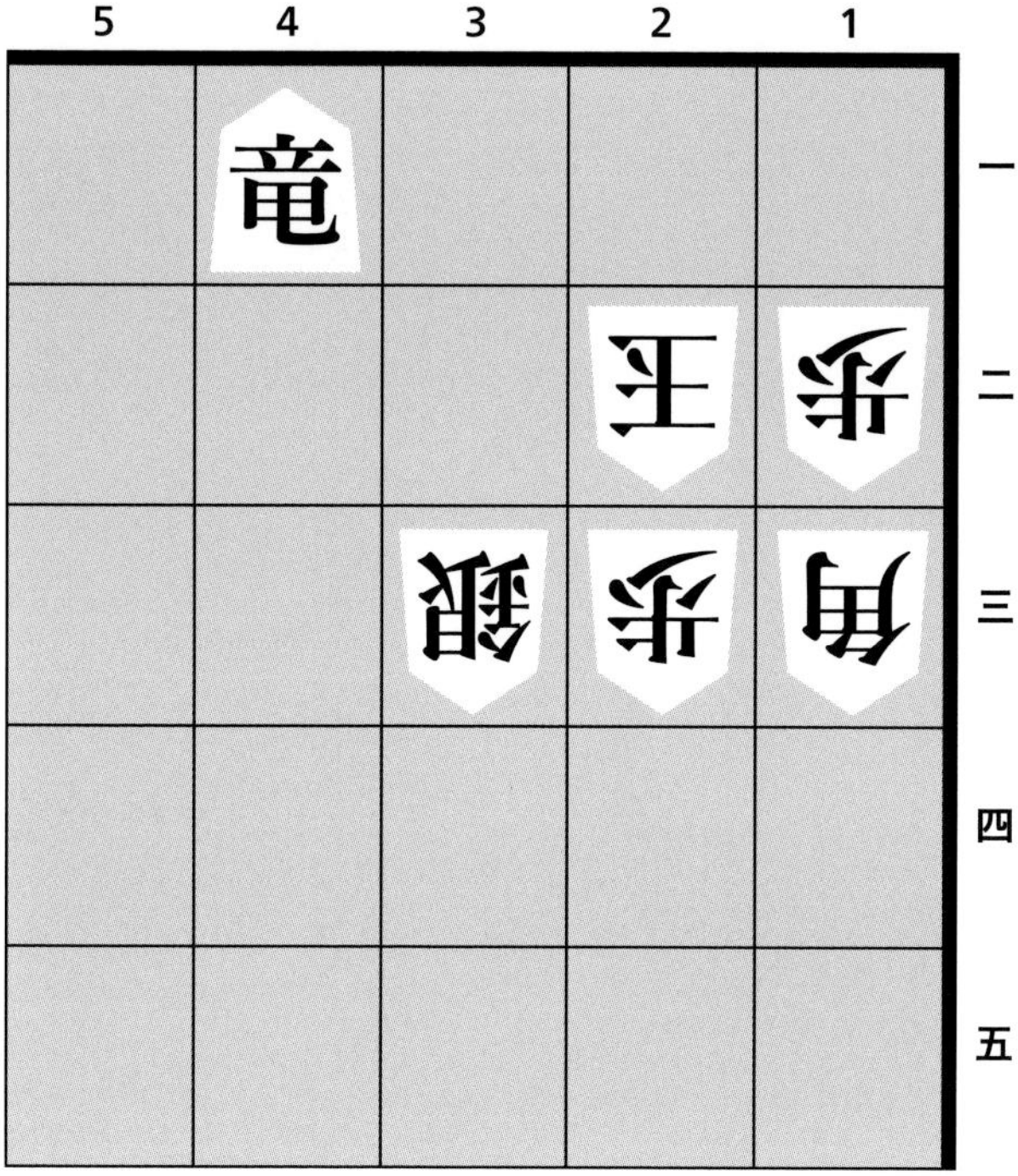

先手 持駒 桂

考え方のヒント

第1条 自分の駒は、盤上には4一竜だけですね。持ち駒は桂があります。相手の駒は1二歩、1三角、2二玉、2三歩、3三銀と5枚あります。

第2条 玉の動ける場所を確認しましょう。どこにも動けませんね。自分の駒4一竜のききを確認しましょう。

第3条 盤上の竜での王手は1一竜、2一竜、3一竜、3二竜、4二竜、5二竜と6通りあります。

第4条 持ち駒の桂を使ってみましょう。桂の動きを考えると、王手は2か所ですね。考えてみましょう。

さあ、どこに打つかわかりましたか？

1四桂

解説

桂の動きを確認しましょう。４一竜がきいていて玉は動けませんので、桂を取られない場所から王手をすれば正解になります。

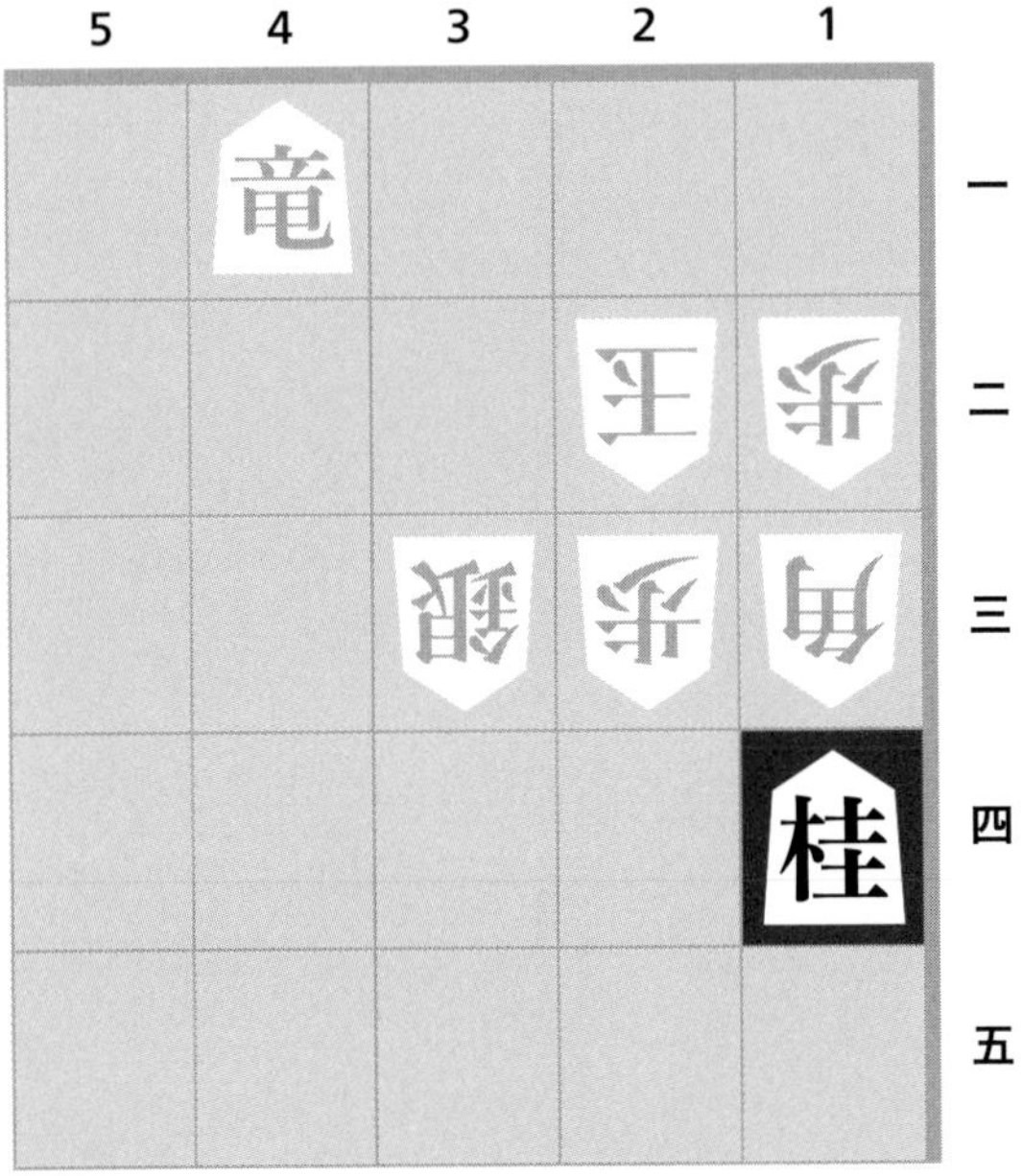

この状態が「詰み」。玉が移動できないことを確認してください。

違う手も考えてみましょう

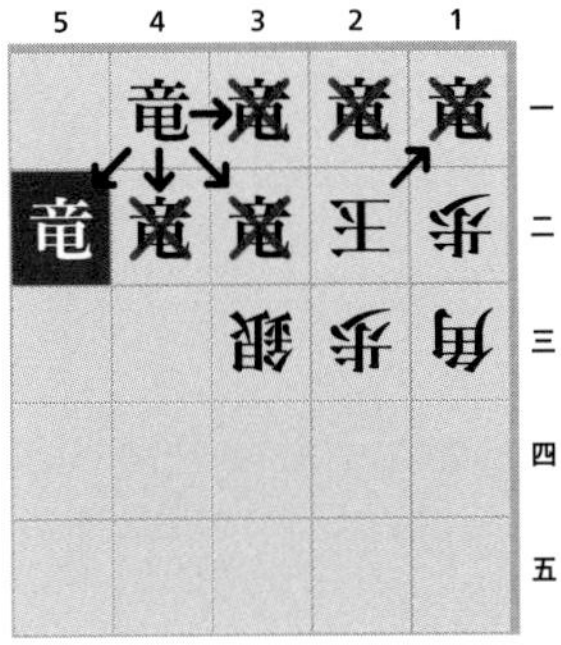

第3条 竜での王手１一竜、２一竜、３一竜、３二竜は、すべて同玉で失敗です。４二竜は同銀で失敗。５二竜は１一玉と逃げられるか合駒（４二歩）されて失敗です。

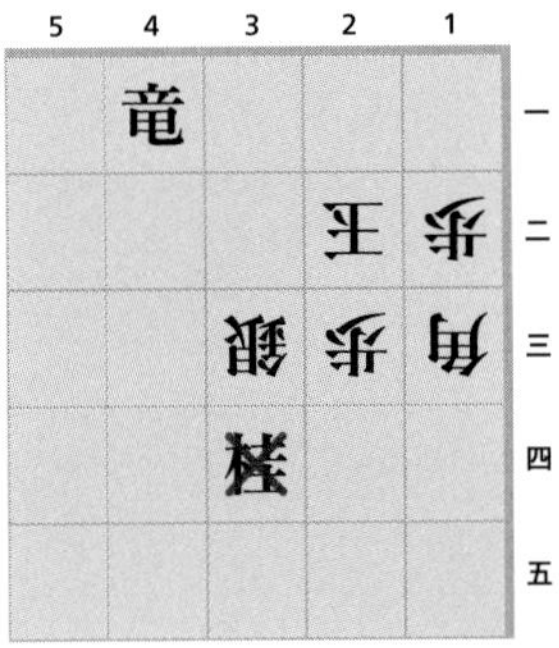

第4条 持ち駒の桂での王手でも、３四桂とすると銀で取られて失敗してしまいます。

羽生九段のひとこと

☗３四桂は☖同銀で詰みとなりません。で、今度は桂が取られないので詰みとなります。☗１四桂

羽生九段に挑戦！

第47問

挑戦した日　　月　　日　□

▲正解だったらチェックを入れましょう。

動かす駒を考えてみましょう　香 銀 と 飛

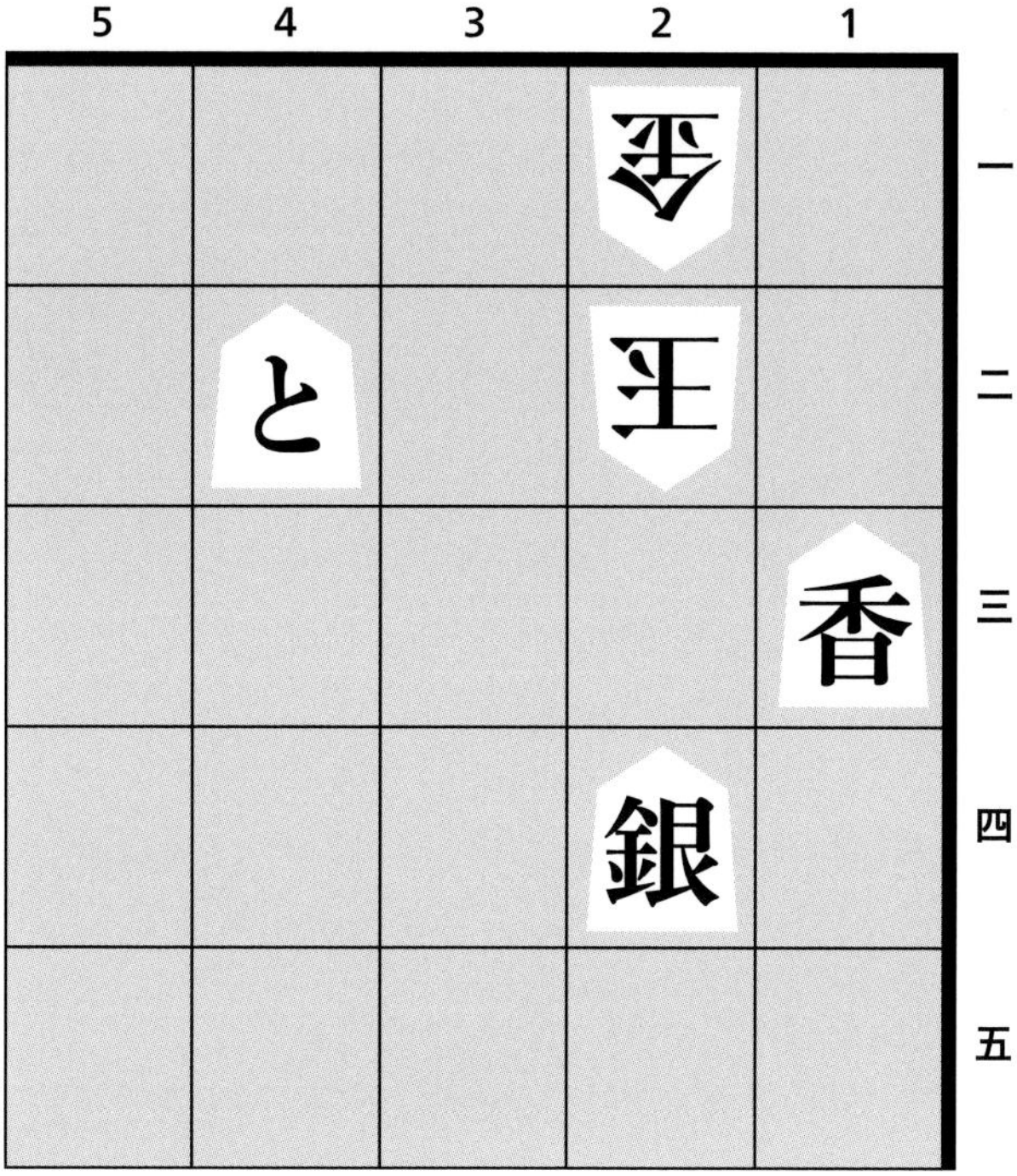

先手　持駒　飛

「考え方のヒント」

第1条 自分の駒は1三香、2四銀、4二と金ですね。持ち駒に飛があります。相手の駒は2一金、2二玉ですね。

第2条 玉の動ける場所を確認しましょう。自分の駒がきいているので、相手の玉は動けませんね。

第3条 盤上の駒で考えましょう。銀の王手は2三銀成、2三銀不成、3三銀成、3三銀不成ですね。香では1二香成、と金では3二と金で王手できます。

第4条 持ち駒の飛での王手は1二飛、2三飛、3二飛の3通りです。飛の動きを確認しておきましょう。

さあ、どこに打つかわかりましたか？

2三飛

解説

1二飛、2三飛、3二飛すべて自分の駒がきいていますが、2一金で取られないのは1か所だけです。強い駒である飛を、短く使うことがポイントでした。

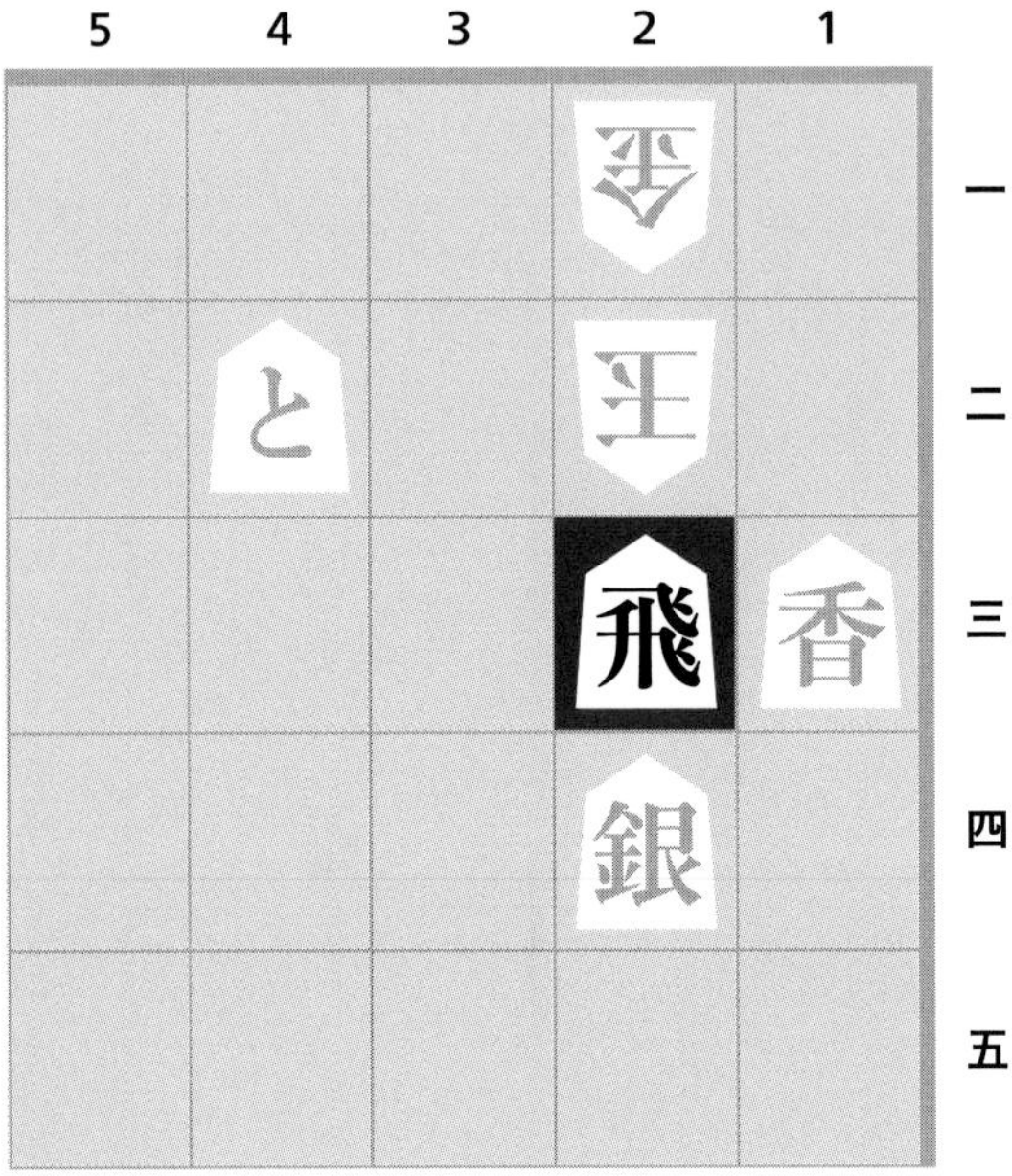

この状態が「詰み」。玉が移動できないことを確認してください。

「違う手も考えてみましょう」

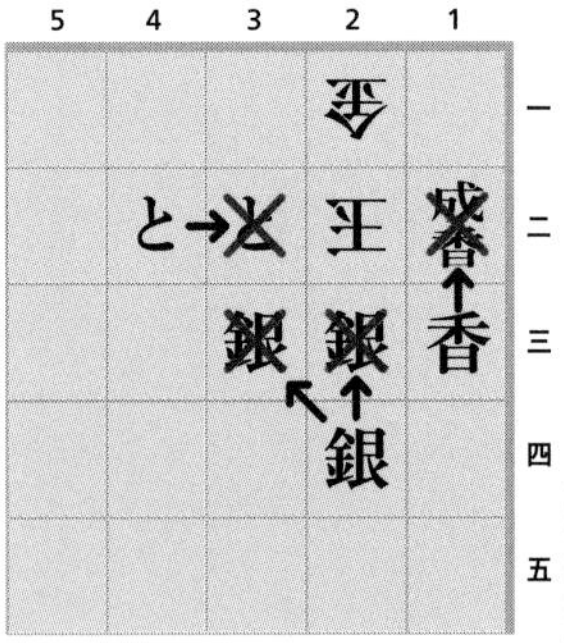

第3条 銀での王手2三銀、3三銀は同玉で失敗です。近くに自分の駒がありますがきいていませんね。1二香成も同金や同玉で失敗です。3二と金も同金や同玉で失敗です。

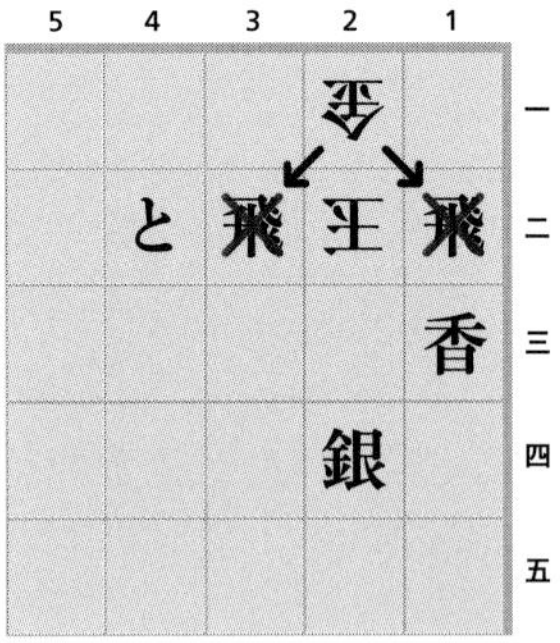

第4条 飛での王手1二飛には香が、3二飛にはと金がきいていますが、どちらも玉ではなく金で取られてしまい失敗です。

羽生九段のひとこと

☗3二飛、☗1二飛、いずれも☖同金で詰みとなりません。守りがない☗2三飛が正解となります。

挑戦した日　　月　　日

□

▲正解だったらチェックを入れましょう。

動かす駒を考えてみましょう

香 と 歩 香 桂

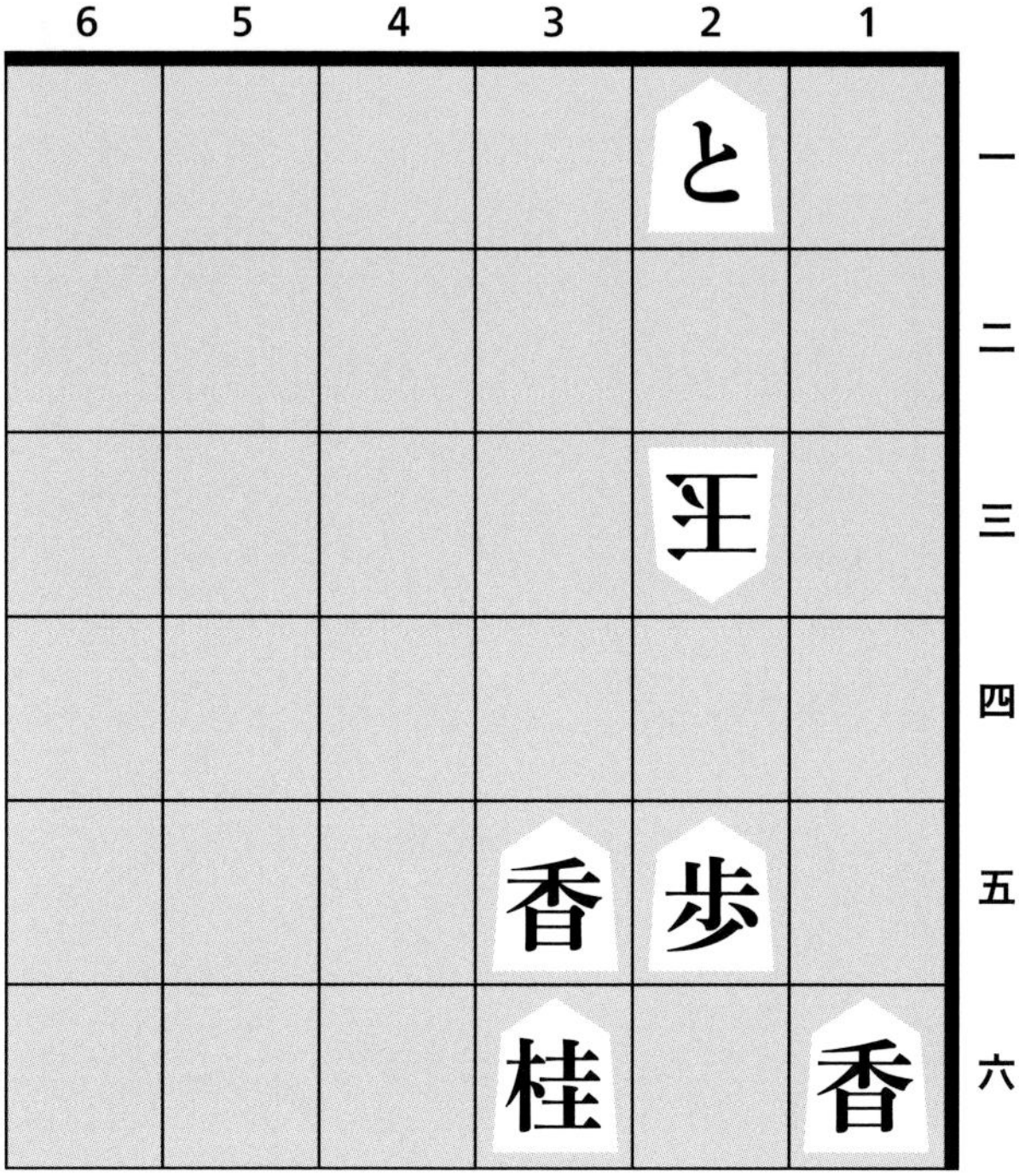

先手　持駒なし

考え方のヒント

第1条 自分の駒は１六香、２一と金、２五歩、３五香、３六桂ですね。持ち駒はありません。相手の駒は２三玉だけですね。

第2条 玉の動ける場所を確認しましょう。自分の香が左右にきいていて、玉の動ける場所はありませんね。

第3条 盤上の駒で王手しましょう。１三香成、２二と金、２四歩、３三香成がありますね。３六桂は王手できません。

第4条 この問題では持ち駒はありません。

さあ、どこに指すかわかりましたか?

第48問
正解

2四歩

解説

2四には3六にある桂がきいているので、玉で取ることができません。玉が他の場所へ逃げられないことは第2条で確認しましたね。

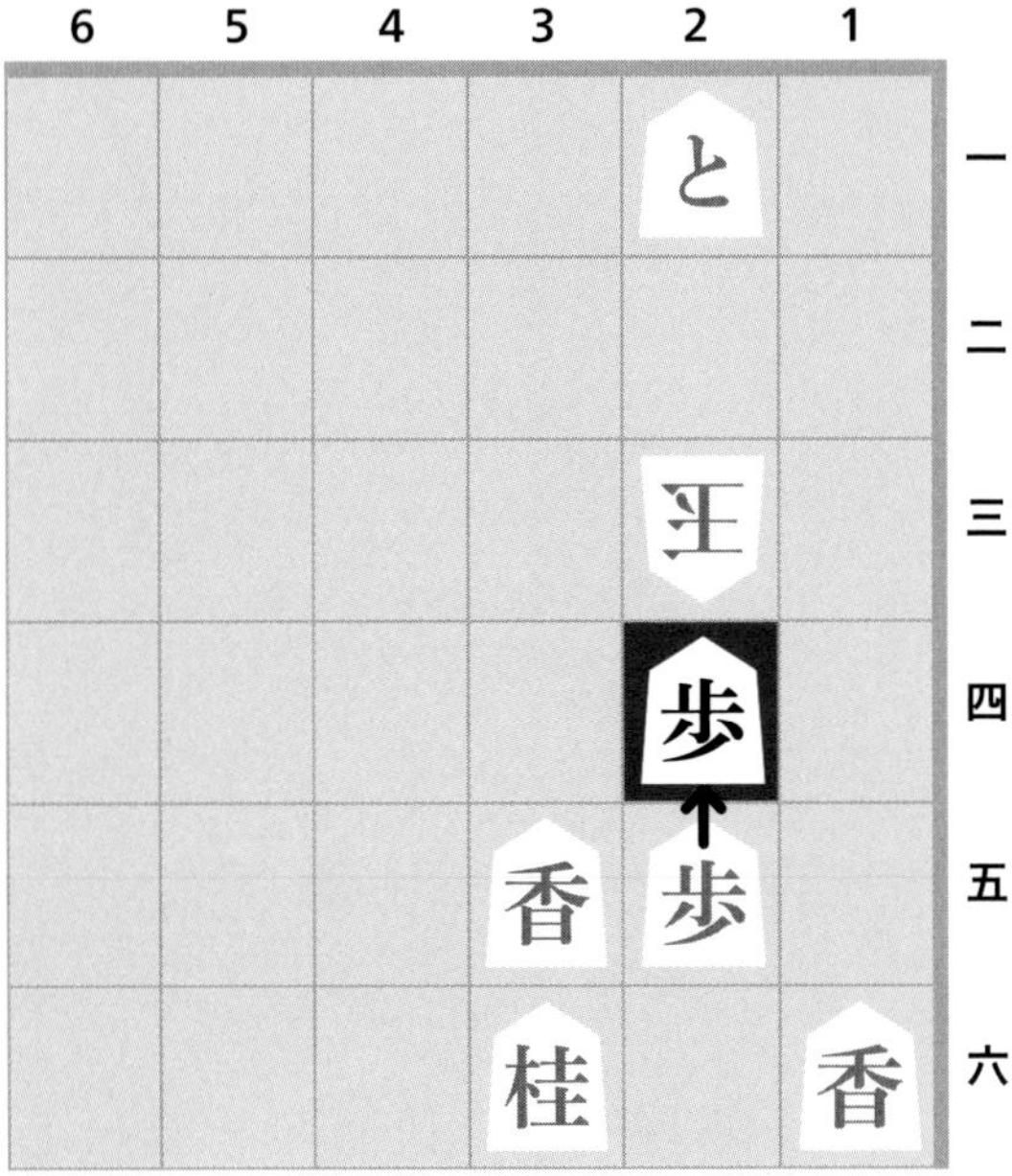

この状態が「詰み」。玉が移動できないことを確認してください。

「違う手も考えてみましょう」

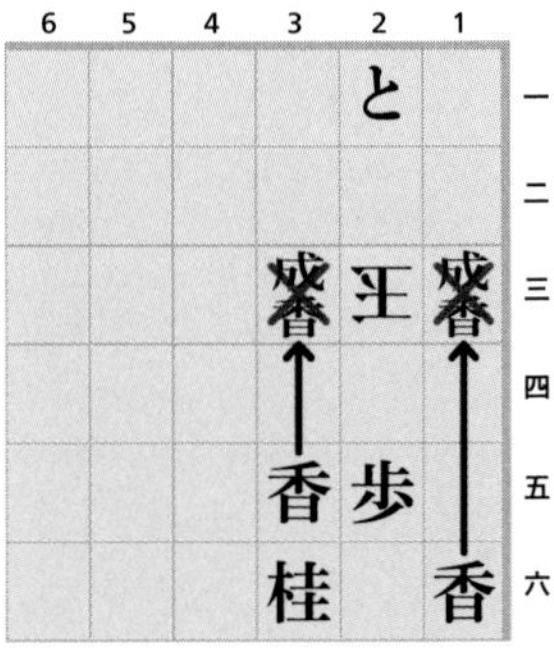

2枚の香車での王手1三香成と3三香成は同玉で失敗ですね。

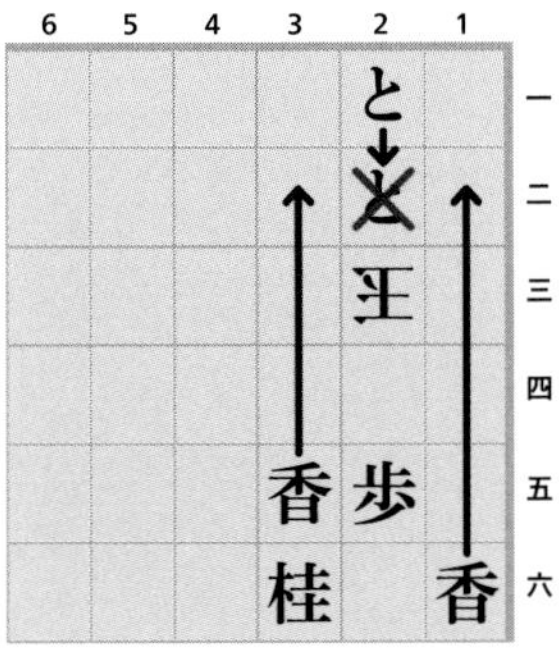

2二と金は同玉で失敗ですね。と金は金と同じく、ななめ後ろに動けないので、左右の香のききを生かせません。

羽生九段のひとこと

☗2四歩で逃げる場所がありません。2枚の香がとてもよく機能をしている局面です。

❖この問題もいちばん弱い駒、歩で詰める「突き歩詰」でした。

第49問

挑戦した日　　月　　日

□ ▲正解だったらチェックを入れましょう。

羽生九段に挑戦！

動かす駒を考えてみましょう

桂　角　飛

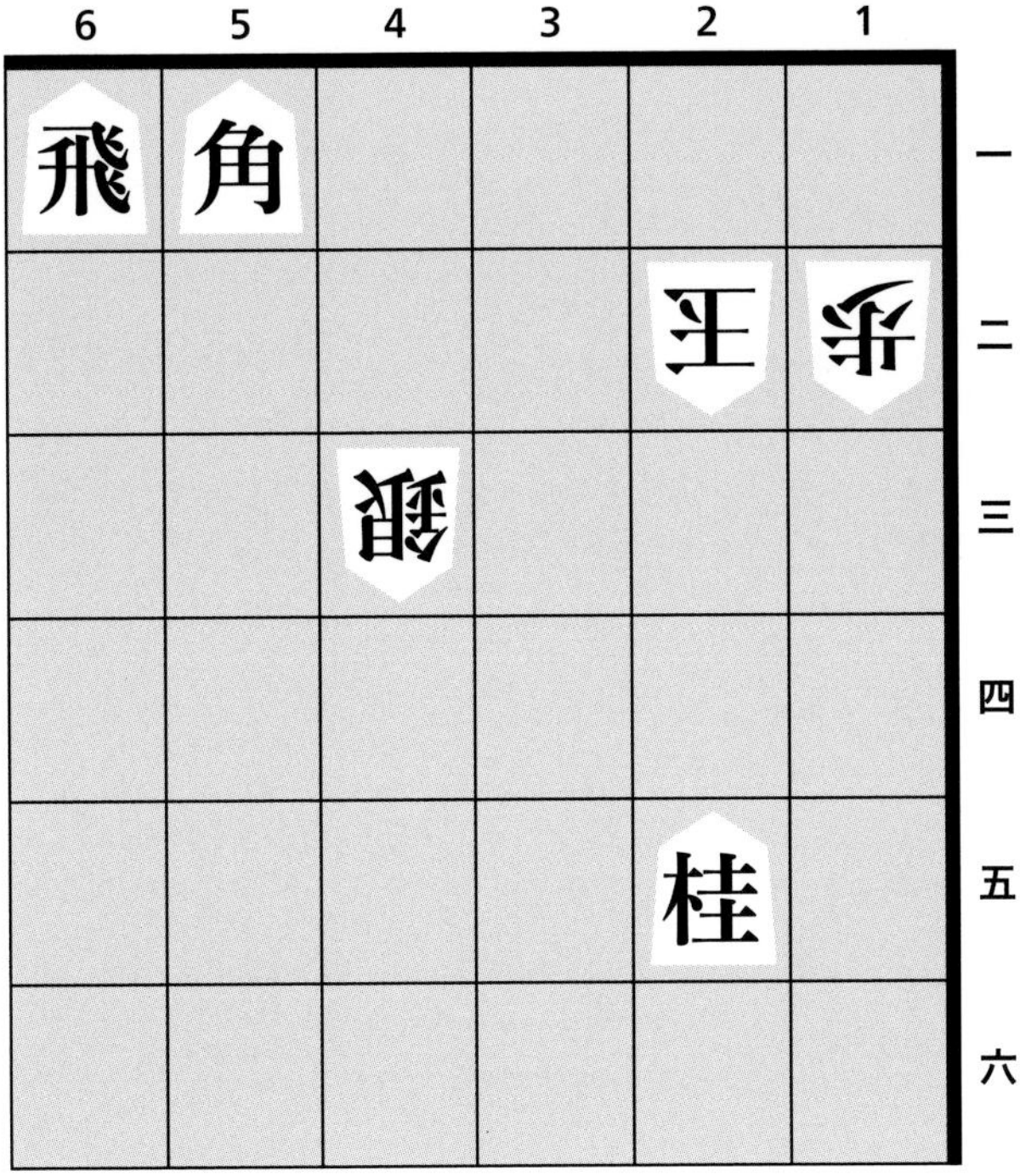

先手　持駒なし

考え方のヒント

第1条 自分の駒は2五桂、5一角、6一飛ですね。持ち駒はありません。相手の駒は1二歩、2二玉、4三銀です。

第2条 玉の動ける場所を考えてみましょう。桂と角のきいている2マス以外の1一、2一、2三、3一、3二へ動けますね。

第3条 盤上の2五桂での王手は1三桂成、3三桂成ですね。飛は6二飛成、6二飛不成での1か所ですね。角も1か所しかありません。考えてみましょう。

第4条 この問題では持ち駒はありません。

さあ、どこに指すかわかりましたか？

３三角成

解説

角が動いたことで、６一飛が一の段（一の横の列）にきくようになります。角が馬に成って玉の脱出を防ぎ、それを桂が守っています。

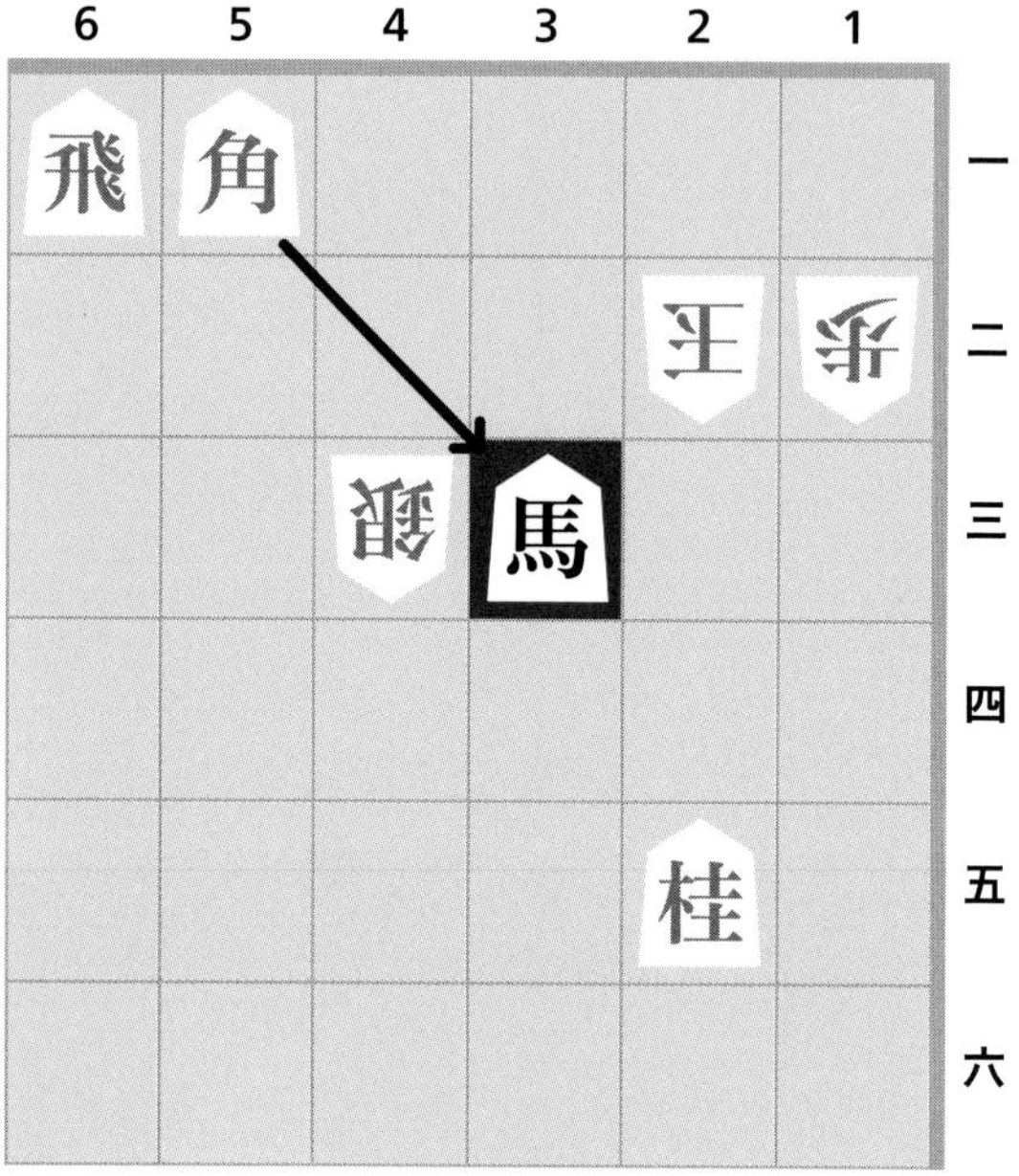
6 5 4 3 2 1
一 二 三 四 五 六
飛 角
王 歩
銀 馬
桂

この状態が「詰み」。玉が移動できないことを確認してください。

違う手も考えてみましょう

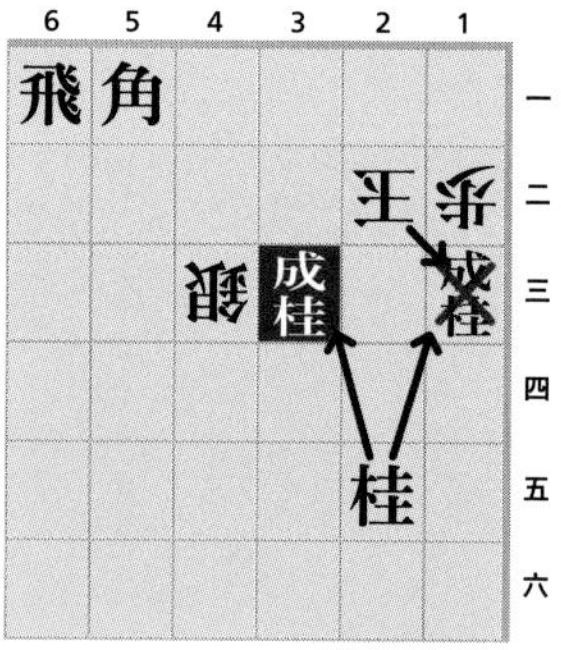
6 5 4 3 2 1
一 二 三 四 五 六
飛 角
王 歩
銀 成桂 成桂
桂

２五桂での王手１三桂成は同玉、同歩で失敗です。３三桂成は１三へ逃げられてしまいます。

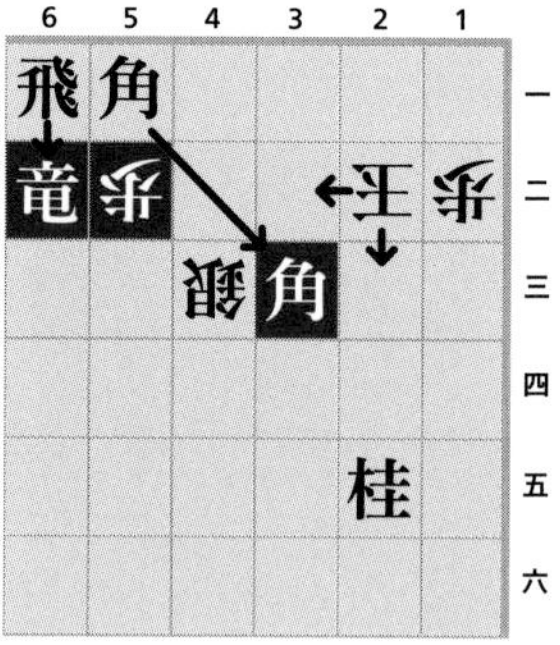
6 5 4 3 2 1
一 二 三 四 五 六
飛 角
竜 歩 王 歩
銀 角
桂

飛での６二飛成、６二飛不成は、５二歩と合駒されて失敗です。なお、３三角不成では２三や３二へ逃げられてしまいます。

羽生九段のひとこと

３三角成で逃げる場所がありません。一手で飛と角がとてもよく働きました。

挑戦した日　月　日

□

▲正解だったらチェックを入れましょう。

羽生九段に挑戦！

動かす駒を考えてみましょう

竜
銀

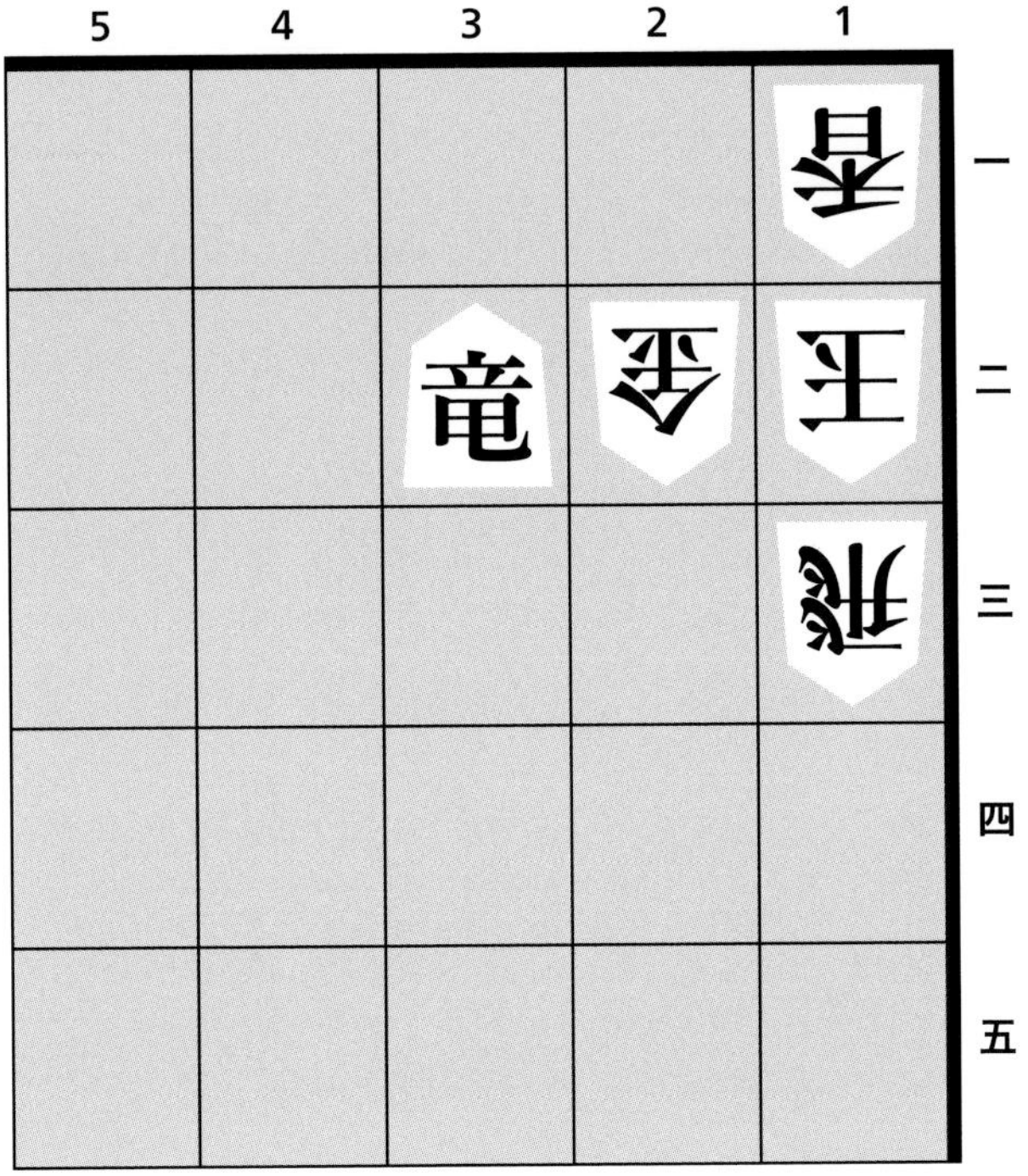

先手　持駒　銀

「考え方のヒント」

第1条 自分の駒は3二竜だけですね。持ち駒に銀があります。相手の駒は1一香、1二玉、1三飛、2二金ですね。

第2条 玉の動ける場所を確認しましょう。駒に囲まれていて、2一、2三には竜がきいており玉は動けません。

第3条 盤上の竜で王手を考えてみましょう。2一竜、2三竜、そして相手の金を取っての2二竜がありますね。

第4条 持ち駒の銀を使いましょう。ななめに動ける銀での王手を考えてみてください。

さあ、どこに打つかわかりましたか？

2一銀

解説

3二竜がいるので2二金が動けません。金で2一銀は取れないことを確認しましょう。2一玉、2三玉は竜に取られるため、逃げられません。

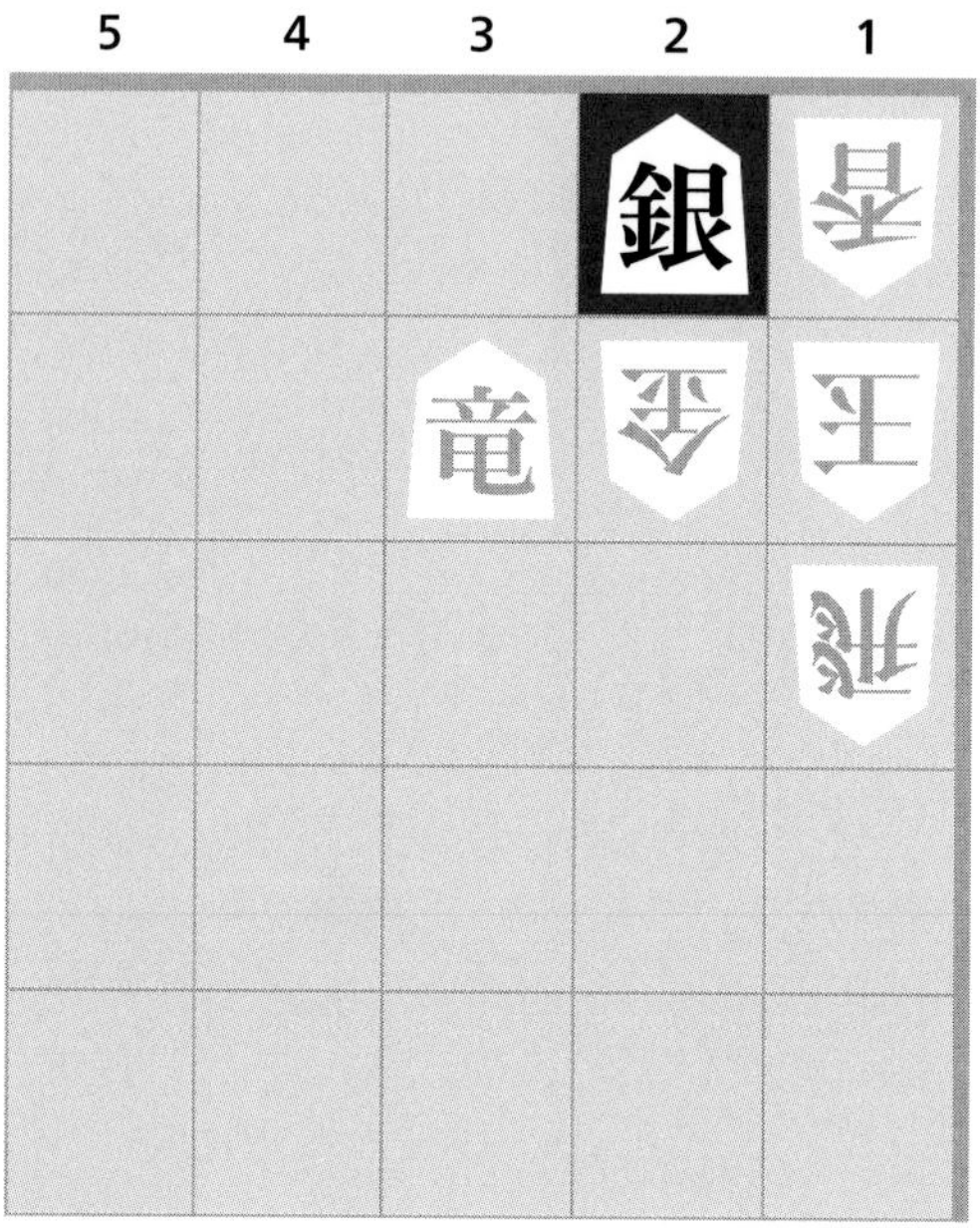
5 4 3 2 1
一 二 三 四 五
銀
香
竜
金
王
飛

この状態が「詰み」。玉が移動できないことを確認してください。

「違う手も考えてみましょう」

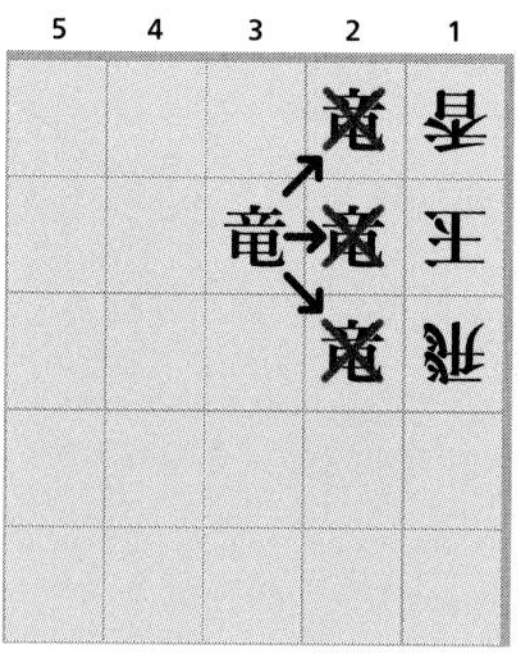

持駒 銀

第3条 盤上の竜での王手、2一竜、2三竜は、玉または金で取られてしまいます。2二竜は同玉で失敗です。

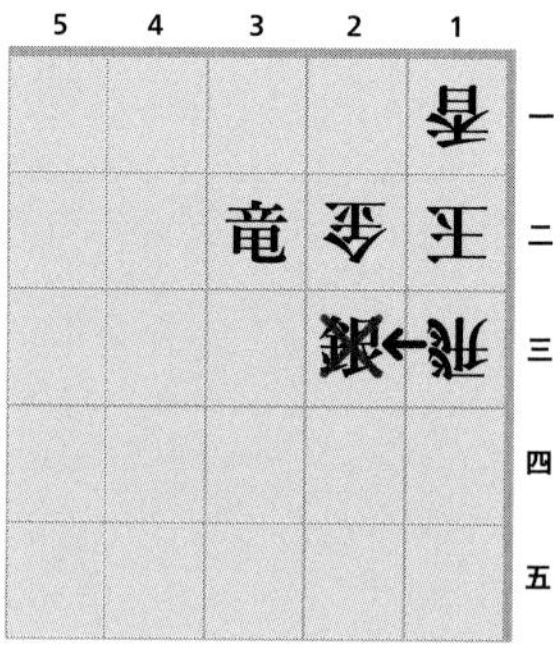
5 4 3 2 1
一 二 三 四 五
香
竜 金 王
銀 飛

第4条 銀を使った王手2三銀は、飛で取られて失敗してしまいます。

羽生九段のひとこと

☗2三銀は☖同飛で失敗です。☗2一銀で、この銀は取ることができないので詰みとなります。

挑戦した日　　月　　日

□ ▲正解だったらチェックを入れましょう。

動かす駒を考えてみましょう

竜 歩 竜 香

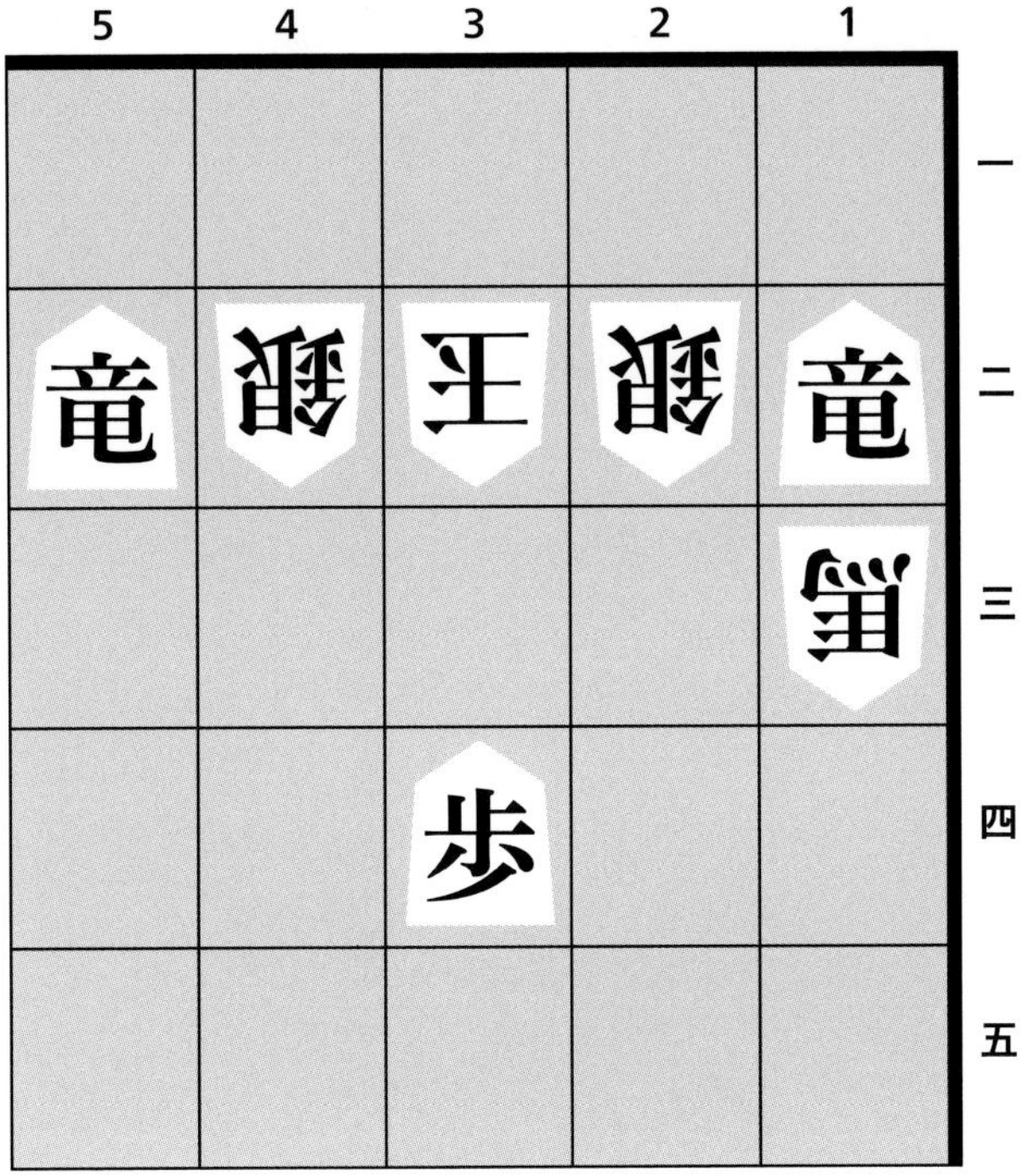

先手　持駒　香

考え方のヒント

第1条 自分の駒は１二竜、３四歩、５二竜ですね。竜が２枚あります。持ち駒は香です。相手の駒は１三馬、２二銀、３二玉、４二銀ですね。

第2条 玉の動ける場所を確認しましょう。３一にしか動けませんね。左右の竜と歩がきいている場所を確認しましょう。

第3条 盤上の左右の竜での王手は、右の竜で２一竜、２三竜、銀を取って２二竜ですね。左も同様に４一竜、４二竜、４三竜です。歩は３三歩成、３三歩不成ですね。

第4条 持ち駒の香を使いましょう。香の動きから考えると、王手は１か所しかありませんね。

さあ、どこに打つかわかりましたか？

3三香

解説

左右どちらの銀でも、香を取ると竜に玉を取られてしまいます。また3三玉で香を取られてしまいます。香が取れないことを確認しましょう。

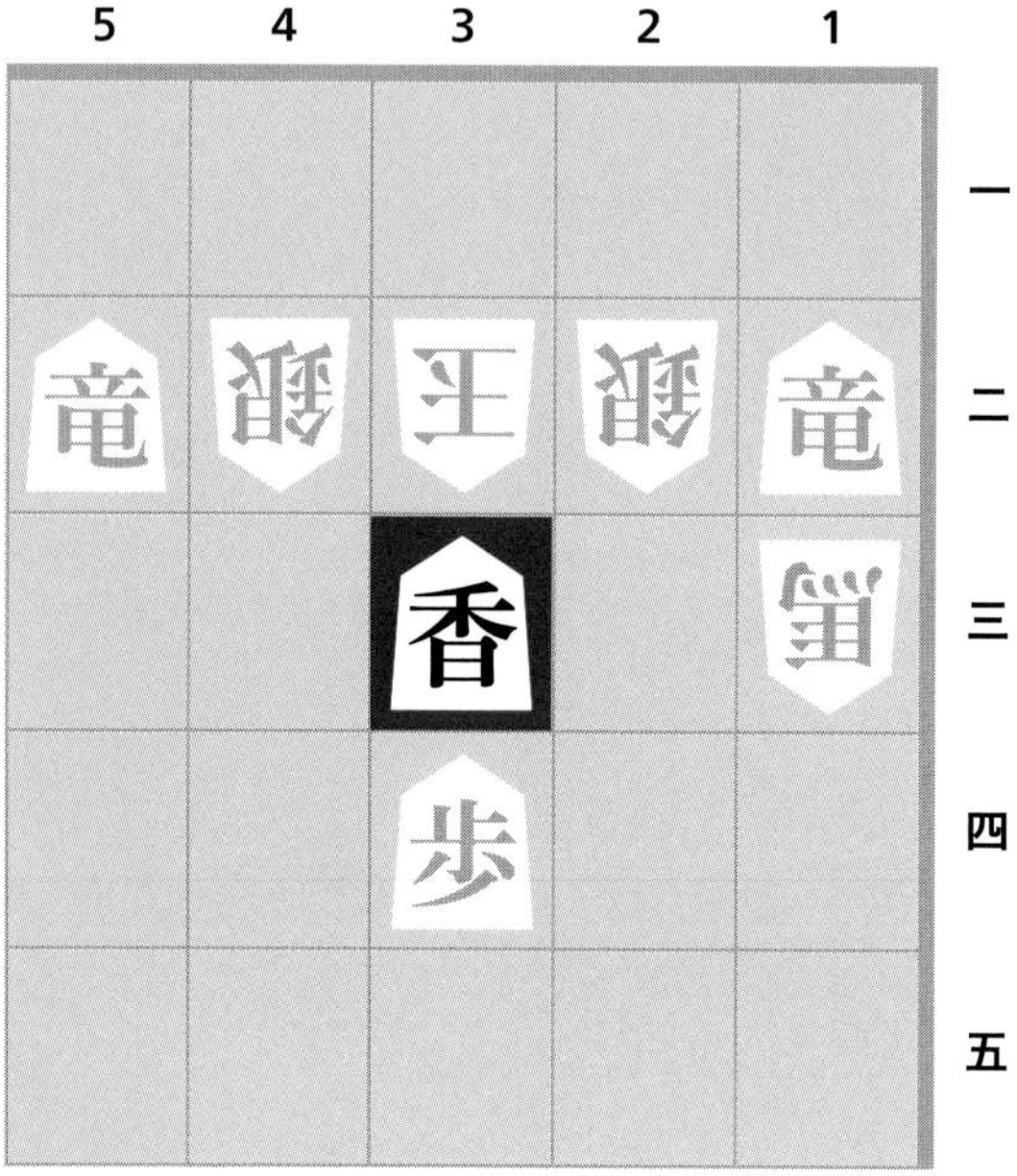

この状態が「詰み」。玉が移動できないことを確認してください。

違う手も考えてみましょう

持駒…香

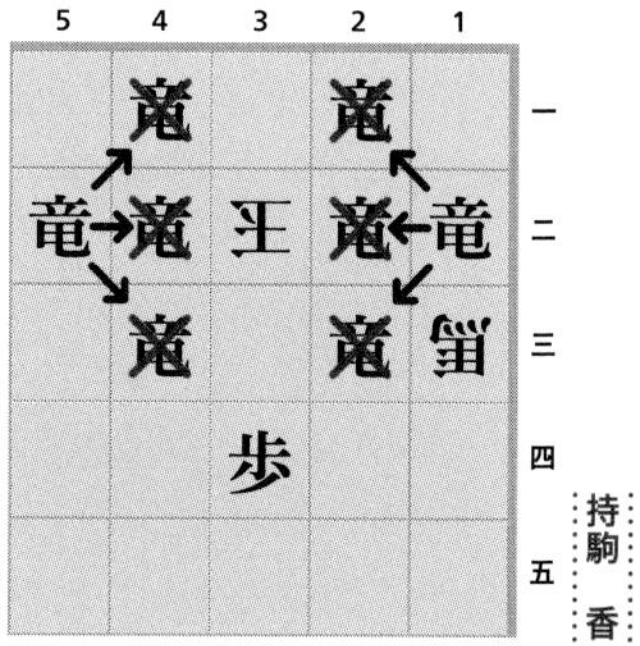

第3条 右の竜での王手2一竜は同玉、2二竜は同馬、2三竜は同玉とされて失敗です。左の竜での王手もすべて同玉で失敗ですね。

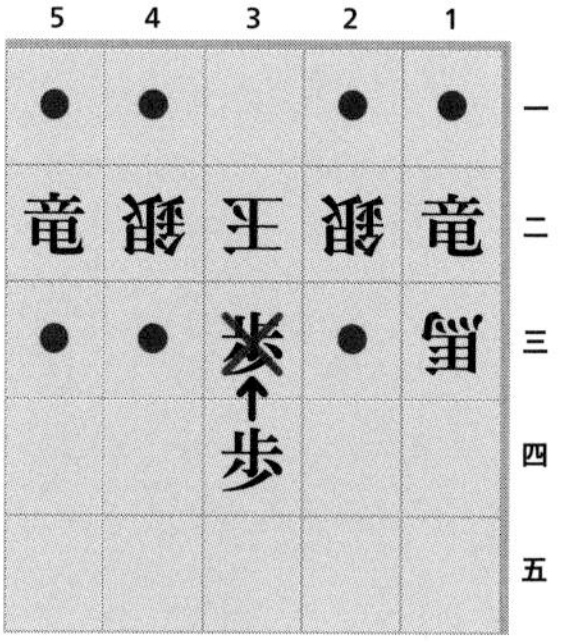

3三歩も同玉で失敗ですね。

第4条 持ち駒の香での王手は正解の一手だけです。

羽生九段のひとこと

▲3三香で詰みですが一見、詰んでいないようにも見えます。ひとつひとつ確認してください。

❖銀の横に竜があるので銀が動けないことを確認しましょう。

挑戦した日

月　日

□ ▲正解だったらチェックを入れましょう。

動かす駒を考えてみましょう

馬 歩 金

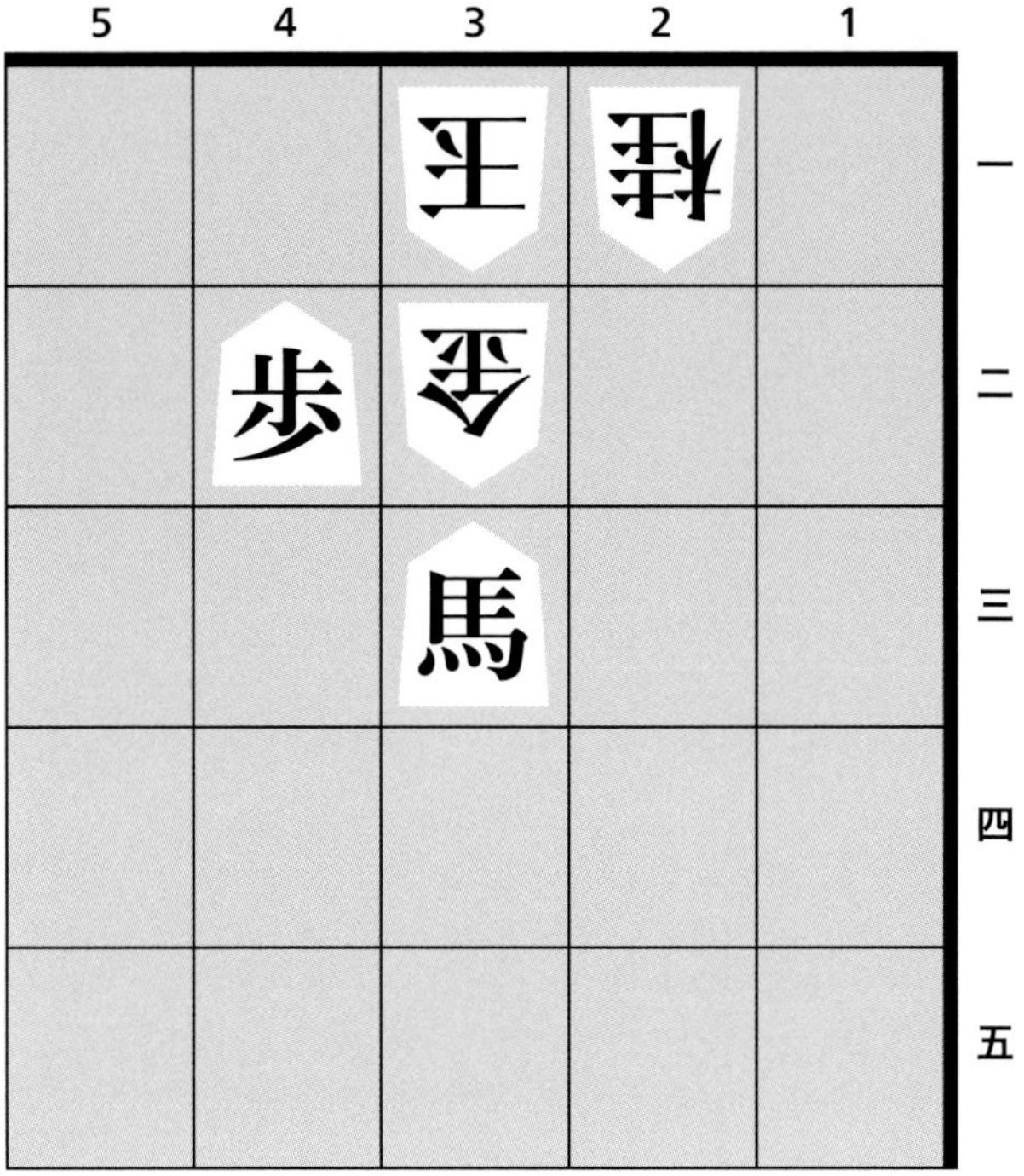

先手 持駒 金

考え方のヒント

第1条 自分の駒は３三馬、４二歩です。持ち駒に金があります。相手の駒は２一桂、３一玉、３二金ですね。いよいよラスト３問です。

第2条 玉の動ける場所を確認しましょう。馬と歩がきいていて動けません。馬がいるので４二歩を取ることもできませんね。

第3条 盤上の駒で王手を考えましょう。馬では２二馬、金を取っての３二馬があります。歩では４一歩成ですね。

第4条 持ち駒の金を打ってみましょう。２二金、４一金がありますね。

さあ、どこに打つかわかりましたか?

4一金

解説

玉の腹（横）から打つ金のことを「腹《はら》金《きん》」といいます。腹金の詰みでした。４一には歩がきいていて、３二金はななめ後ろに動けません。

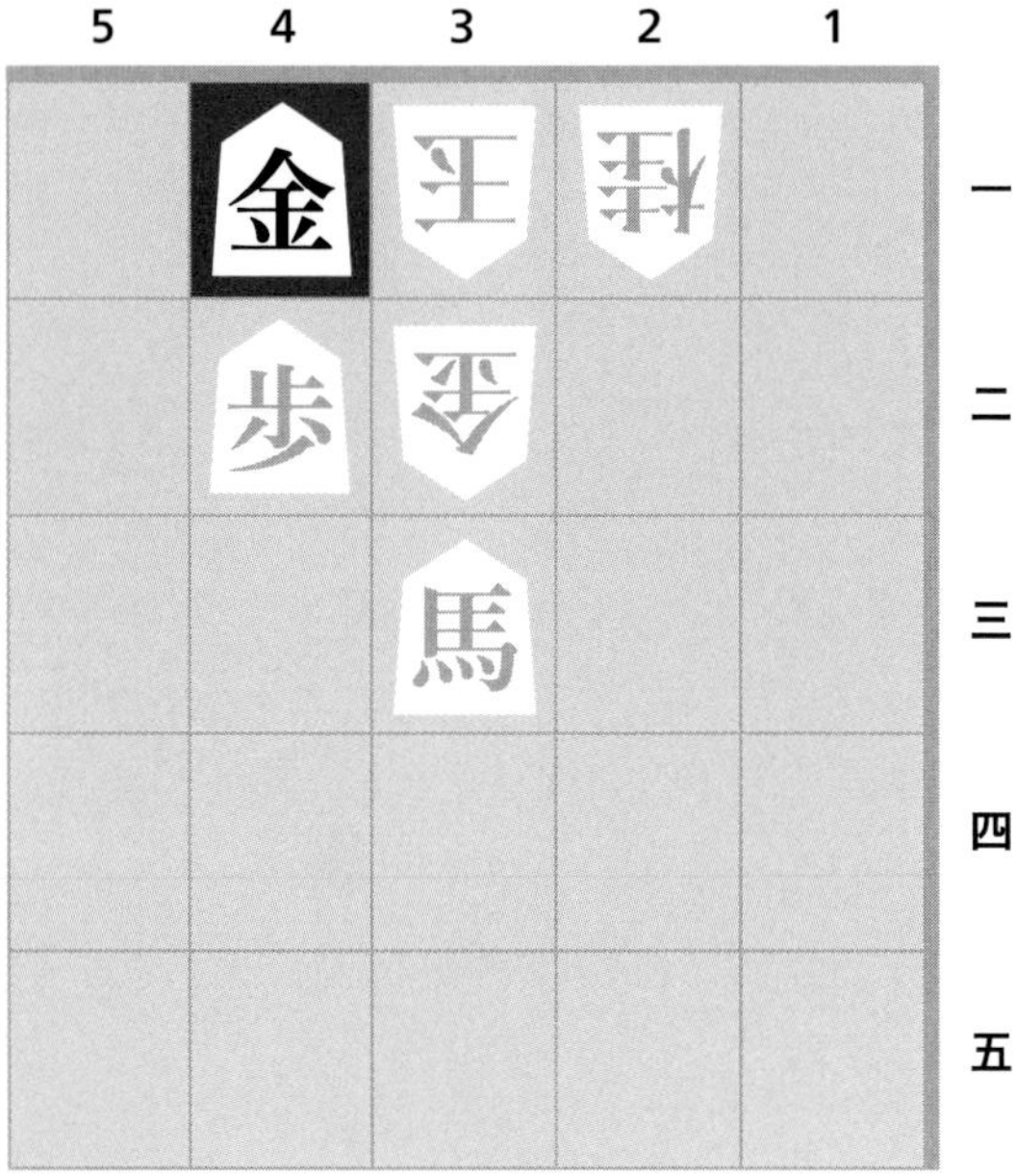

この状態が「詰み」。玉が移動できないことを確認してください。

「違う手も考えてみましょう」

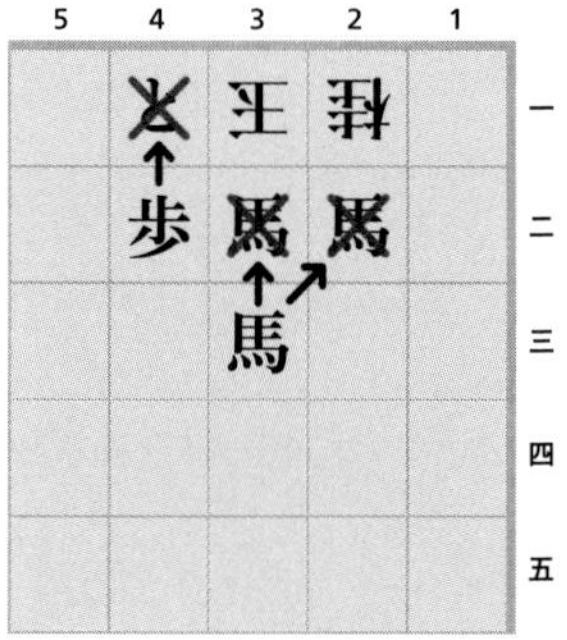

持駒 金

第3条 盤上の馬での王手２二馬、３二馬は、ともに同玉で失敗ですね。４一歩成は、同玉とされて失敗です。

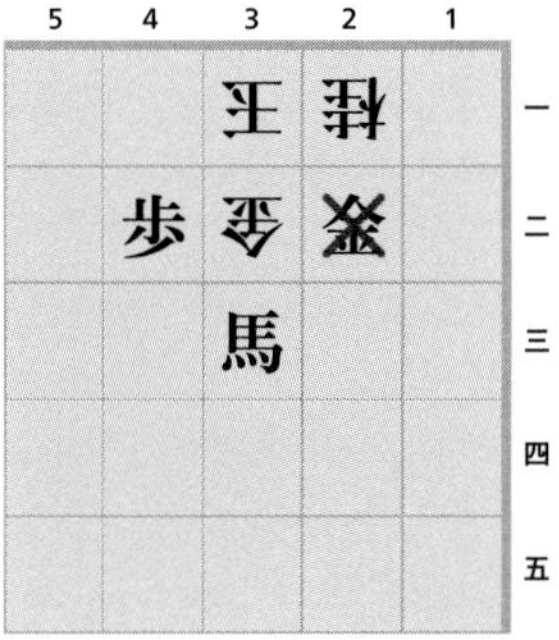

第4条 持ち駒の金の王手２二金は、３二金で取られて失敗ですね。

羽生九段のひとこと

後手は守り駒がたくさんありますが1つだけ弱点がありました。それが正解の☗4一金です。

第53問

挑戦した日　　月　　日

□

▲正解だったらチェックを入れましょう。

動かす駒を考えてみましょう

歩　竜　角

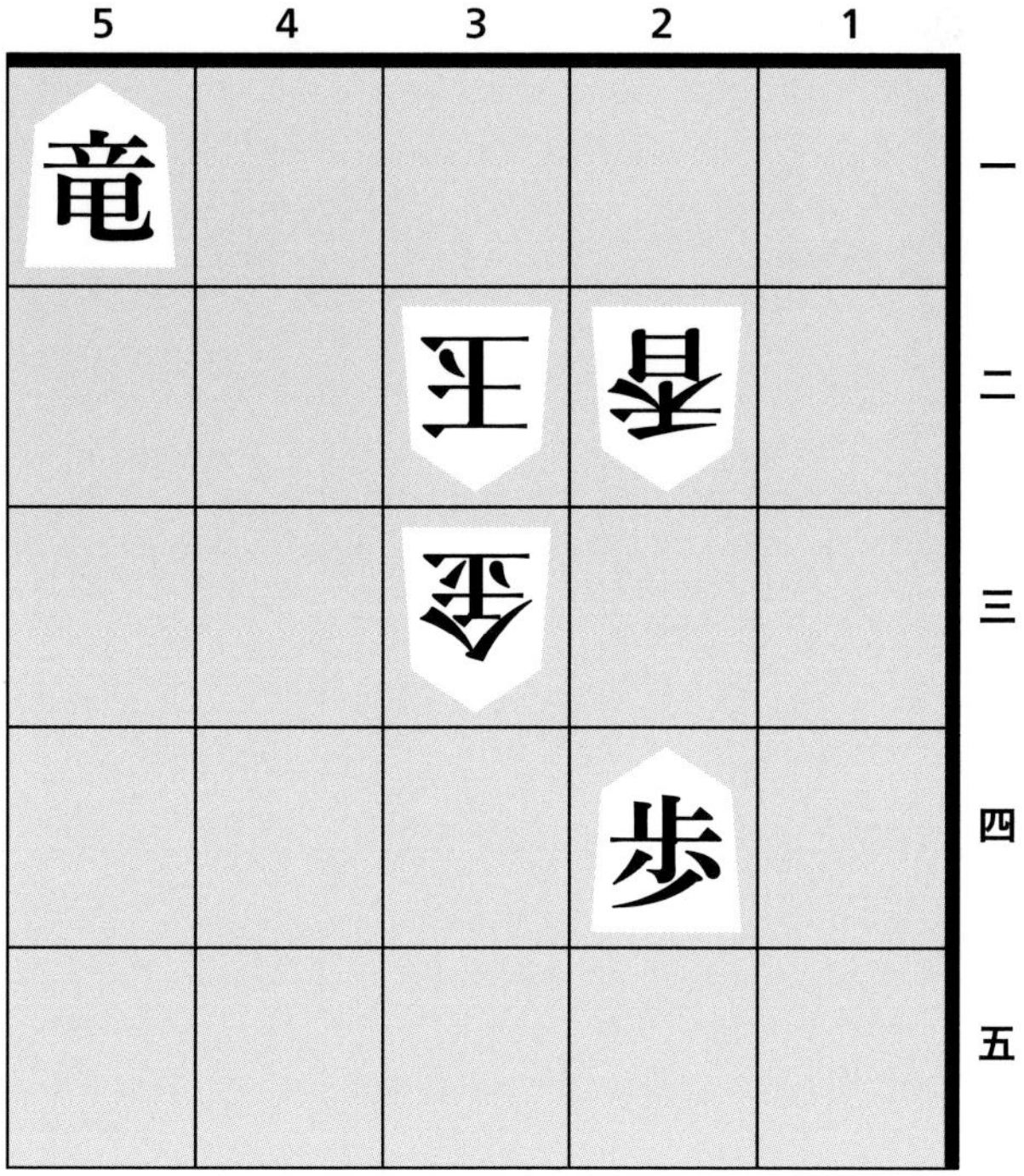

先手　持駒　角

考え方のヒント

第1条 自分の駒は2四歩、5一竜です。持ち駒に角があります。相手の駒は2二香、3二玉、3三金ですね。ラスト2問です。

第2条 玉の動ける場所を確認しましょう。竜と歩がきいていて、動けるのは4三だけですね。そこに逃げられないようにしましょう。

第3条 盤上の駒で王手してみましょう。2三歩成ですね。竜は2一竜、3一竜、4一竜、4二竜、5二竜と5通りあります。

第4条 持ち駒の角での王手は、近くからの2一角、2三角、4一角、4三角、離れたところからの1四角、5四角がありますね。

さあ、どこに打つかわかりましたか？

2一角

解説

これで唯一動けた4三への脱出を封鎖しています。角の動きを確認しましょう。5一竜のききで、2一角を同玉とはできません。

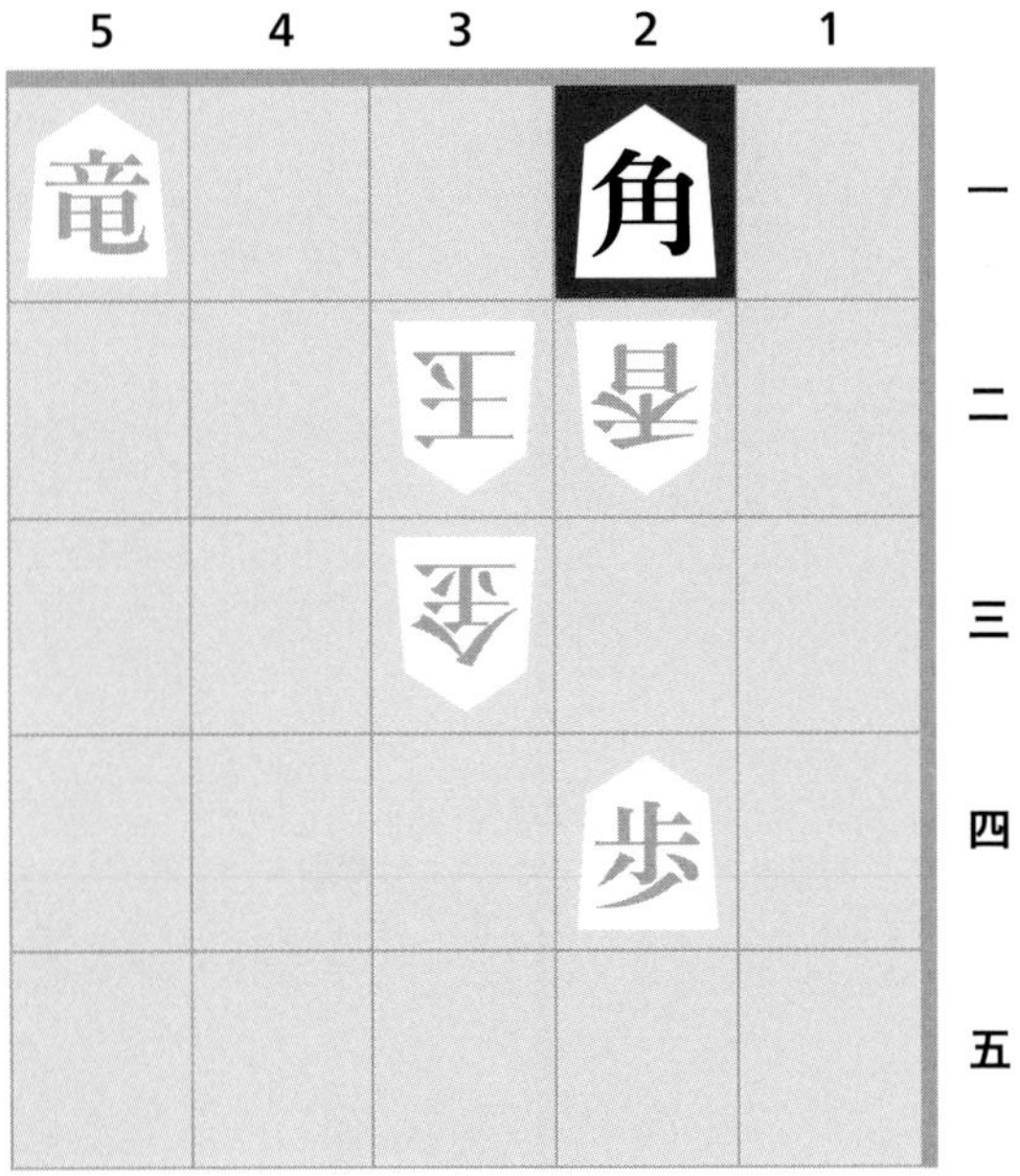

この状態が「詰み」。玉が移動できないことを確認してください。

「違う手も考えてみましょう」

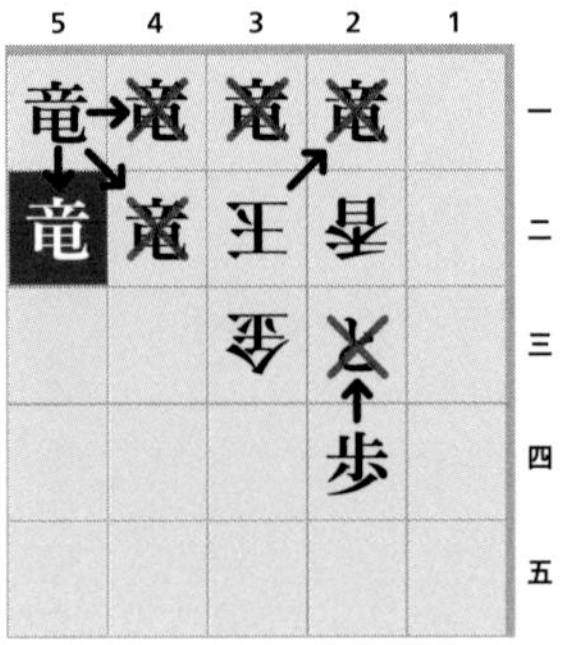

第3条 2三歩成は同玉、同金で失敗です。竜の王手2一竜、3一竜、4一竜、4二竜は、同玉でいずれも失敗です。5二竜は4二歩の合駒、または2一玉と逃げられて失敗です。

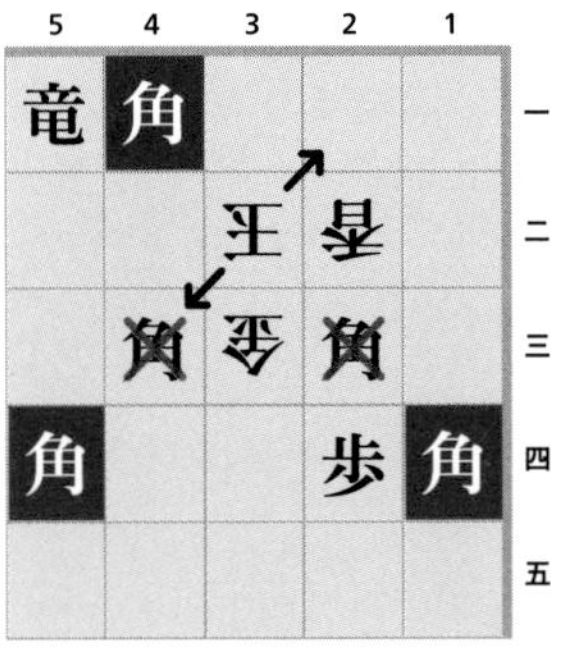

第4条 2三角は同金、同香で、4一角は4三玉、2一玉と逃げられ失敗です。4三角は同金、5四角は4三歩の合駒で失敗。1四角も2三歩の合駒か4三玉と逃げられ失敗です。

羽生九段のひとこと

☖4三玉を実現されると詰みとなりません。その手を防ぐ☗2一角が正解となります。

動かす駒を考えてみましょう

飛 竜

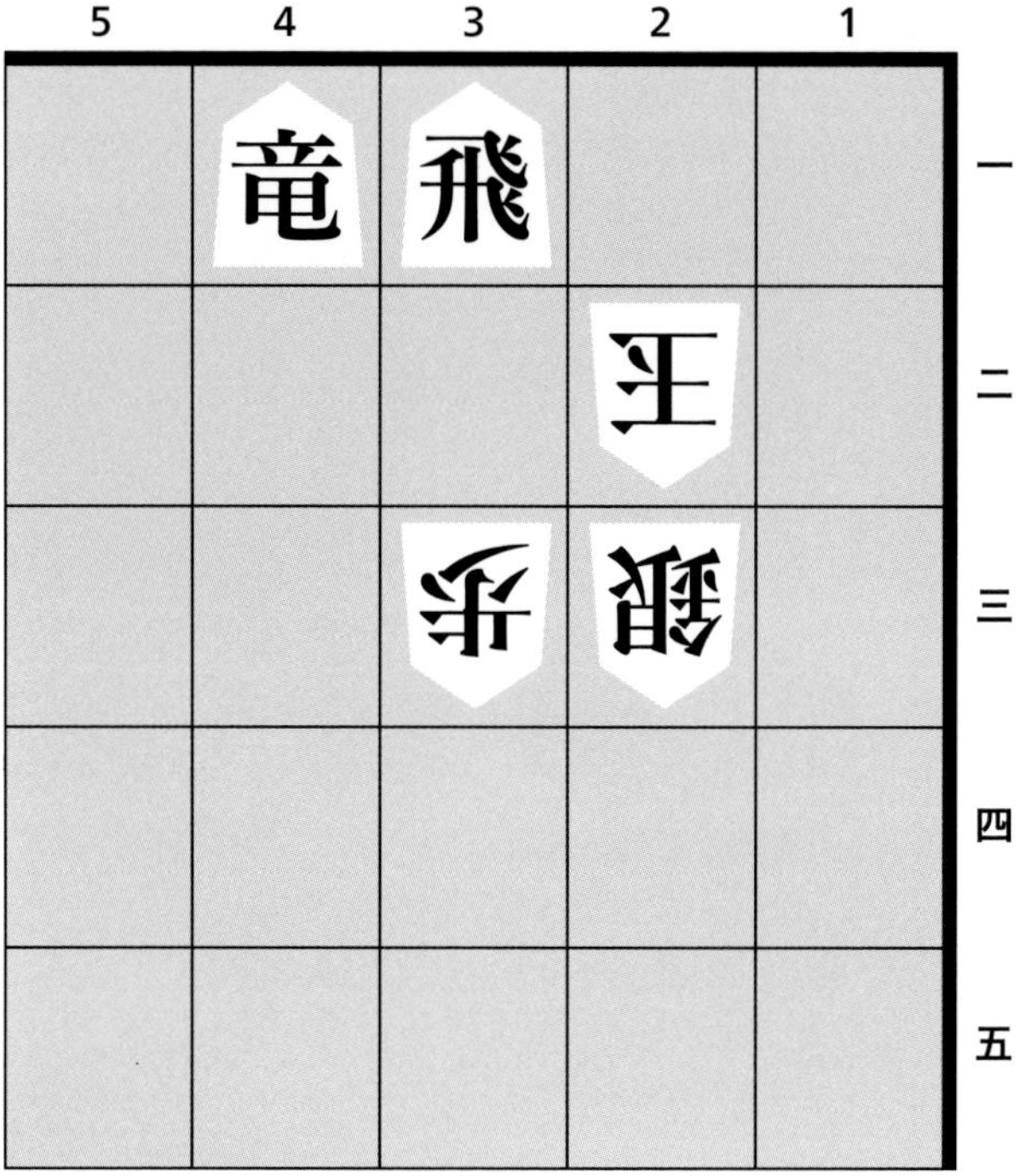

先手 持駒なし

考え方のヒント

第1条 最終問題です。自分の駒は3一飛、4一竜ですね。持ち駒はありません。相手の駒は2二玉、2三銀、3三歩ですね。

第2条 玉の動ける場所を確認しましょう。3一飛のきいていない1二、1三へ移動することができます。

第3条 盤上の竜で王手をします。4一竜の王手は3二竜、4二竜、5二竜ですね。3一飛では1一飛成、2一飛成、2一飛不成、3二飛成、3二飛不成ですね。

第4条 この問題では持ち駒はありません。

さあ、どこに指すかわかりましたか?

1一飛成

解説

2枚の竜が連携して、縦の列（1の筋）、横の列（一の段）へ玉が逃げられないようにしています。竜と玉の動きを確認しましょう。

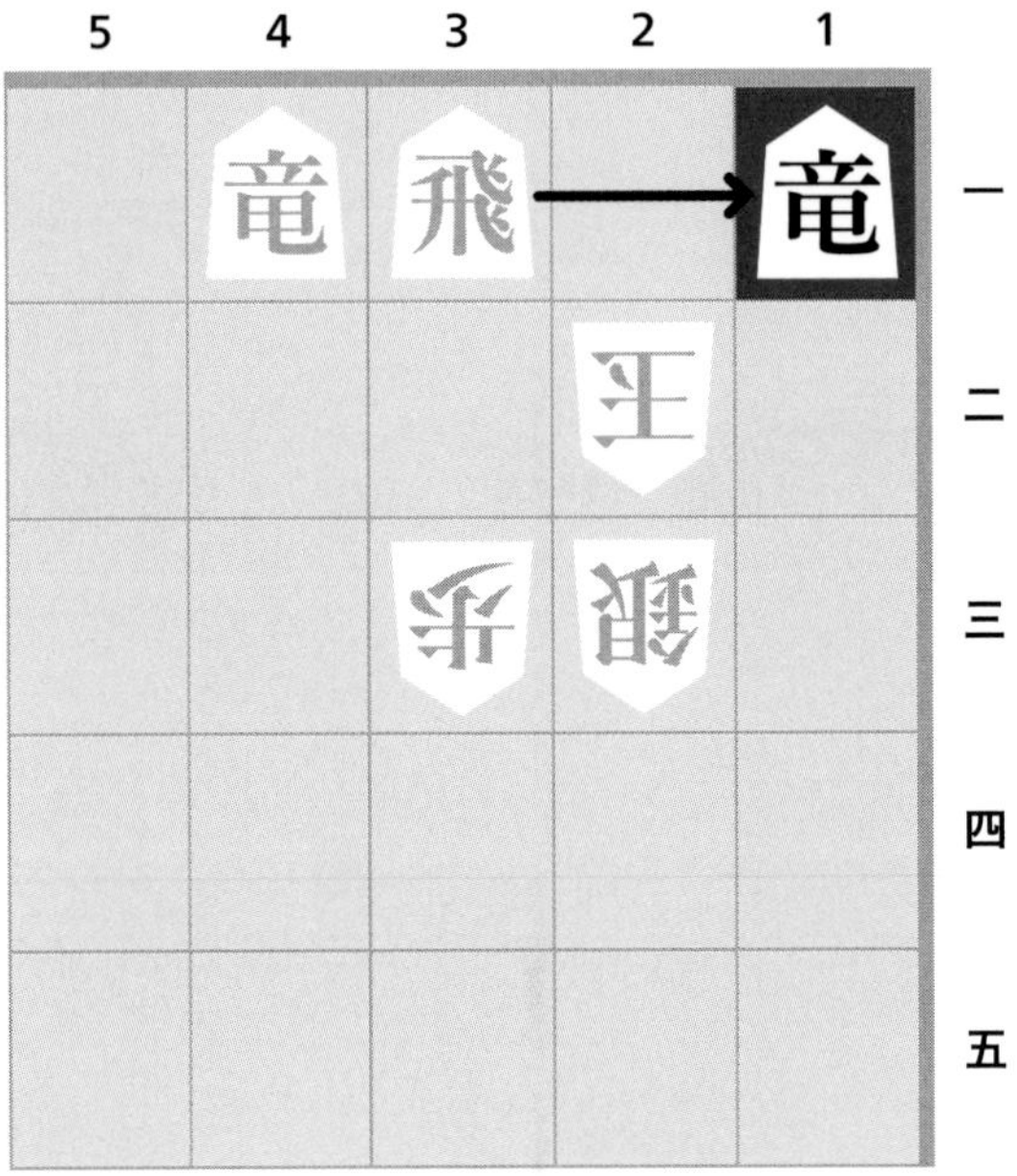
5 4 3 2 1
一 二 三 四 五
竜
飛
竜
王
歩
銀

この状態が「詰み」。玉が移動できないことを確認してください。

「違う手も考えてみましょう」

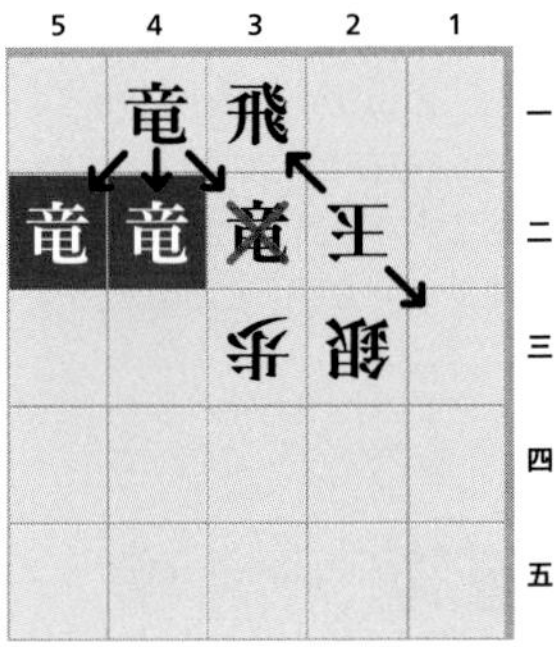
5 4 3 2 1
一 二 三 四 五
竜
飛
竜
竜
竜
王
歩
銀

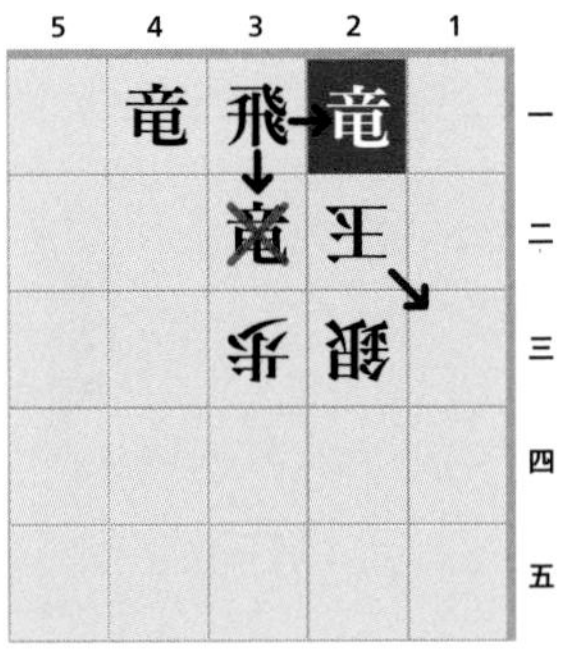
5 4 3 2 1
一 二 三 四 五
竜
飛
竜
竜
王
歩
銀

4一竜の王手4二竜は1三玉と逃げられ失敗。3二竜は同銀で失敗ですね。5二竜は3一玉と飛車を取られるか、1三玉と逃げられる、または3二へ合駒をされて失敗です。

3一飛の王手2一飛成、2一飛不成も1三玉と逃げられ失敗です。3二飛成、3二飛不成は同銀、または1三玉と逃げられ失敗です。

羽生九段のひとこと

▲1一飛成できれいな詰みです。2枚の竜がとてもバランスよくはたらいている好例です。

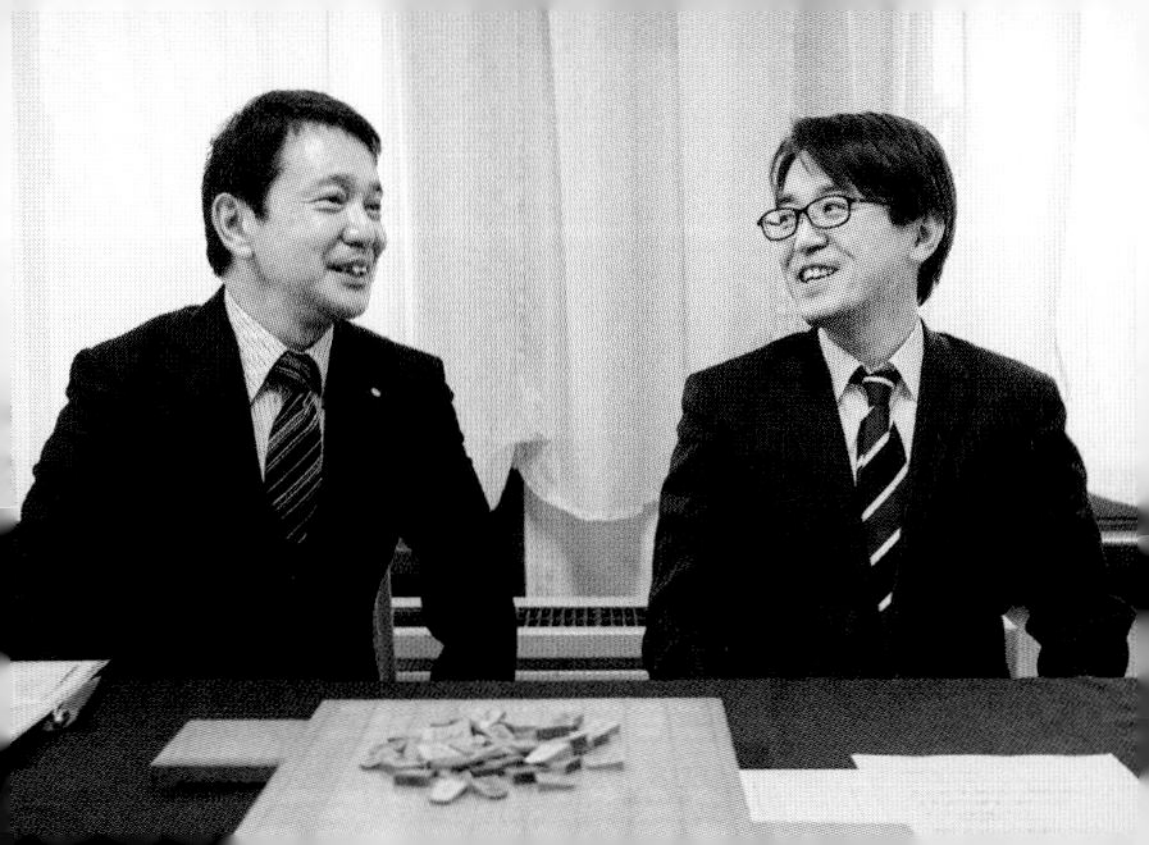

羽生善治九段に聞く10のテーマ

聞き手＝安次嶺隆幸

日本将棋連盟学校教育アドバイザーを務め、
羽生善治九段と親交が深い
安次嶺隆幸さんは、羽生善治九段を
「世界一、相手のことを考え続けてきた男」と言い切ります。
集中力、思考力、決断力が要求されるプロの棋士のなかでも
最強のレベルを維持する羽生九段に、
脳にとって大切な「考えること」を主軸に、
「年齢を重ねる意味」「若い人とのつき合い方」など
10のテーマについて聞きました。

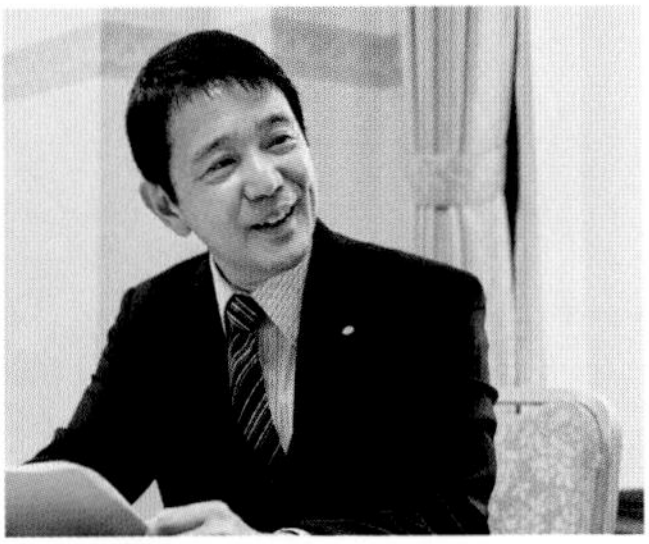
安次嶺隆幸さん

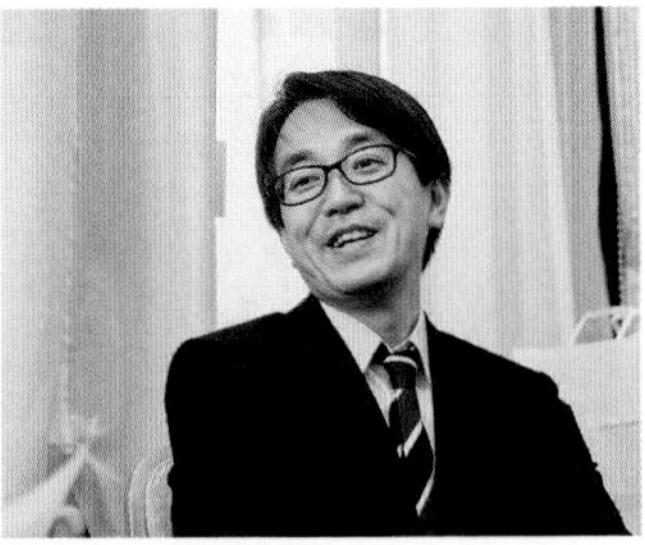
羽生善治九段

1 考える

Q 考えること、相手のことを考えることについて、どのように思いますか。

羽生 相手のことを考えることは　その相手の考え方を知るということ。

それは相手の価値観を知ることでもあるので、幅広い考え方、意見をもつ、発想などを自分ができるようにしておくと、
相手のことを考えることにつながるのかなと思っています。

ただ、全部はわからない。

いくら相手のことを考えて指していても、１００％はわからない。

わからないこともあるということは、いつも前提として考えてはいます。

けれど、そこに近づけていく、近づいていくことが大事かなと思っています。

Q どうしていいかわからないときにはどのようにしていますか。

羽生

いくつかあります。
まず、直感に戻って考え直します。
あとは、今までやってきたことを振り返って、
そのなかで次にどういう選択をするのがいちばん自然なのかな、
次に何をやるのがいいのかなと考えます。
つじつまが合っているというか、流れにいちばん沿っているというか、
今までやってきた自分なりの方向性に選択の連続があるので、
それを振り返ってみてどうするのがよいのか考えます。

Q 考えることなど、面倒と思われることを続けるにはどうしたらよいですか。

羽生

すべてのことをきめ細かくやることは不可能だと思っているんですよ。

だから生活していくなかで、暮らしていくなかで、

「ここはやっぱり時間かけて」とか「ちゃんと考えないといけない」

ということを決めておくことは大事と思います。

考える

将棋は自分の好きなように指せばいいので、自分の指したい手や、思い描く局面にもっていくということだけを考えればいいんです。

ですが、相手の指す手は何をやってくるかわからないので、いろいろなアプローチをして相手の手を探っていく必要があります。

だから相手の手を読むことのほうが、時間は使うし、難しいので、課題としては大きいのかなといつも思っています。

集中力

集中力がない人はいません。誰でも集中力をもっています。子どものころに遊んでいたことを思い出してほしいのですが、遊んでいるときって集中していたじゃないですか。集中なのか何なのか、そんなこと意識しないで夢中になっていましたよね。もちろん大人になっても好きなことには集中しますよね。

特にうまくできたときとか、少し先に進んだときって、うれしくてすごく集中できると思います。子どものころってなかなかできないことが多いですが、何かができたときに集中力がぐっと高まる。そういうときって自分が伸びていることなのではないでしょうか。大人でもそういう感覚は同じなのだと思います。

2
AIの指し手について

Q AIでも、将棋でいう「手を決めない手」（いろいろな展開に対応できる要素をふくんだ手）は指せますか。

羽生 指せます。

逆に人間は気持ちのゆとりや、余裕がないとそういう手は指せませんが、AIはそもそも恐怖心がないので、次にどんな展開になるかをまったく気にしない。

そういう意味ではAIから学べる部分もあります。

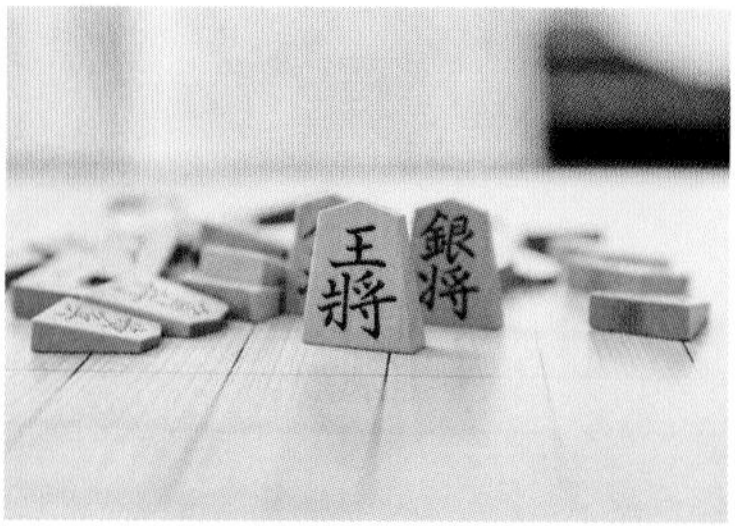

3

決断力

Q 先に行くために「このへんでいいだろう」と、決断するコツはありますか。

羽生

目の前の問題または局面でも、「時間をかければこれが解けるか」もしくは「時間をかけても今の自分では解けないか」、見極めは大切かなとは思っています。

時間をかければわかると思ったときには時間を費やすし、わからなければ、わからないことも自分の実力なので、そこはもう割り切って決断をする、選択をするということもあります。

進めてみると取り越し苦労だったとか、考えすぎていたとかということもあります。

そういうこともよくあるので、わからなくなったり行き詰まったりしたときには、とりあえず前に進めることも大事かなと思っています。

とりあえず一歩前に進んでみて、そこから考え直すということはあります。

Q

決断するとき、未来について不安になったり、ポジティブになったりすると思いますが、どういうふうに考えていますか。

羽生

自分なりのゴール設定とか、この方向でいこうとか、大雑把な青写真をえがくことがあります。もちろん、どうなるかわからないケースも多いですから、対応しやすいように想定をしておきます。

将棋の場合だと、手を決めない手がいい手であることがよくありますね。ふくみをもたせるとか、可能性をたくさん残しておくとか。手は選んでいるんだけれど相手しだいで可能性を残しておくという選択を、どうなるのかわからない場面ですることはよくあります。

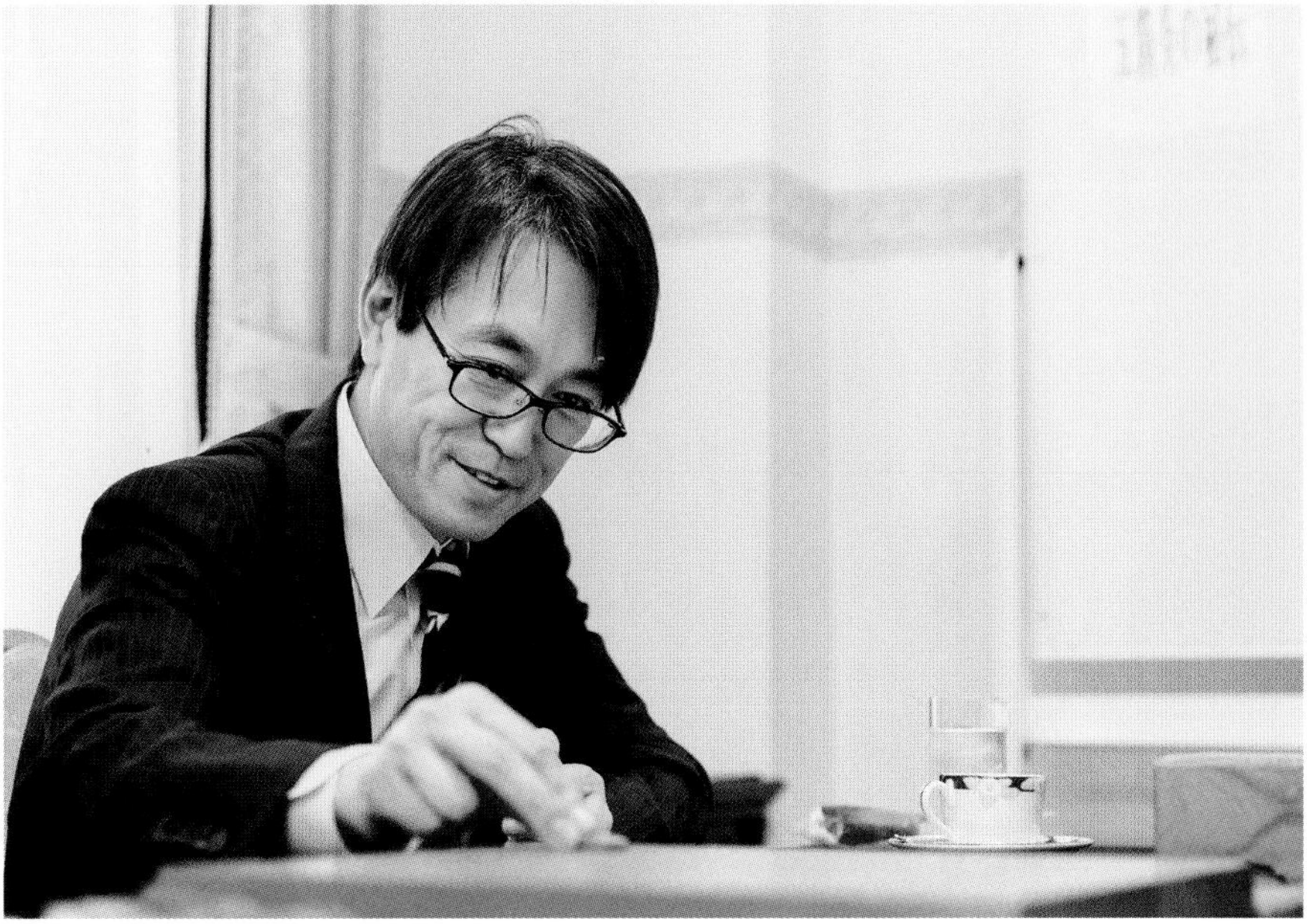

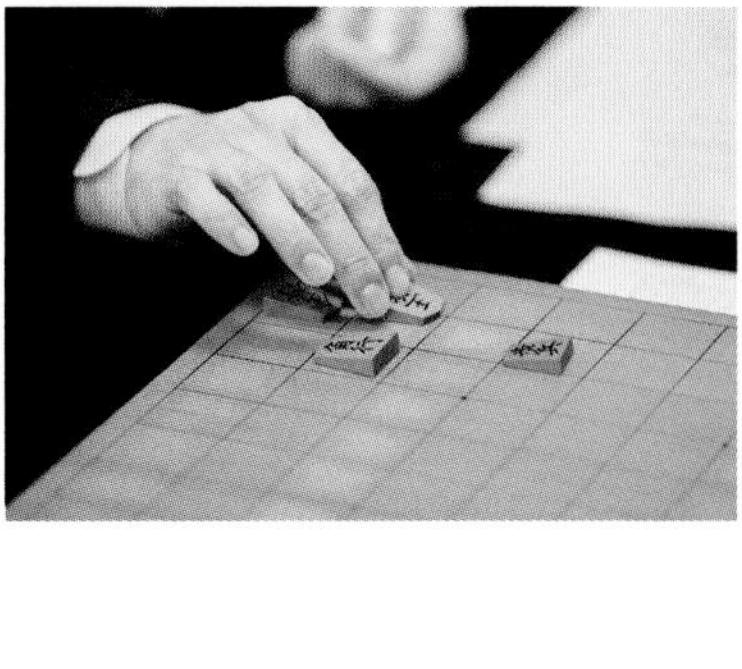

決断力

人は常に決断している。

人は無数の選択をしています。いろいろな説がありますが、1日の生活のなかでも9000回以上の選択をしているといわれています。でも、何かを決めると幸せになる。選んだ瞬間はそれがよかったのか、自分でもよくわからないです。でも考えてみると、何かを選べるということはありがたい、幸せなことだと思います。

決断するとき、
迷ったらいろいろな角度から
見てみることをしています。

4

転換力

Q

2020年に50歳になられて、棋士生活は35年になりますが、決断が必要だった人生の転換期はありましたか。

羽生

常に決断がある感じなので、
急にどこかで変わったというよりも、
少しずつ少しずつ変化してきている感じですよね。
あるときから180度方針を変えるというよりも、
少しずつ少しずつ、
これから先どうしていこうかなと
考えていることが多いですね。

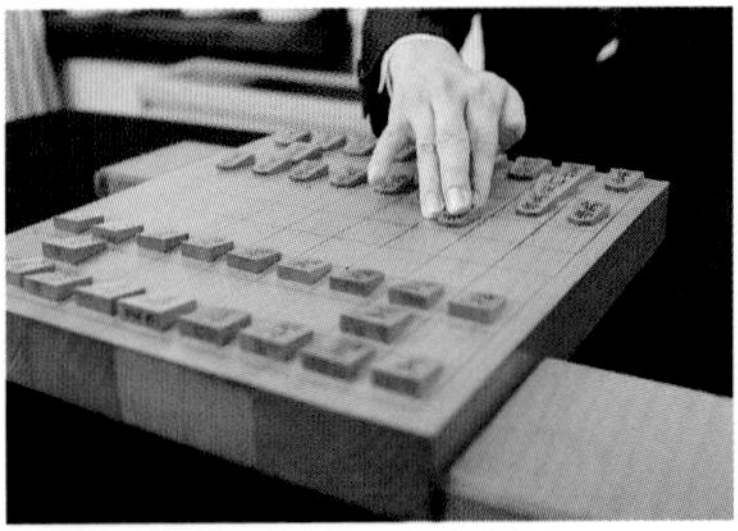

Q

影響を受けた人はどなたかいますか。

羽生

棋士の世界なら、やっぱり谷川先生（谷川浩司《たにがわこうじ》九段）がいちばんだと思いますね。
自分の小学生のころが、谷川先生が棋士になられた時期でもありますし。
もちろん今でも影響を受けることはあります。

谷川先生は独自の美学みたいなものがあり、
将棋や日常のことでも、谷川先生の人となりがすべてに現れています。
それが子どものときに拝見できて、影響を受けて、
すごくよかったなと思っています。
また、将棋を通じて対局で向き合うことで、
それを学べたことがすごくよかったと思っていますね。

5 若い人とのつき合い方

Q 40歳から10年経って、見る、あるいは見える世界は変わりましたか。

羽生 自分自身はそんなに変わったとは思っていないですけど、周りの環境とか、10年経つと本当にずいぶん変わりました。そこに合わせて、自分自身の考え方とか変えていかないといけないなと思うことは多いですね。

Q たとえば藤井聡太《ふじいそうた》七段との感想戦（対局後の反省会、検討会）は、どんな思いでされていますか。

羽生 世代の差みたいなものを感じるところもあります。やっぱりそういうところを理解していかなければいけない。特に若い人たちの発想とか考え方を、自分なりに理解しなければいけないんだなと思うことが多いですね。

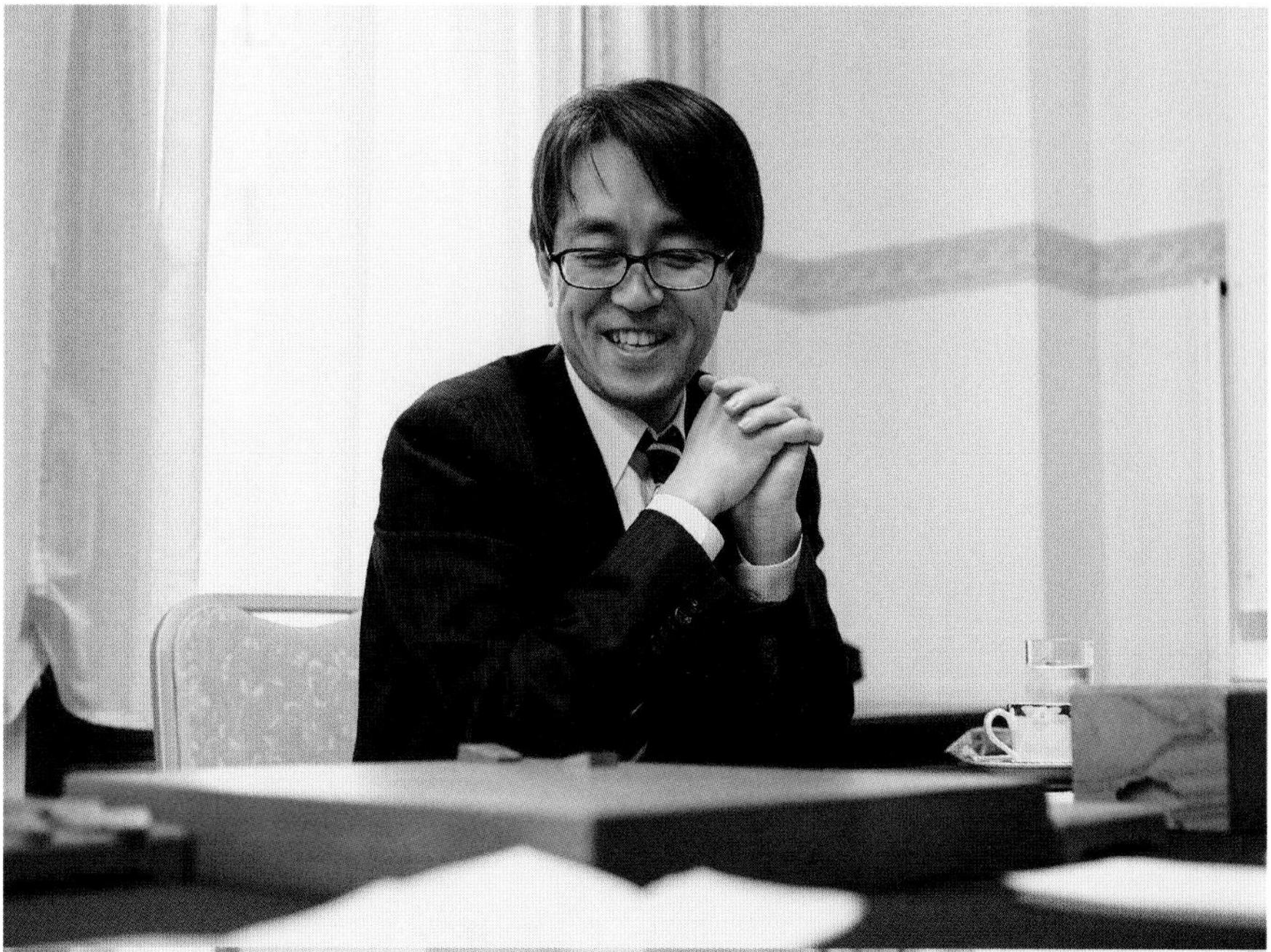

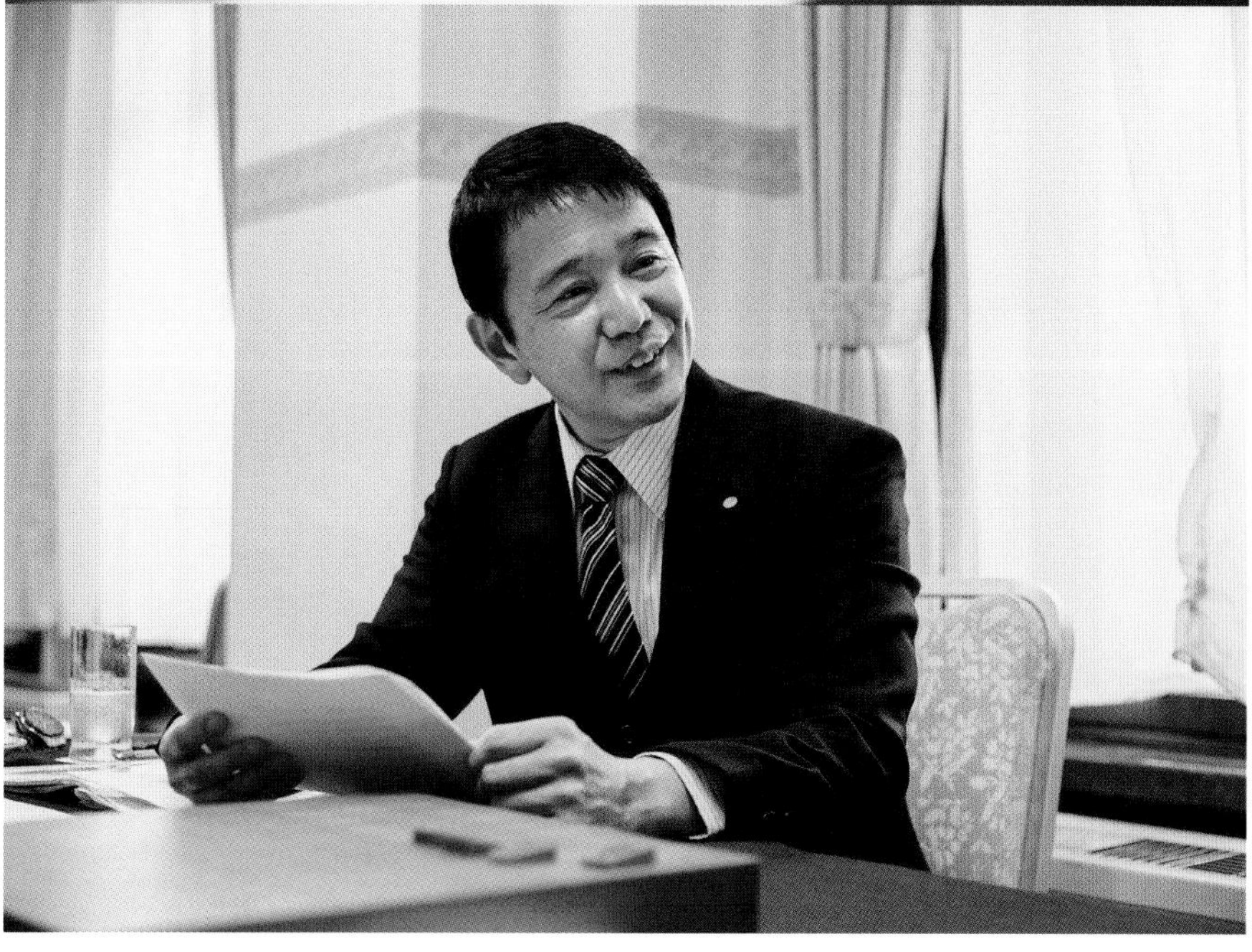

Q 若手棋士と1日対局して、学べる部分や教える部分がいろいろあると思いますが、いかがですか。

羽生

年齢は関係ないですよね。

人と接して、いろいろなコミュニケーションをとっているときに、双方に学べるものがあるかどうかということになると思います。もちろん10代の人から学べる時もあるし、70代の人から学べることもあるし……。

年齢というよりは、その人がもつ背景とか資質によることと思っているので、学べる部分は年齢は関係ないと思っています。

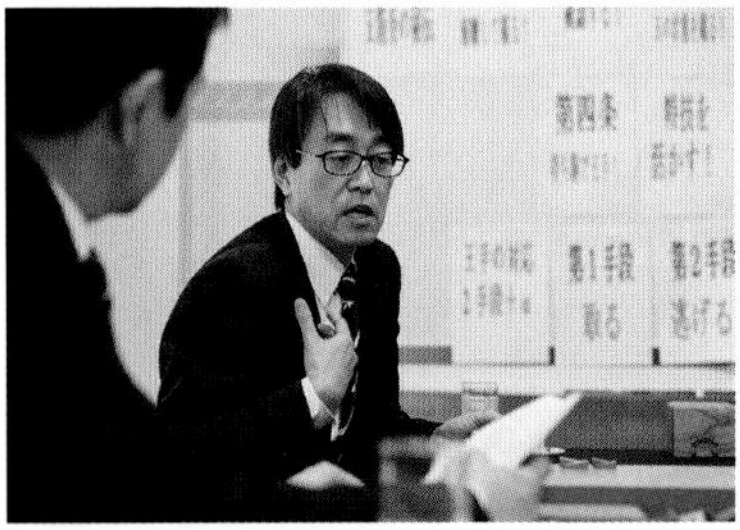

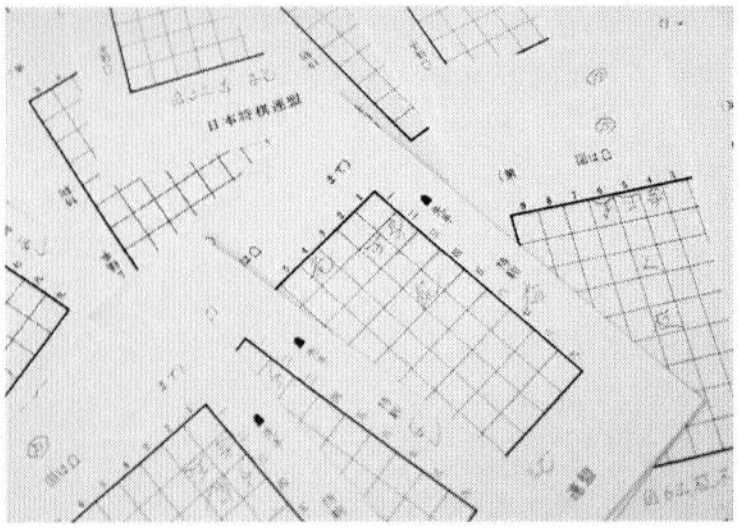

Q 将棋、または将棋に限らず、若い人たちに伝えたいことなどはありますか。

羽生 まったくありません。本当にありません。

自分が経験してきたことは、たぶんこれからの世代の人たちにとっては、それほど役に立つことではないと思っています。

本当にそう思います。

将棋のことについても、それ以外の自分が経験したことについても伝えていけることはないと思っているので、

自由にがんばってくださいというだけですね。

時代が変わってきているんだなということが最近わかったという感じなんですね。

そのうえで「伝えるべきこと」はないんだなとわかって、

すごく肩の荷がおりました。

その後の世代の人が、自分をふくめた先輩を見て自分なりに考えるとか、

解釈することはあるとは思いますけど、

わたしのほうから伝えることはないですね。

6 年齢を重ねる

Q 気持ちの面で、悔しいとか怒りとか悲しみとかと、どう向き合っていったらいいでしょうか。

羽生 わたしもわからないですけど、
何歳になろうが、どんなに丸くなろうが、
感情はやっぱり残ると思っています。
喜怒哀楽は常に残るのではないですかね。
残るものはしようがないので、
どういうふうに感情と向き合うかということだと思っています。
それには「忘れる力」を使うのがいいんじゃないでしょうか。
加齢とともに忘れる（笑）。
「忘れる力」が発揮されるから、努力も必要ないです。
若いから忘れられないだけで、
年齢を重ねれば努力しなくても忘れられますから（笑）。
「忘れる力」を感情を切り替えるために使えばいいだけです。
大事なことを忘れるために「忘れる力」を使うんじゃなくて、

忘れたほうがいいことを忘れるために使ったほうがいいですね。
程度にもよりますけどね。
加減を知って使っていくことが大事なんじゃないかなと思っています。
年齢を重ねるから忘れることができるように
なっているものなのかなと思っています。
経験とか年齢を重ねれば、
たくさんのことを知ったり記憶したりして残っていきますから、
脳には忘れる機能がついているのかなと思っています。

Q 年齢を重ねて、性格の変化はありましたか。

羽生

性格の変化は、多分そんなにはないと思います。
「三つ子の魂百まで」というように、
性格は多分そんなに変わっていないと思うんですよね。
その表し方が変わるだけじゃないですか。
子どもの時だったら駄々こねて暴れるなどありますが、
さすがに大人はそうもいきません（笑）。
だから性格は変わらず、表出のしかたが変わるということだと思っています。

Q 年齢を重ねて、何か思うことはありますか。

羽生

人生50年の江戸時代とかなら、わたしももう寿命じゃないですか（笑）。
寿命でなくとも隠居ですよね。
だけど、今は50歳が人生の折り返し地点みたいにいわれていますね。
だから、時間の使い方みたいなものを、
自分なりに設計しなきゃいけないんだなとは思っています。
こんなに長寿になったのは最近の話なので、
今後の生き方の設計が必要だとは、結構思うことがあります。

50歳が1人しかいない時代と、
50歳が5万人の時代では違いますよね。
年齢って相対的なものなんですね。絶対的なものじゃなくて。
80歳の人たちのなかに50歳がいたら、
まだまだ若造みたいな、まだ何にも知らないみたいな。
50歳、60歳は若いんだというふうに、今はなってますよね。
年齢はそういうものだと思います。

そういう相対的な世界で暮らしていくことになるんじゃないでしょうか。

7 緊張感

Q 対局に臨むときの心の状態について、どのように考えていますか。

羽生

対局前などの緊張感や緊迫感みたいなものは、いつでももっていなければいけないんだなと思っています。それが次に、前に進む原動力になったり、新しいことを考えることにつながったりすることがあるので。そういう意味で、対局前にきちんと気持ちに整理をつけておくということは大事かなと思います。

Q 気分転換として体を動かすことが、考えることに影響することはありますか。

羽生

それはそうですね。ちょっとリフレッシュするときに、少しストレッチするとか。そういうことはよくしています。体を動かすことは考えるための大事なことだと思います。

Q 対局前にはどんなことをしていますか。

羽生　もちろん技術的な作戦みたいなものを考えることもあります。長時間の対局のときには、長い時間集中して考えるので、その前は少し何にもしない時間をつくります。ぼんやりしたりとか、リラックスしたりとか、休んだりとか、そういう時間をつくるようにしています。

それは考えを少し寝かせるというか、少し時間を置くことによって、今までやってきたことをうまくアウトプットできることもあると思っているからです。

Q 日常生活で何がお得意ですか。

羽生　特に得意なものはないですね。得意ではないですけど、掃除は好きではありますね。日常では、アナログ的なものが大事だと思っています。配置を考えたり、加減をしたり、掃除もアナログ的ですよね。

Q リラックス法は何かありますか。

羽生 リラックス法は、何もしないのがいちばんいいと思いますよ。
あとはおいしいものを食べてぐっすり眠るとか、
そういう基本的なことだと思っています。

わたしは基本的には、対局が終わった後でもすぐに熟睡できます。
イベントなどで、ずっとしゃべりっぱなしなどのほうが、
結構クールダウンするのが難しいんですよね。
うまくクールダウンさせる方法が、経験上自分のなかで確立されてない感じなので。
対局のほうが、２０００局くらいやっているので、
なんとなくこういうふうにしてクールダウンさせていく
という方法ができあがっているんです。
対局以外のほうがちょっと難しいですね。

好きな時間

いちばん楽しい時間は、何もしていないときです。カピバラはいいなあと思います。いや、ずっと何もしていないのはだめですが、たまに何もしていないときが好きな時間ですね（笑）。

体調管理

対局は延期ができないので、体調管理は欠かせません。食べるもの、睡眠は大事ですが、対局が終わるまで、いかにして自分が全力で戦える精神状態にもっていくかということを常に考えています。

大きな対局はすごいんです。3食プラスおやつ2回、さらに夜食がつきます。恐ろしい勢いで太っていくので、ある程度自重しています。しかし、あまりストイックにしてしまうと反動が大きくなってしまうので、セーブはしますが、自分が自然体で続けられる程度にしています。

8 デジタル化について

Q 将棋の盤と駒が、全部タブレットの画面になったらどうなると思いますか。

羽生
今、小さい子もタブレットで将棋を覚えたり、指したりできますね。
それはすごく便利だと思います。
それで何が起こったかというと、
リアルの対人での将棋大会になったときに
反則をする子がすごく増えたんですよ。
タブレットでやっていると
反則ができないように設定されているので、
「二歩」も打てないし「二手差し」もできません。
でも、現実の世界で指すと、なんでもできるのでやってしまうんですよ。

タブレットでは、初めからそういう反則をしなくてすむから、
一見いい環境のように見えるんですけど、失敗することがありません。
どこかで反則をしたり、二歩を打ったりして、
それがまちがいだと気づくことも

大事なんじゃないのかなって思いますね。

将棋のいいところは、ほぼ迷惑をかけないで、
そういう失敗がいっぱいできることだと思うんですよね。

誰かに迷惑をかけてしまうとか、ケガをさせてしまうとか、
そういう失敗ではありませんし。
将棋を指している分にはどんな失敗をしても、
自分が負けて悔しいというのはありますけど、
失敗のダメージが少なくて、
逆に失敗の経験ができることは
結構大きい、重要なことなのかなと思っています。

失敗を経験しておくと、
いい意味で免疫力がつくというか、対処する方法を覚えたり、
またそこから学んでいったりということが
習慣化できるのかなと思います。

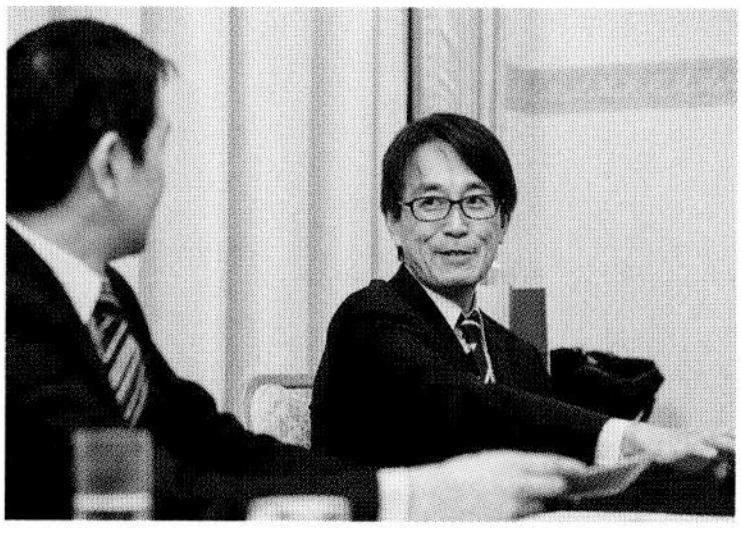

9

将棋について

Q

将棋の指し手について、
価値が高いとされる手（有効であるとされる手）でも、
羽生善治としては指さない手、自分では指せない、
指したくない手というのはありますか。

羽生

それはどう言えばいいんでしょうかね。
やっぱり指し手は、自分の意志で選びたいということが、
根本的な欲求として人間にはあるはずなんです。
指し手は自分の意志で決めたという気持ちは
後悔のないようにもっていたいと思います。

指し手の価値が高いとか低いとかということは、
自分の意志で自分で決めることと、
また別な話なのかなと思っています。
もしかするとこれから先は、
評価が低いとされる手を選ぶほうが
価値がある可能性もあると思います。

価値が高い手を選ぶことはＡＩに任せておけばよいと思っています。
価値は低いとされているけれど面白いとか、斬新さがあるとか、
そのほうが個性やその人のもっているものが
生きる可能性もあるかなと思っています。

価値が高い低いの基準も非常に大事だと思うんですけど、
自分なりの評価基準、自分なりの価値基準も、
高い低いとは別な軸として
もっておくことは必要なのかなと思います。

Q 長考したけれども結局指さなかった手は
山ほどあると思いますが、
それについて、どう考えていますか。

羽生

無駄といえば無駄なんですけれど、
そういう蓄積が大事なことだと思います。
表面に現れていることと、
その背景にあるものは表裏一体なところもあるので。

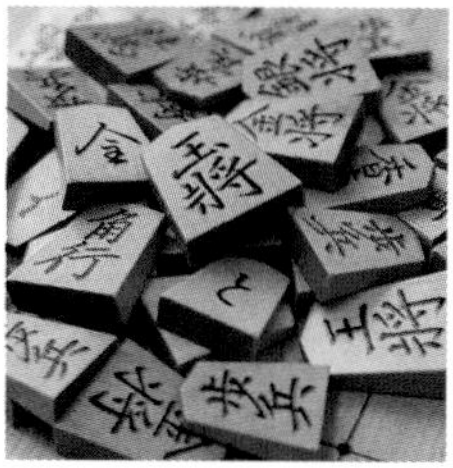

Q 対局の最後、負けとわかっても残り時間の1時間くらいを最後まで考え続けていたとき、何を考えているのでしょうか。どういう思いだったのでしょうか。

羽生

局面がよくても悪くても、そのなかで自分のそのときのベストの手を選んでいく、最善を尽くすということは、それを習慣化することがすごく大事だと思っているんですよ。

局面がよいか悪いかということは関係なくて、どんな状況でもベストを尽くすという習慣をつくることはすごく大事だと思うんです。

よいときもベストを尽くすし、悪いときもベストを尽くすし、ほどほどのときもベストを尽くすという習慣をしていないと、肝心なときにベストを尽くせない。
状況や形勢、環境などに関係なく、そのときできることをやりきることは大事なのかなと思っています。

でも意外と悪いときのほうがベストを尽くせる面はあるんですよね。
局面が悪ければ何とかしないといけないと、いろいろ考えるじゃないですか。
だから悪いときのほうがベストは尽くせるのかなと思っています。

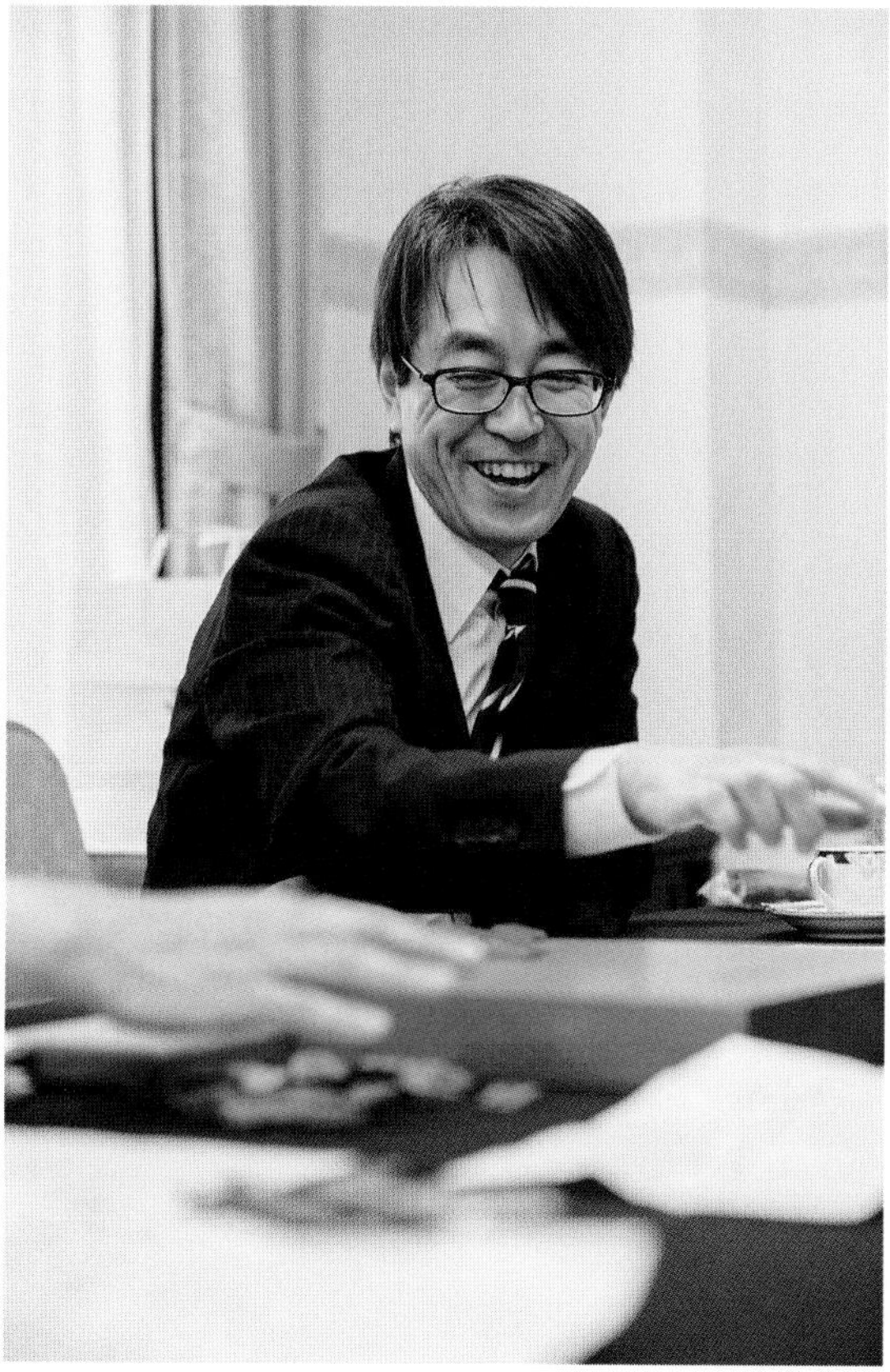

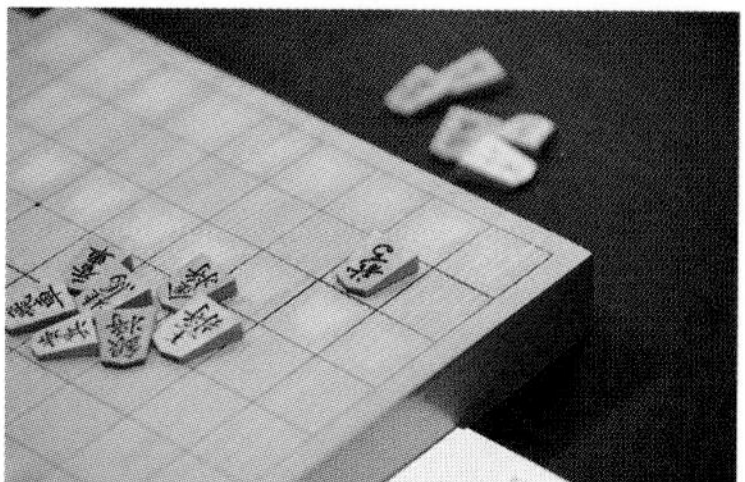

将棋のよいところ

「負けました」と
宣告することで、
オンがオフとなるところ。

人って普通に話をしてコミュニケーションをとりますが、将棋をやってもコミュニケーションがとれるんですね。お互いがお互いの手を考え続ける、これが将棋のコミュニケーションなんです。

将棋について

将棋は対局が終わって終わりではなく、片づけをして挨拶をしてようやく終わります。学校の遠足と同じで、「家に帰るまでが遠足」ではないですが、挨拶するまでが将棋なんです。

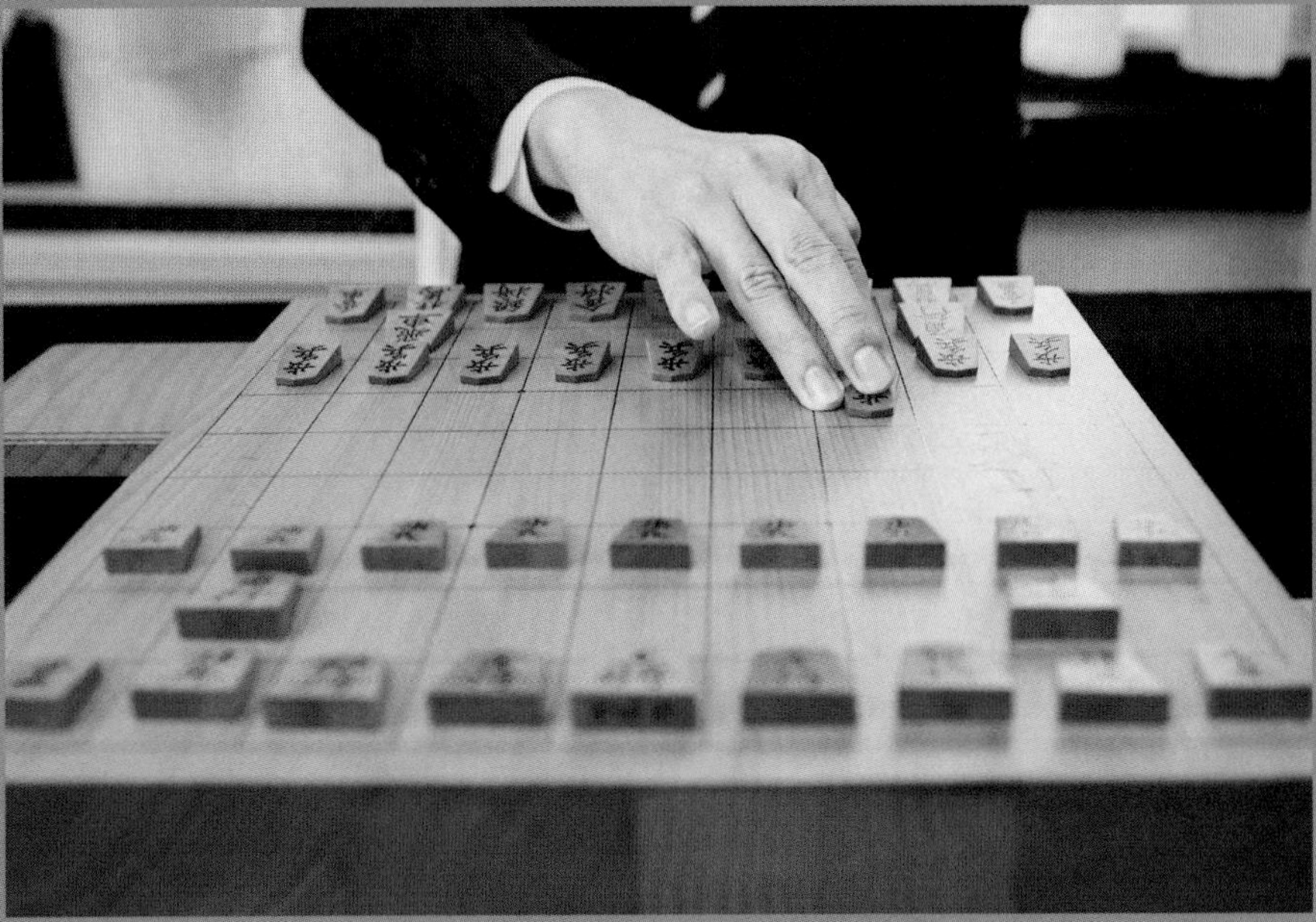

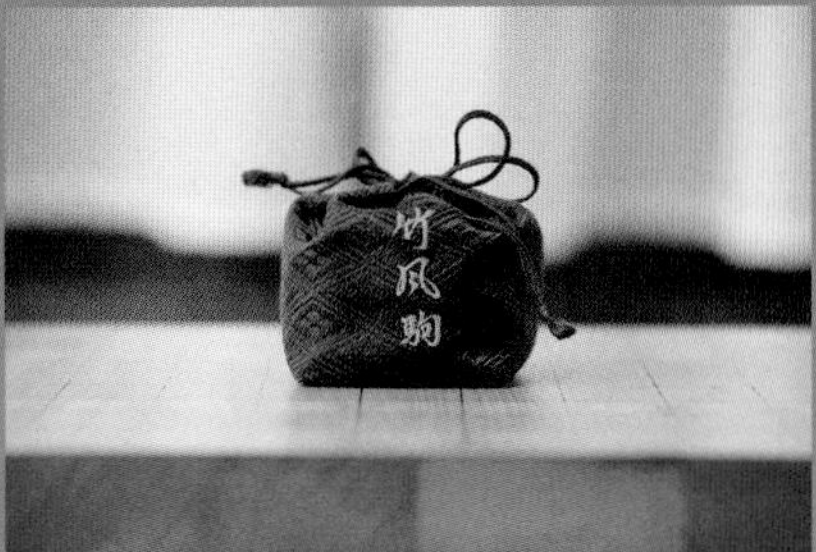
竹風駒

時間が足りない

対局もそうですが、時間って制限があります。

しかし、無制限に時間があればいいってものでもない。時間って、あったら全部使ってしまうものですし、逆にここまでにやりなさいという期限がなかったら永遠にやらないですよね。対局を例にしましたが、これはすべての物事に通じるなと思っています。時間に期限があるからこそ、どういうふうにやろうかと考えたり、時間内に終わらせようと工夫をしたりできると思うんです。

10

好きなことば

Q よく揮毫《きごう》で用いられる、「玲瓏《れいろう》」ということばについての思いを語っていただけますか。

羽生 「玲瓏」はもともと「八面玲瓏《はちめんれいろう》」という四文字熟語です。
まっさらな気持ちとか、
雲ひとつない風光明媚な風景とか、
そのような意味なんです。
そういう心境を理想というか、
実際難しいですけど、それを目標にやっていきたいということですね。

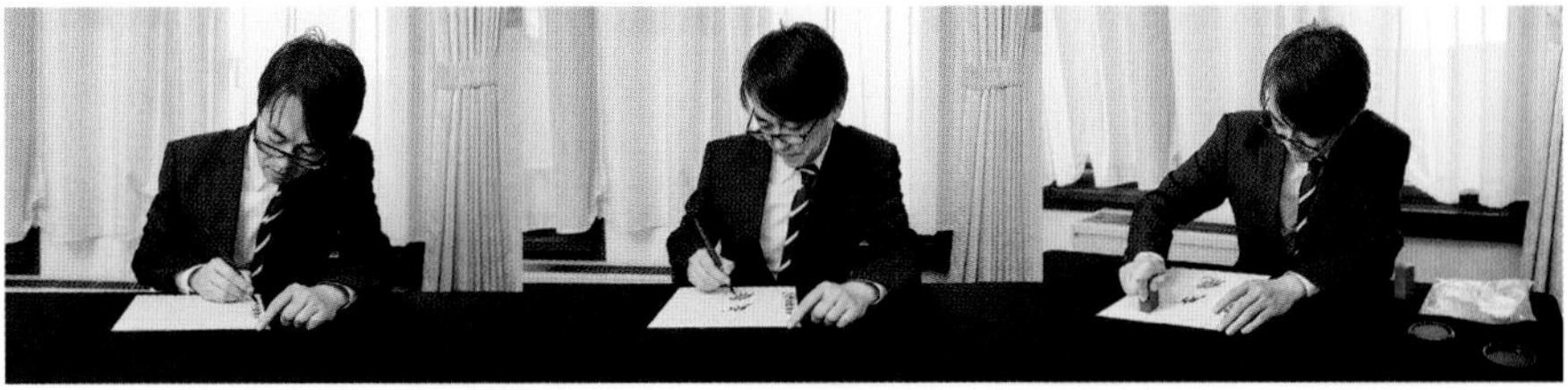

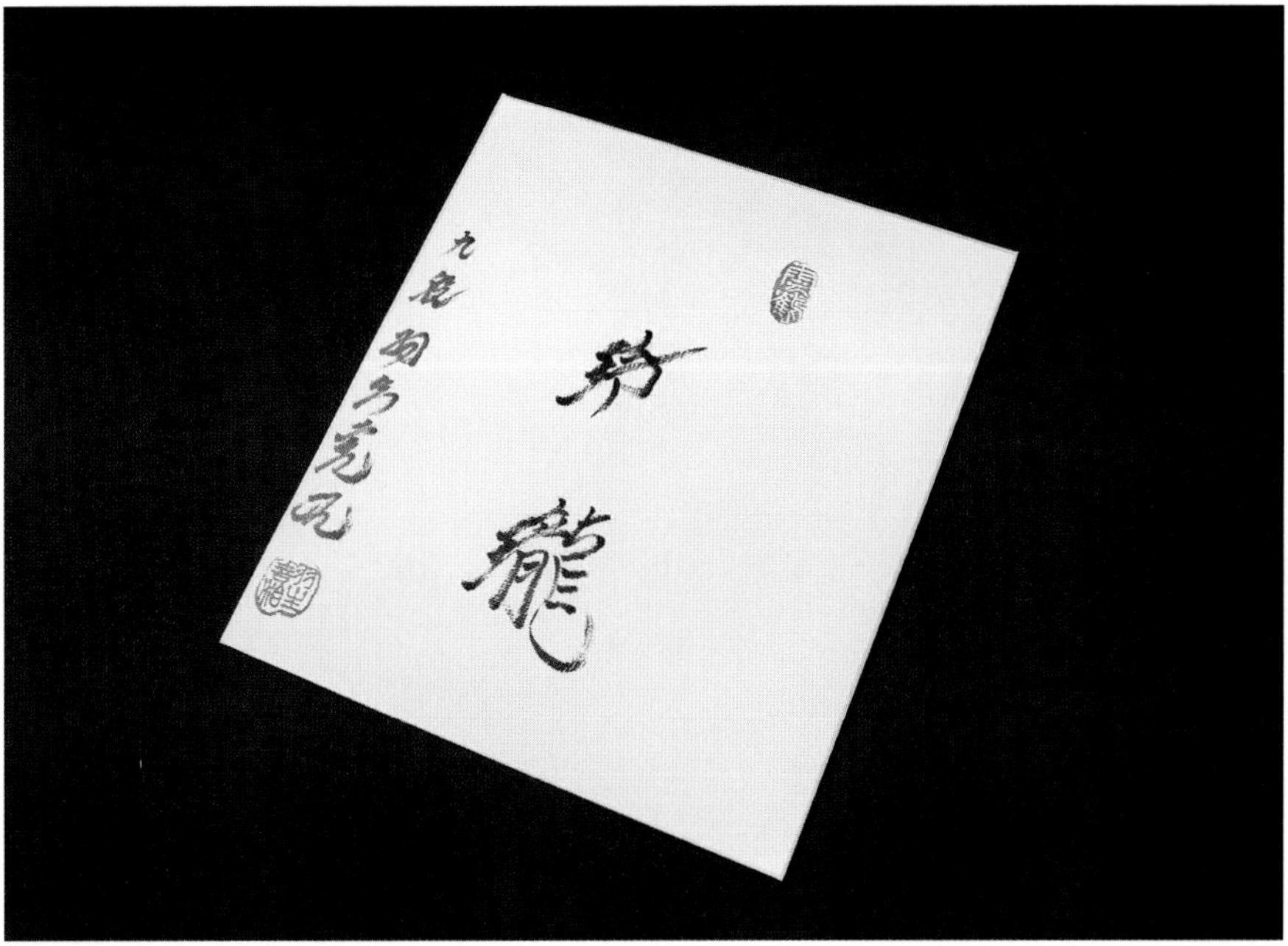

あとがき

わたしの隣に、相手のことを考え続けてきた男が座っている。1日に何時間も相手のことを考え続ける人は、この世の中に何人いるだろうか。

なかなか考えるゆとりがなくなった現代人（自分もふくめてだが）に必要なこととは何か……、このような問いを摸索することからこの企画は始まった。

そこで、将棋界の第一人者、羽生善治九段へ一手詰問題の作成を依頼した。将棋の基本、一手詰。羽生さんならどんな問題を届けてくれるのだろうか……。

依頼から程なく、54問が届けられた。それが、皆さんが解いてきた問題だ。皆さんは「世界一相手のことを考え続けた男」に挑まれたことになる。

将棋通なら瞬時に正解がわかる問題を、初心者にわかるように解説してみると、とてつもない変化手順が内包されていることに気づかされた。考えることの大切さを教えられた。

対談が始まってすぐ「詰将棋は、考える力がつくと同時に、考えない力も備わりますね！」と羽生さんの笑顔。考え続けたから、よけいなことを考えない力、「本質を見抜く眼」を羽生さんは磨き続けてきたのだろう。現代の多種多様な価値観、膨大な情報の渦中にある人間に必要な力が「考え続けること」で培われる「本質を見抜く力」なのだと羽生さんは笑顔で語る。

やはり、羽生善治は笑顔が似合う！

羽生善治の笑顔の源は「考え続けたこと」にある。

この本から、考えることの意味、詰将棋ひいては将棋の楽しさ、奥深さを感じ取っていただければ幸いである。

安次嶺隆幸

54問、終えられていかがだったでしょうか？　一手が答えの問題でも、意外にも考える手の数が多いのに驚かれたかもしれません。

将棋は常にたくさんの可能性が潜んでいるので、変化も膨大に広がります。

しかし、慣れてくるとすべての可能性を分析するのではなく、的を絞って考えることができるようになります。

現代は膨大な情報があふれています。すべてを検証する時間はないので、「的を絞って考える技術」はとても大切なことであると考えています。

尚、本書の作成にあたりましては、安次嶺先生に全面的な御協力をいただきました。厚く御礼申し上げます。

羽生善治

羽生善治（はぶ・よしはる）

棋士。1970年埼玉県生まれ。小学校6年生で二上達也九段に師事し、奨励会に入会、中学3年生でプロ棋士に。1989年19歳で初タイトル竜王位を獲得、1994年に九段に昇段する。1996年王将位を獲得し、名人、竜王、棋聖、王位、王座、棋王の七大タイトルを独占。タイトル獲得99期、「永世名人（十九世名人）」、「永世竜王」の資格を獲得し、史上初「永世七冠」となる。

写真　上野隆文
デザイン　大崎善治（SakiSaki）
校閲　小学館クリエイティブ校閲室
協力　桑島修一
編集　三村浩士　瀧沢裕子

安次嶺隆幸（あじみね・たかゆき）

東京福祉大学教育学部専任講師、公益社団法人日本将棋連盟学校教育アドバイザー。

1962年埼玉県生まれ。中学1年で第1回中学生名人戦に出場。剣持松二九段に師事し、プロ棋士を目指す。アマチュア五段位。明星大学人文学部心理・教育学科教育学専修卒。1984年東京・私立暁星小学校に着任、33年間勤務後2018年より現職。著書に『世界一のクラスをつくる100の格言』(明治図書)、『将棋に学ぶ』（東洋館出版)、『将棋を指す子が伸びる理由』（小学館クリエイティブ）ほか多数。

羽生善治の 脳トレ 一手詰

2020年7月27日　初版第1刷発行

著者　羽生善治
　　　安次嶺隆幸

発行者　宗形 康

発行所　株式会社小学館クリエイティブ
〒101-0051
東京都千代田区神田神保町2-14 SP神保町ビル
電話 0120-70-3761（マーケティング部）

発売元　株式会社小学館
〒101-8001
東京都千代田区一ツ橋2-3-1
電話 03-5281-3555（販売）

印刷所　大日本印刷株式会社

ISBN978-4-7780-3554-9